CHIRURGISCH-ANATOMISCHES

VADEMECUM

FÜR STUDIERENDE UND ÄRZTE

VON

W. ROSER,

WEIL. O. Ö. PROFESSOR DER CHIRURGIE AN DER UNIVERSITÄT MARBURG.

ACHTE, SORGFÄLTIG UMGEARBEITETE AUFLAGE,

BESORGT VON

DR. KARL ROSER,

DIRIGIERENDEM ARZT DES LANDKRANKENHAUSES IN HANAU.

MIT 139 ABBILDUNGEN.

LEIPZIG,

VERLAG VON VEIT & COMP.

1890.

Druck von Metzger & Wittig in Leipzig.

Vorwort.

„Die Notwendigkeit, ein Buch mit topographisch-anatomischen Abbildungen zu besitzen, sieht jeder Anfänger in der Medizin heutzutage ein. Aber je mehr man die Wahrnehmung macht, daß die Bücher solcher Art gegenwärtig viel gekauft und eifrig studiert werden, desto ernstlicher wird immer wieder daran erinnert werden müssen, daß das Lesen solcher Bücher die Übungen im Secirsaal nicht ersetzen kann. Das Vademecum ist nicht dazu verfaßt, um den angehenden Ärzten ein genaueres Studium an der Leiche zu ersparen, und um ein bequemeres und rascher vollendetes Studium auf dem Papier an dessen Stelle zu setzen, sondern es soll ganz vorzugsweise dazu dienen, zu den chirurgisch-anatomischen Übungen am Kadaver anzutreiben und anzuleiten. In letzterer Beziehung scheint es notwendig, die Methode hervorzuheben, durch welche die Studierenden am besten in die topographische Auffassung der Anatomie eingeführt werden. Es ist dies die Methode der Fensterschnitte. Wer sich orientieren will, wer in der chirurgisch-anatomischen Orientierung Übung bekommen will, dem raten wir dieselbe Art des chirurgisch-anatomischen Präparierens an, welche den meisten Abbildungen dieses Buches zu Grunde gelegt ist. Nicht das systematische Präparieren, nicht jenes so leicht zur Gedankenlosigkeit führende Herausschnitzeln der Arterienzweigchen oder Abschaben des Fettes von den Nervenfädchen bildet den Diagnostiker oder Operateur zu seinem Berufe vor, sondern nur das topographische Präparieren, wie es vorzugsweise bei solchen Fensterschnitten getrieben wird. Wer seine Studien vollendet hat, muß dies selbst erfahren haben, aber den Anfängern kann eine solche Erfahrung kaum nachdrücklich genug zur Beherzigung empfohlen werden. Darum sollte auch diese Gelegenheit nicht vorübergehen, ohne daß auf den hochwichtigen Gegenstand nochmals aufmerksam gemacht würde."

So lautete das Vorwort, welches mein Vater den früheren Auflagen seines Vademecums mit auf den Weg gegeben hatte. Die jetzt vorliegende achte Auflage ist von mir einer gründlichen Umarbeitung unterzogen worden. Darunter ist zu verstehen, daß etwa der vierte Teil des Textes neu geschrieben und das Übrige vielfach verändert wurde. Unter anderem mußten viele nicht mehr gebräuchliche Bezeichnungen durch die von Henle eingeführten ersetzt werden. Die Holzschnitte sind um zehn neue (darunter drei nach Henle) vermehrt worden. Ein etwas größeres Format erlaubte, daß Schrift und Bild näher zusammenrücken und sich infolgedessen besser gegenseitig ergänzen konnten. Um Platz für neue Zusätze zu gewinnen, mußte eine ganze Anzahl von Streifzügen in das Gebiet der praktischen Chirurgie, wie z. B. einzelne Bemerkungen über seltenere Luxationen, gestrichen werden. Unfruchtbare anatomische Einzelheiten haben keinen Platz in dem kleinen Buch gefunden; wenn aber die Wichtigkeit einer bestimmten Thatsache besonders betont werden sollte, dann wurde noch mit einigen Worten auf die Aufgaben des Chirurgen hingewiesen.

Nachdem ich die von mir herrührenden Aenderungen kurz angedeutet habe, darf ich noch hinzufügen, daß ich bei der Wahl derselben ganz im Sinne des Ende vorigen Jahres verstorbenen Verfassers vorgegangen bin. Dazu war ich wohl im stande, denn ich habe als langjähriger Assistent meines Vaters und als sein Helfer und Stellvertreter bei den Operationsübungen immer darnach getrachtet, mir seine praktische Art des Lehrens zum Vorbild zu nehmen.

Hanau, im December 1889.

Karl Roser.

Inhaltsübersicht.

Erste Abteilung.

Kopf.

Zweite Abteilung.

Hals.

Dritte Abteilung.

Brust.

Vierte Abteilung.

Bauch.

Fünfte Abteilung.

Becken.

Sechste Abteilung.

Obere Extremität.

Siebente Abteilung.

Untere Extremität.

ERSTE ABTEILUNG.

Kopf.

Schädelgegend. Auge. Ohr. Nase. Lippen und Wangen. Kiefer und Zähne. Zunge. Gaumen.

I. Schädelgegend.

Äußere Umhüllungen des Schädels. Knöchernes Schädelgewölbe. Grundfläche des Schädels. Hirnhäute und ihre Gefäße. Gehirn.

Äußere Umhüllungen des Schädels.

Das knöcherne Schädelgewölbe ist bedeckt durch die behaarte Kopfhaut, durch die mit letzterer verbundenen occipitalen und frontalen Hautmuskeln und durch deren Sehne, die Galea aponeurotica. Die Kopfhaut und die Galea aponeurotica, welche durch eine kurzfaserige, nur wenig Fett enthaltende Bindegewebsschicht miteinander verwachsen sind, bilden zusammen die Kopfschwarte. Die feste Verbindung beider Häute bringt es mit sich, daß oben auf dem Scheitel ein Abpräparieren der Haut von der Galea zum Zweck einer Operation ziemlich erschwert ist. Erst gegen die Schädelbasis hin wird dieses wieder leichter, indem dort die Kopfhaube ihre sehnigte Beschaffenheit nicht mehr besitzt, sondern vorne und hinten in die Muskeln übergeht und zu beiden Seiten nach der Temporalfascie und dem Jochbogen hin ausstrahlt. Dagegen zeigt in der Scheitelgegend die Kopfhaut in Gemeinschaft mit der sehnigten Haube eine ziemliche Verschiebbarkeit auf dem Schädel; sie ist dort nur durch eine dünne Bindegewebsschicht mit dem Periost verbunden und läßt sich von dem letztern leicht abtrennen. An den Stellen, wo die Kopfhaut mit der

Galea eng verbunden ist, wird sich, eben um des festen Baues willen, nicht leicht ein größeres Blutextravasat oder eine ausgedehnte Eiteranhäufung im subkutanen Bindegewebe bilden, wohl aber ist dies zwischen der Galea und dem Schädel, in dem dortigen mehr lockern Zellgewebe möglich. Eine Eiteransammlung an der letzteren Stelle kann sich nur schwer und erst spät nach außen Bahn brechen; solche Abscesse müssen eben durch breite Schnitte frühzeitig geöffnet werden.

Zu beiden Seiten des Schädelgewölbes befinden sich die Temporalmuskeln, die mit einer festen Fascie überzogen sind; dieselbe besteht aus zwei durch etwas Bindegewebe getrennten Blättern, von denen sich das eine an der innern, das andere an der äußern Kante des obern Jochbogenrandes ansetzt. Zu den Weichteilen der Ohrgegend gehören ferner die, übrigens chirurgisch unwesentlichen, Muskeln, welche zur Bewegung der Ohrmuschel dienen. Am Hinterhaupt legen sich die Nackenmuskeln an, besonders der Sternocleidomastoideus und Cucullaris, ferner der Splenius capitis, Complexus und Biventer. Dem Frontalis schließt sich der Corrugator supercilii an, der hinter ihm liegt, und der Orbicularis palpebrarum, welcher sich über seinen untern Rand herlegt (Fig. 1).

Die wichtigsten Arterien der Kopfhaut sind die Occipitalis (Fig. 1) und die Temporalis. Letztere teilt sich in einen vordern und in einen seitlichen Ast. Zur innern Stirngegend ziehen die Supraorbitalis und die Frontalis, und zur hintern Ohrgegend die Auricularis posterior. Die Arterien der Kopfschwarte laufen vielfach geschlängelt zwischen der Haut und der Galea hin; auch anastomosieren sie mehrfach untereinander. Die Festigkeit des Gewebes der Kopfschwarte hat zur Folge, daß man öfters einige Schwierigkeit findet, die spritzenden Arterien der Kopfschwarte zu unterbinden; zuweilen wird aus diesem Grunde eine Umstechung derselben nötig. (Über die Venen der Kopfhaut siehe S. 5 u. 12.)

Von Lymphdrüsen sind besonders die der hintern und vorderen Ohrgegend bemerkenswert. Die hinter dem Ohr, am Hinterhaupt gelegenen Drüsen trifft man häufig bei Syphilis angeschwollen. Das vordere Lymphdrüschen der Ohrgegend sieht man vorzugsweise bei Conjunctivitis in Mitleidenschaft gezogen werden.

Ihre Gefühlsnerven erhält die Kopfhaut teils vom Quintus (Nn. frontalis, supraorbitalis, auriculo-temporalis), teils von den Nerven des Nackens her, vom N. occipitalis major und minor und auricularis major (Fig. 22). Die Hautmuskeln des Schädels werden vom Facialis versorgt.

Fig. 1.

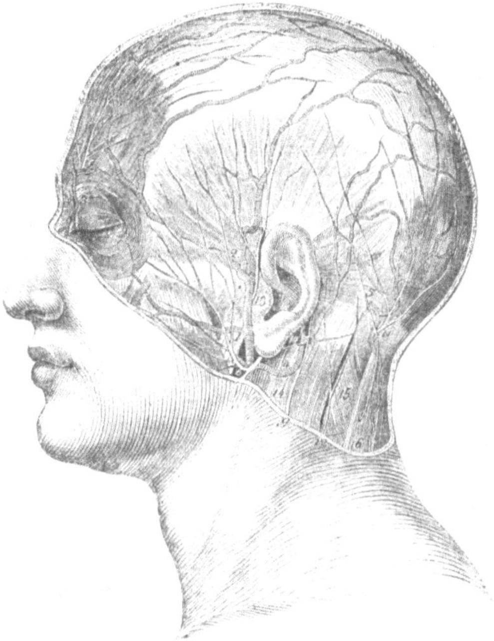

Die Haut am Schädel über der Galea aponeurotica und den Hautmuskeln wegpräpariert; am Ohr auch die Parotis entfernt. 1. A. transversa faciei. 2. A. temporalis. 3. A. supraorbitalis. 4. A. auricularis posterior. 5. A. occipitalis. 6. N. facialis. 7. N. supraorbitalis. 8. N. frontalis. 9. N. auricularis magnus. 10. N. auricularis posterior (vom Facialis). 11. N. occipitalis major. 12. N. occipitalis minor. 13. N. auriculo-temporalis. Man erkennt die Hautmuskeln, Mm. orbicularis, frontalis, attrahens und retrahens auriculae, occipitalis, ferner den M. sternocleidomastoideus 14, splenius capitis und colli 15, cucullaris 16.

Knöchernes Schädelgewölbe.

Der gewölbte Teil des Schädels ist zusammengesetzt aus dem Stirnbein, den Scheitelbeinen, den großen Flügeln des Keilbeins, den beiden Schläfenbeinen und dem Hinterhauptsbein. Die Verbindung dieser sämtlichen Knochen geschieht durch die hier sehr stark ausgebildeten Nähte. Es ist wichtig, sich die Form und Richtung der Nähte genau einzuprägen, damit nicht eine Naht mit einem Sprung verwechselt werde. Die Stellen, an welchen eine solche Verwechselung am leichtesten eintreten könnte, sind besonders die Schläfen, wo das Schläfenbein und der Keilbeinflügel sich an das Scheitelbein anfügen, sodann aber die Hinterhauptsnaht, wenn daselbst ein Wormscher Knochen eingeschaltet ist.

Am kindlichen Schädel finden sich noch keine deutlich ausgebildeten Nähte, sondern die einzelnen Knochen sind nächst der Dura Mater durch eine fibröse Zwischenmasse miteinander verbunden, und an den Stellen, wo später mehrere Nähte zusammenlaufen, liegen die Fontanellen. Namentlich für den Geburtshelfer ist es wichtig, die Lage und Form der beiden in der Mittellinie gelegenen Fontanellen genau zu kennen: die vordere große Fontanelle ist von den Scheitelbeinen und von den beiden Hälften des anfänglich zweiteiligen Stirnbeins begrenzt und hat eine rautenförmige Gestalt; die kleinere dreieckig gestaltete Hinterhauptsfontanelle entspricht der Kreuzungsstelle von Lambda- und Sagittalnaht.

Die Knochen des Schädelgewölbes bestehen, wie andere platte Knochen, aus Rindensubstanz und aus gefäßreicher Diploe; die innere Rinde, Lamina vitrea, ist dünner und zum Springen und Splittern mehr geneigt als die äußere. An manchen Stellen, wo der Knochen am dünnsten ist, bemerkt man keine Diploe. Im Greisenalter pflegt letztere zu schwinden. Die Dicke der Knochen wechselt an den verschiedenen Stellen und bei den einzelnen Individuen sehr beträchtlich. Die Gehirnwindungen, die Sinus der harten Hirnhaut, die Arterien der letztern, endlich auch die sogenannten Pacchionischen Granulationen der Arachnoidea erzeugen größere oder geringere Vertiefungen auf der innern Knochenfläche, so daß der Knochen nur noch papierdünn bleibt. Die Arachnoidalzotten können sogar den Schädel ganz durchwachsen; dann bekommt man neben der Mittellinie kleine wegdrückbare Geschwülstchen zu fühlen. Im allgemeinen ist die Dicke des Schädels in der Schläfengegend am geringsten, dort wird auch der Knochen wegen seiner platten, nicht gewölbten Form am leichtesten eingeschlagen. In der untern Stirngegend, wo der Sinus frontalis liegt, ist die Wandung der Schädelhöhle (Fig. 2) doppelt; hier kann also die äußere Wand des Schädels eingedrückt werden, ohne daß das Gehirn den mindesten Anteil daran nimmt. Die Beurteilung der Verletzungen dieser Gegend wird aber erschwert durch die große Verschiedenheit, welche die Stirnhöhle bei den einzelnen Individuen darbietet. Die Stirnhöhle ist nämlich bei manchen Menschen so hoch und breit, daß sie fast über die halbe Stirn sich erstreckt; bei anderen dagegen, namentlich bei Frauen, ist sie sehr klein. Die meisten Menschen haben zwei Stirnhöhlen, eine rechtsseitige und eine linksseitige; die beiden Höhlen sind jedoch häufig sehr asymmetrisch gebaut, auch können sie durch weit vorspringende Septa mehrkammerig werden.

Die sehr gefäßreichen Schädelknochen erhalten ihr Blut hauptsächlich von der Meningea media, und sie verlieren dasselbe wieder durch die zahlreichen kleinen Venen, welche von den Diploevenen aus durch die Lamina externa und die Galea hindurch zu den äußeren Hautvenen hinziehen. Eine andere Bedeutung haben die größeren Venenemissarien, welche die Verbindung zwischen den Sinus und den äußeren Venen direkt vermitteln. Vier von diesen Emissarien sind so beträchtlich, daß sie bei Operationen Beachtung verdienen: zwei liegen zu beiden Seiten der Mittellinie 2 cm weit oberhalb der Schuppe des Hinterhauptbeins, und die beiden anderen münden hinter dem Processus mastoideus, ungefähr 3 cm hinter der Ohröffnung (Fig. 3). Mit und in allen diesen Venen können Entzündungsprozesse das Schädelinnere erreichen; deshalb verlangen gerade die Verletzungen der Kopfschwarte eine ganz besonders sorgfältige antiseptische Behandlung, und deshalb sollten alle Eiterungen dieser Gegend sehr ernst genommen und durch energisches Eingreifen beseitigt werden.

Von Wichtigkeit ist die Einbettung der A. meningea media in die innere Tafel der Schädelknochen. Öfters besitzt die Arterie sogar eine Strecke weit einen vollständigen Knochenkanal; damit ist die Teilnahme der Arterie an einer Knochenverletzung sehr erleichtert. (Vgl. S. 9.)

Grundfläche des Schädels.

Die Grundfläche des Schädels setzt sich zusammen aus dem Stirnbein und Siebbein, dem Keilbein, Schläfenbein und Hinterhauptbein. Es liegen hier die Nerven (Fig. 4), die Arterien und Venenstämme des Gehirns, und es grenzt hier die Schädelhöhle zusammen mit der Nasenhöhle, der Augenhöhle, der Stirnhöhle, der Keilbeinhöhle, dem Gehörorgan (Trommelhöhle), dem Kiefergelenk, der Schlundgegend und der Rückenmarks- und Wirbelgegend. Alle diese Nachbarschaften können eine besondere

Fig. 2.

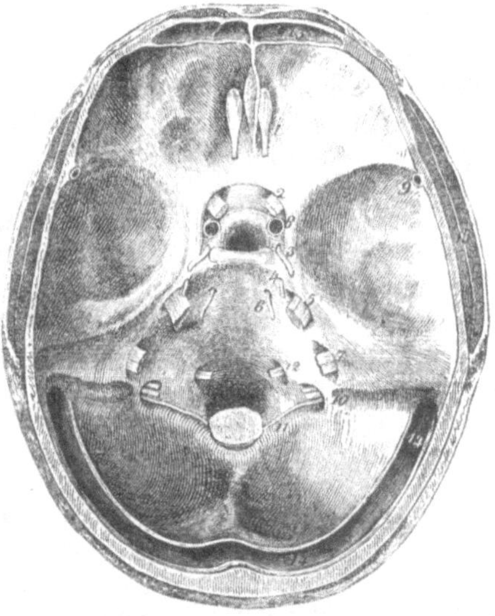

Die Schädelbasis durch einen Schnitt hart über der Augenhöhle und dem Sinus transversus hin bloßgelegt und das Hirn herausgenommen. 1. Riechnerv. 2. Sehnerv. 3. Oculomotorius. 4. Trochlearis. 5. Quintus. 6. Abducens. 7. Facialis und Acusticus. 8. Carotis. 9. Meningea media. 10. Glossopharyngeus, Vagus und Accessorius. 11. Accessorius. 12. Hypoglossus. 13. Stirnhöhle. 14. Sinus transversus. 15. Schläfenmuskel.

pathologische Wichtigkeit erhalten, sofern eine Krankheit dieser Teile sich bis in die Schädelhöhle fortsetzt oder umgekehrt eine Krankheit des Schädels sich diesen Umgebungen mitteilt. So kann z. B. eine Caries des Kiefergelenks oder des innern Ohres, eine Geschwulst im Keilbeinsinus, oder ein Nasenknochenbruch, der bis ins Siebbein geht, für das Gehirn gefährlich werden. Wenn der Schädelknochen an den Stellen krank wird, wo die Nerven durchlaufen, so sind Neuralgien und Lähmungen eine wohl zu begreifende Erscheinung.

Fig. 3.

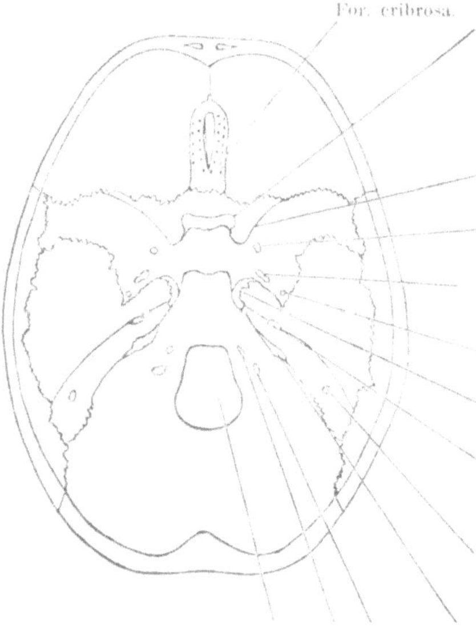

Im Folgenden sind die wichtigsten der vom Schädelinnern durch die Schädelbasis hindurch führenden Kanäle und Foramina aufgezählt; die zugehörigen Nerven und Gefäße wurden in Klammer beigefügt: Foramina cribrosa (N. olfactorius); Foramen opticum (N. opticus und A. ophthalmica); Fissura orbitalis superior (V. ophthalm. sup., N. oculomot., N. trochl., N. abduc., Ram. I Trigemini); For. rotundum (R. II Trigemini); For. ovale (R. III Trigemini); For. spinosum (Vasa et Nn. meningea); For. carotideum intern. (Carotis); For. lacerum (kleine Nerven und Gefäße); Porus acusticus internus (Vasa auditiva, N. facialis,

N. acusticus); For. jugulare (V. jugul. int., N. glossopharyngeus, N. vagus, N. recurrens, Sin. petrosus); For. mastoideum (V. emissaria); Can. hypoglossi (N. hypoglossus); For. condyloideum (Vena emissaria); For. occipitale (Medulla, A. vertebralis). Es kommt zuweilen vor, daß bei Frakturen der Schädelbasis dieser oder jener unter den Gehirnnerven in Mitleidenschaft

Fig. 4.

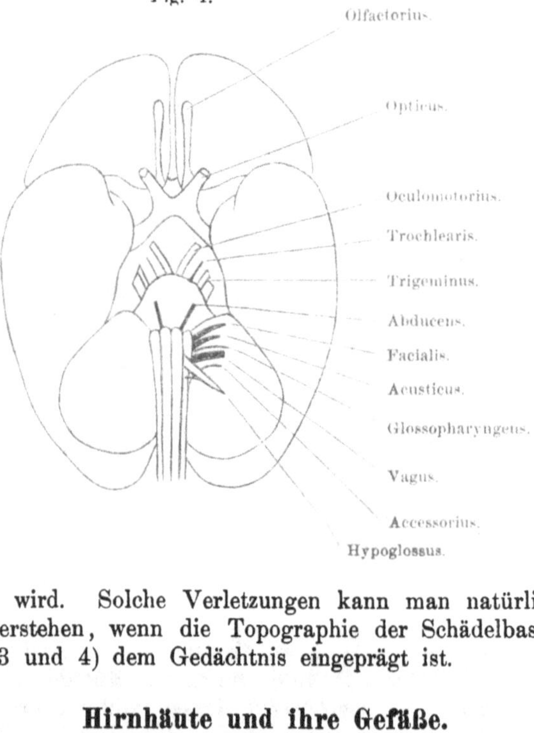

gezogen wird. Solche Verletzungen kann man natürlich nur dann verstehen, wenn die Topographie der Schädelbasis (vgl. Fig. 2, 3 und 4) dem Gedächtnis eingeprägt ist.

Hirnhäute und ihre Gefäße.

Die hauptsächlichste Arterie der harten Hirnhaut ist die A. meningea media, welche durch das Foramen spinosum hereintritt und, eingebettet in die Furchen des Os temporale, des großen Keilbeinflügels und des Os parietale, sich bald nach vorne und hinten verzweigt. (Fig. 5.) Die vordersten dieser Zweige werden bei Schädelfrakturen am häufigsten verletzt; man muß dann gewöhnlich in der Gegend des obern Keilbeinflügelendes aufmeißeln, um das Gehirn von dem sonst tödlich wirkenden Druck der zwischen Knochen und Dura angehäuften Blutmassen zu befreien. Bei Verletzung des hintersten Astes der Meningea hat man ein weiter nach hinten in der Gegend des

Fig. 5.

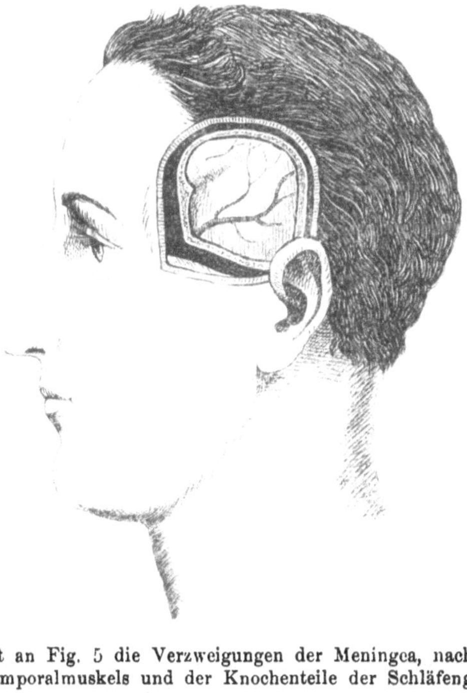

Man erkennt an Fig. 5 die Verzweigungen der Meningea, nach Wegnahme des Temporalmuskels und der Knochenteile der Schläfengegend.

Scheitelbeinhöckers gelagertes Hämatom zu erwarten, und wird also ungefähr 6 cm schräg hinter und über dem Rand der Ohrmuschel trepanieren. (Fig. 11.) Da die Wandungen der Arterie sehr zart sind, und da die Lage derselben, bald ganz oder halb im Knochen, bald auch eng mit der harten Hirnhaut verwachsen, das Fassen des Gefäßes äußerst schwierig machen kann, so würde im Fall einer tiefliegenden Verletzung derselben eher die Kompression gegen den innern Knochenrand als die Unterbindung zur Anwendung kommen, wenn man nicht vorzieht, durch weiteres Wegmeißeln vom Knochen die blutende Ader gänzlich freizulegen.

Die Venen, welche das Blut aus dem Gehirn und seinen

Fig. 6.

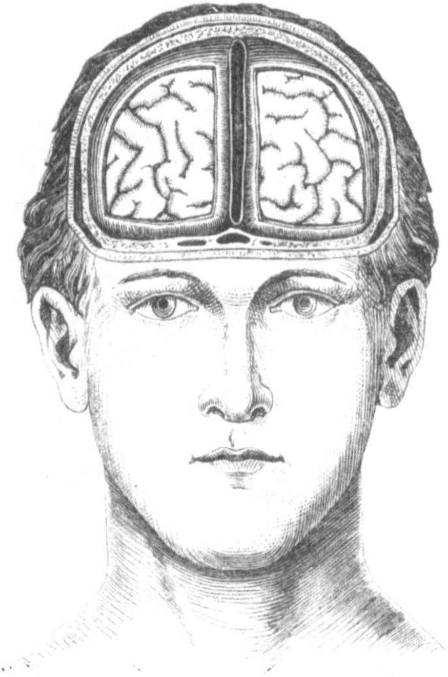

Wegnahme des Schädeldachs in der Stirngegend; die Stirnhöhle im Querschnitt. Sinus longitudinalis der Dura gespalten. Die erste und zweite Stirnwindung durch Herausnahme eines großen Stücks der Hirnhäute auf jeder Seite entblößt.

Häuten zurückführen, und zum Teil auch die Venen der Schädelknochen ergießen ihr Blut in die venösen Sinus der harten Hirnhaut. Diese Sinus sind zwischen zwei Platten der Dura Mater aufgenommen; sie unterscheiden sich von anderen Venen dadurch, daß sie, wenn angeschnitten, ihrer festen Wände wegen nicht zusammenfallen und also bei gewaltsamen Atembewegungen zur Luftansaugung Gelegenheit geben. Hinsichtlich der Schädelverletzungen sind fast nur die zwei Hauptsinus, der Longitudinalis superior und die beiden Transversi, für den Chirurgen von Wichtigkeit; man muß Kenntnis davon be-

Fig. 7.

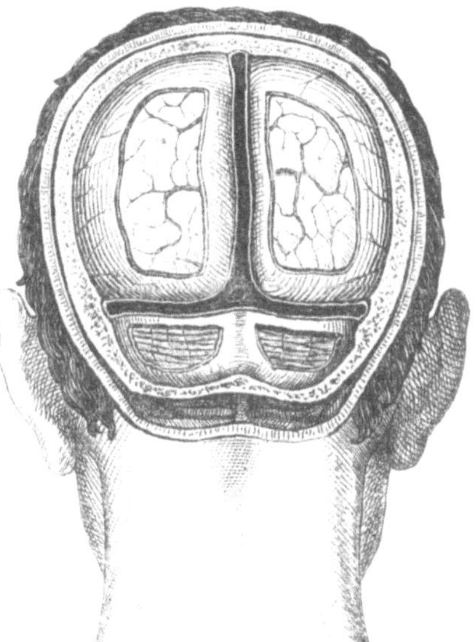

Fig. 7 zeigt die Lage des Kleinhirns und der hinteren Großhirnpartieen. (Der Kopf ist etwas nach vorn geneigt gedacht, deshalb nimmt der Sinus transversus, welcher samt dem Sinus longitudinalis aufgeschnitten ist, eine höhere Lage ein, als bei aufrechter Haltung zu erwarten wäre.) Das Fenster in der Dura läßt den querverlaufenden Schenkel der Fissura occipitalis perpendicularis erkennen. Unterhalb derselben reicht der Cuneus bis zur Hirnoberfläche.

sitzen, daß der obere Längsleiter in seiner hintern Hälfte zuweilen rechts von der Mittellinie hin verläuft. Interesse verdient auch der Sinus cavernosus; derselbe erstreckt sich von der

Fissura orbitalis superior bis zur Spitze der Felsenpyramide und umgiebt mit seinen weitmaschigen venösen Räumen die Carotis interna (und den N. abducens) von allen Seiten. Daher die Möglichkeit einer gleichzeitigen Verletzung von Arterie und Vene, welche Verletzung dann zur Bildung eines arteriell-venösen Aneurysma führen kann. Bei einer Trepanation in der

Fig. 8.

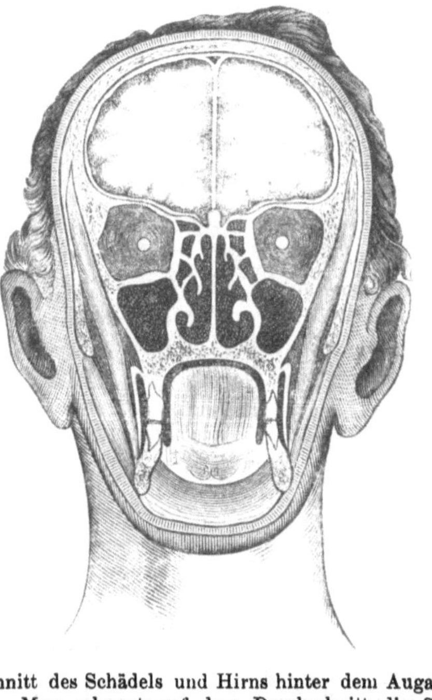

Frontal-Durchschnitt des Schädels und Hirns hinter dem Augapfel und diesseits der Stirn. Man erkennt auf dem Durchschnitt die Sehnerven, die Siebbeinzellen, die Nasenmuscheln, die Kieferhöhle u. s. w.

mittlern Höhe des Hinterhauptknochens könnte der Sinus transversus getroffen werden, wenn man ihn nicht beiseite schiebt. Die Sinus der harten Hirnhaut stehen mittels der Emissarien mit den äußeren Venen des Gesichtes und Halses in Verbindung (vgl. S. 5). Die hauptsächlichsten dieser Emissarien sind die, welche durch das Foramen mastoideum und parietale zu den Hinterhauptvenen, und durch das Foramen coecum und die Siebbeinlöcher zu den Nasenvenen führen.

Die harte Hirnhaut muß als das innere Periost des Schädels angesehen werden; zugleich dient sie durch ihre Falten zur Befestigung und Sonderung der einzelnen Teile des Gehirns. Sie ist, wenigstens bei Erwachsenen, im normalen Zustand nur

Fig. 9.

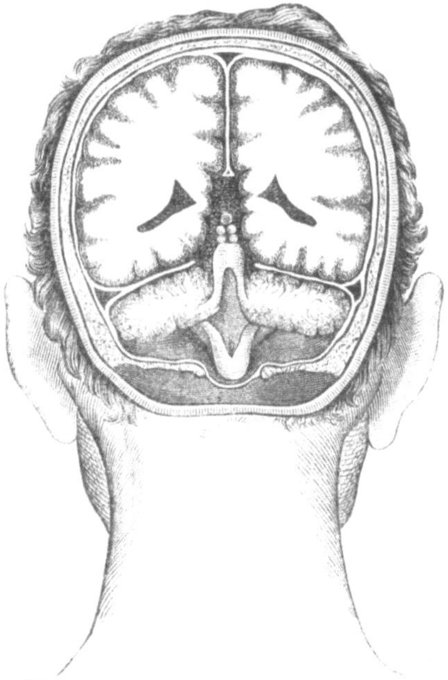

Durchschnitt des Schädels und Hirnes hinter dem Ohr: man erkennt den Durchschnitt der Hirnsichel mit dem Sinus longitudinalis superior et inferior, die Seitenventrikel, das Hirnzelt, den Sinus transversus, den (in dem Holzschnitt zu groß ausgeführten) vierten Ventrikel.

lose mit dem Schädelknochen in Verbindung, so daß sie leicht abgetrennt werden kann; bei Kindern und an den Stellen, wo die Pacchionischen Granulationen sich befinden, ist die Verwachsung inniger. Zwischen der Dura und dem Schädel hin verlaufen die Gefäße, also namentlich die Zweige der A.

meningea (vgl. S. 9) nebst den dieselben begleitenden Venen, und ferner die Nn. recurrentes, welche von den drei Quintusästen stammen und die harte Hirnhaut bis in das Tentorium hin mit sensiblen Fasern versorgen. Bei Schädelverletzungen bildet sich öfters ein Blutextravasat in dem Raum zwischen dem Knochen und der harten Hirnhaut; eine solche Blutansammlung verbreitet sich aber nicht leicht über die nächste Sutur hinaus, weil dort die Dura wieder fester adhäriert.

Die weiche Hirnhaut besteht aus einem weitmaschigen und mehrblätterigen, mit Cerebrospinalflüssigkeit reichlich durchtränkten Bindegewebe. Früher pflegte man bei ihr einen äußern Sack, die Arachnoidea, und die der Gehirnoberfläche angeschmiegte Pia zu unterscheiden; dieser Unterschied ist, weil unbegründet, fallen gelassen.

Bei Verletzungen der Hirnhäute kann Cerebrospinalflüssigkeit heraussickern. So hat man öfters beobachtet, daß bei Basisfrakturen, wenn sie durch das Tegmen tympani gehen, ein Ausfluß von seröser Flüssigkeit aus dem Ohr entstand, welcher tagelang fortdauerte; dieselben zum Teil sehr profusen Ausflüsse sah man aus der Nasenhöhle kommen bei Frakturen, welche sich ins Keilbein und Siebbein hinein erstreckten.

Gehirn.

Für chirurgische Zwecke ist besonders die cranio-cerebrale Topographie, also die Lage der einzelnen Hirnteile dem knöchernen Schädel gegenüber, von Wichtigkeit.

Hinter dem Stirnbein und der obern und vordern Ecke des großen Keilbeinflügels liegen die drei Stirnwindungen (Fig. 6). Die am meisten lateral gelegene, die dritte Stirnwindung, gehört eigentlich nicht mehr der Stirngegend, sondern der Schläfengegend an, denn sie reicht nach vornen nur bis zur äußern Stirnbeinkante. Die dritte Stirnwindung der linken Seite verdient eine besondere Beachtung, weil eine Schädigung oder Zerstörung derselben bei rechtshändigen Individuen zu merkwürdigen Sprachstörungen und sogar zur vollständigen motorischen Aphasie führen kann.

Eine noch größere Bedeutung hat für den Chirurgen die Topographie der motorischen Hirnrindengebiete, namentlich die der vordern und hintern Centralwindung. Diese beiden Windungen verlaufen zu beiden Seiten der Centralfurche (gewöhnlich Fissura Rolandi genannt) von der Schläfengegend schief nach hinten und oben zur Scheitelhöhe hinauf. (Fig. 10 u. 11.) Eine Verletzung am obern Ende der Fissura Rolandi kann motorische Reizungs- oder Ausfallserscheinungen im Gebiet der entgegengesetzten untern Extremität zur Folge haben; bei einem im mittlern Drittel der vordern oder hintern Centralwindung gelegenen Absceß pflegt die motorische Funktion des Arms und der Hand in mehr oder weniger ausgedehntem Grad zu leiden; und wenn ein Tumor dem untern Drittel der Fissur angrenzt, dann kann Facialislähmung, immer auf der entgegengesetzten Körperseite, eintreten.

Die Fossa Sylvii verläuft ungefähr (Genaueres in dem Text zu Fig. 11) von der obern Ecke des großen Keilbeinflügels zum Tuber parietale hin. Sie grenzt die dritte Stirnwindung nach hinten und unten hin und die obere Schläfenwindung nach oben hin ab. Letztere kann namentlich bei den von Mittelohreiterungen ausgehenden Gehirnabscessen in Mitleidenschaft gezogen werden; dann sieht man neben der Schwerhörigkeit, welche durch Zerstörung der schallleitenden Apparate bedingt ist, noch die Rindentaubheit und sensorische Aphasie entstehen.

Fig. 10.

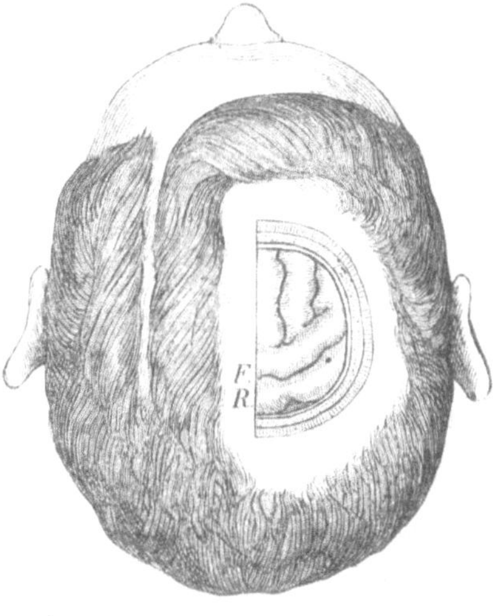

Fensterschnitt in der linken Scheitelgegend. Man erkennt nach Wegnahme eines halbrunden Stückes vom Schädel und von den Hirnhäuten die Lage der Centralfurche, Fissura Rolandi, nebst den umliegenden Windungen.

Außer den aufgezählten Hirnrindenpartieen hat nun noch der Cuneus eine chirurgisch-anatomische Würdigung zu erfahren. Derselbe gehört im wesentlichen der medialen Fläche der Großhirnhemisphäre an, aber er berührt doch auch unterhalb der Fiss. occipitalis perpendicularis den knöchernen Schädel und ist hier von außen eindringenden Gewalten ausgesetzt: eine Fraktur in der Gegend der Lambdanaht (Fig. 11 *L*) kann durch Verletzung des Cuneus Hemianopsie herbeiführen.

Fig. 11.

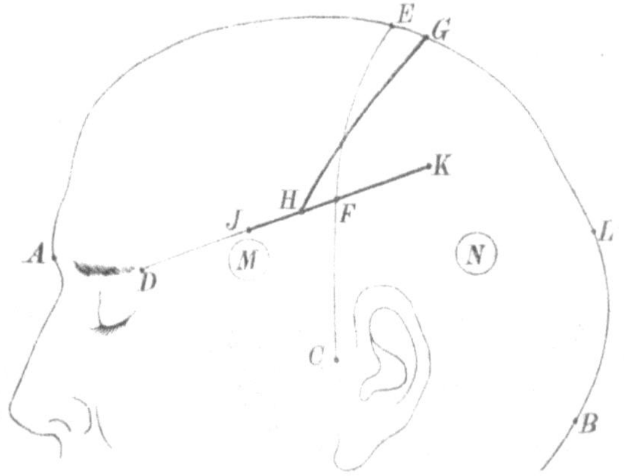

A = Mittelpunkt einer beide Augenbrauen tangierenden Linie. — B = Protuberantia occipitalis externa. — C = Vertiefung vor dem Tragus in der Höhe der oberen Gehörgangswand. — D = Hervorragendste Stelle des äußern Augenhöhlenrands. — $AE = {}^{1}/_{2}\,AB$. — $CF = {}^{1}/_{3}\,CE$. — EG = 1 cm. — FH = 1 cm. — $FJ = FK = {}^{5}/_{12}\,DF$ = 4 cm. — $EL = {}^{7}/_{12}\,EB$. — GH = Fissura Rolandi. — JK = Horizontaler Schenkel der Fossa Sylvii. — L = Obere Grenze des Cuneus. — M = Trepanationsstelle bei Blutung aus den vorderen, und N = bei Blutung aus den hinteren Zweigen der A. meningea media. Es sei noch erwähnt, daß sich bei den eben gegebenen Maßbestimmungen die Fehlergrenzen innerhalb eines Centimeters bewegen.

Das Kleinhirn ist in der hintern Schädelgrube eingebettet. Von oben her ist es durch das in der Höhe der Protuberantia occipitalis externa inserierende Tentorium zugedeckt (Fig. 9). An seinem obern Rand läuft der Sinus transversus hin (Fig. 7). Die hintere Schädelgrube ist vom Mittelohr nur durch die hintere Wand der Felsenbeinpyramide getrennt; deshalb kann es bei Mittelohreiterungen, und namentlich wenn an denselben das Antrum mastoideum beteiligt ist, zu einer Pachymeningitis in jener Schädelgrube oder sogar zu einem Absceß im Kleinhirn kommen.

II. Augengegend.

1) Umgebung des Auges. Augenhöhle. Augenmuskeln. Auglider. Thränenorgane. Gefäße und Nerven der Augengegend.

Augenhöhle.

Die Augenhöhle ist gebildet durch sechs Knochen, nämlich durch das Stirnbein, Keilbein, Jochbein, Oberkiefer, Thränenbein und Siebbein. Nach oben grenzt die Augenhöhle an die Stirnhöhle und Schädelhöhle, mit welch letzterer sie durch das Foramen opticum und die Fissura orbitalis superior kommuniziert; nach innen befindet sich die Nasenhöhle, nach hinten und außen die Schläfengrube und die Fissura spheno-maxillaris, nach unten endlich die Fissura orbitalis inferior, die Kieferhöhle und der Canalis infraorbitalis. Der Augapfel ist von dem Orbitalfett durch eine lockere Bindegewebsschicht, die Tenon'sche Kapsel, getrennt. Durch dieselbe hindurch

Fig. 12.

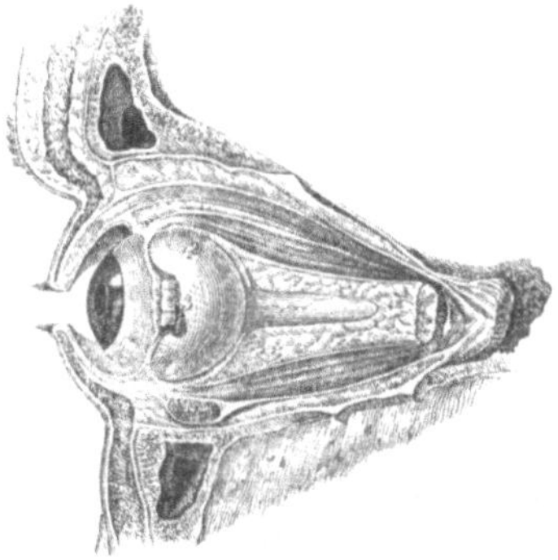

Die Augenhöhle des linken Auges, im Durchschnitt von außen betrachtet; oben die Stirnhöhle, unten die (im Holzschnitt zu klein ausgefallene) Kieferhöhle. 1. Der M. obliquus inferior durchschnitten; über ihm der Rectus inferior. 2. Die Insertion des Obliquus superior an die Sclera; nach oben der M. rectus superior; noch weiter oben der Levator palpebrae. 3. Der Rectus externus, in der Nähe seiner vorderen Insertion abgeschnitten.

treten die sechs Augenmuskeln an ihn heran. Die Conjunctiva und die Auglider mit ihren Knorpeln und Muskeln bilden eine zweite Reihe von umgebenden Teilen. Seitlich schließen sich die Thränenwerkzeuge an, außen und oben die Thränendrüsen, innen und unten der Apparat für Aufsaugung und Ableitung der Thränen. Dazu kommen noch die Nerven und Gefäße, welche für diese verschiedenen Organe bestimmt sind. Alle diese Teile sind in eine starke Fettlage eingebettet, welche sich im Hintergrunde des Augapfels befindet.

Augenmuskeln.

Die vier geraden Augenmuskeln entspringen sämtlich um das Foramen opticum herum; ihre Sehnen inserieren sich vorn an der Sclera, fünf Millimeter vom Hornhautrand entfernt. Eine dünne Fascie hüllt die Muskeln ein und erleichtert ihre glatte Verschiebung am Augapfel; vorn setzt sich diese Fascie teils an dem Augapfel selbst an, teils strahlen ihre Fasern in die Auglider aus.

Die beiden schiefen Augenmuskeln haben das Gemeinschaftliche, daß sie in der Richtung von vorn und innen nach außen und hinten einen Halbkreis um den Augapfel beschreiben; der Obliquus superior geht von vorn und oben her hinter dem Rectus superior, der Obliquus inferior von innen und unten her, hinter dem Rectus externus, zwischen dem Muskel und dem Auge durch. Von der obern und innern Augenhöhlenwand, wo sich die Rolle für den Obliquus superior befindet, schlägt sich die Sehne dieses letztern nach außen und hinten; der Obliquus inferior, an der untern Augenhöhlenwand nach außen vom Thränensack entspringend, läuft vor und unter dem M. rectus inferior hin und begiebt sich hinter dem Rectus externus zum obern äußern hintern Teil der Sclera.

Auglider.

Die Auglider sind hauptsächlich durch ihre Fascie, die vom Rande der Orbita ausgeht und an die Tarsusknorpel sich ansetzt, in ihrer Lage befestigt. Besonders am äußern und innern Augenwinkel, wo sich das Lig. palpebrale internum und externum an den Orbitalrand anheften, haben die Auglider ihren festen Punkt; die übrigen Teile sind ziemlich verschiebbar und erleiden sowohl in den normalen Verhältnissen, schon beim Öffnen und Schließen des Auges, als bei krankhaften Zuständen, z. B. Ektropion, mancherlei Lageveränderungen. Der äußere Augenwinkel ist weniger gegen Verschiebung geschützt als der innere; er rückt auch beim Schließen des Auges etwas nach innen.

Der Schließmuskel der Auglider, Orbicularis palpebrarum, reicht noch ziemlich weit über den Umkreis der Augenhöhle hinaus, indem er bis in die Stirngegend, Schläfengegend und Wangengegend sich erstreckt; er legt sich oben über den

Ursprung des M. frontalis her, nach unten grenzt er an die Wangenmuskeln und nach innen an die Nasenwurzel.

Die sogenannte Sehne des Orbicularis, das Lig. palpebrale internum, läuft mitten über den Thränensack her (Fig. 13); wenn dieser prall gefüllt ist, so erscheint zuweilen die Geschwulst vermöge des darüber hinspannenden Ligaments in eine obere und untere Partie geteilt.

Der Levator palpebrae entspringt hinten in der Augenhöhle und verläuft genau über dem Rectus superior, von diesem durch eine Fascie getrennt, zum hintern Rand des Tarsus.

Der Tarsus, welcher am obern Auglid viel deutlicher und stärker entwickelt getroffen wird als am untern, besteht in einer länglichen, derbfaserigen Bindegewebsplatte, die in den Rand des Auglids aufgenommen ist und mit den Auglid-Muskeln in Verbindung steht. In die hintere Fläche des Tarsus sind die Meibom'schen Drüsenschläuche eingebettet. Sie münden an der innern Kante des Auglids, an der Grenzlinie zwischen Haut und Schleimhaut. Diese Meibomschen Drüsen sieht man zuweilen zu kleinen Abscessen oder zu kleinen Bälgen, mit meist gelatinösem Inhalt, werden. Wenn sich nämlich die Mündung eines dieser Drüschen verstopft, so häuft sich das Sekret an, und es entsteht eine Art Balggeschwulst. Die Entzündung eines Meimbom'schen Drüsenschlauches (Hordeolum internum) muß von der Entzündung eines Hautfollikels am Ciliarrand (Hordeolum externum) wohl unterschieden werden.

Am freien Rand des Auglids, an der äußern Kante desselben, sind die Cilien eingesenkt. Sie durchbohren die Haut in schiefer Richtung; ihre Wurzeln liegen zwischen dem vordern Teil des Tarsusrandes und dem Orbikularmuskel. Durch atrophisches Einschrumpfen der zunächst hinter ihnen gelegenen Schleimhaut-Partie wird öfters eine falsche, nach innen gekehrte Richtung des Cilienrands (Entropion) oder eines Teiles der Cilien (Trichiasis) hervorgebracht.

Die Conjunctiva, welche halb dem Auglid, halb dem Augapfel angehört, bildet für den Tarsus, zumal den des obern Auglids, nur einen dünnen, durchscheinenden, dabei fest angewachsenen Überzug. Hinter dem Tarsus, in der sogenannten Retrotarsal-Falte, ist die Conjunctiva schlaffer; sie hat daselbst ein lockeres Bindegewebe unter sich, das sehr zur Anschwellung geneigt ist.

Thränenorgane.

Die Thränendrüse liegt hinter dem Rand der Augenhöhle nach außen und oben, unmittelbar am Stirnbein, in der Fovea lacrymalis desselben; eine zweite kleinere Thränendrüse liegt unter ihr, bedeckt von der Auglid-Fascie, gegen das Lig. palpebrale externum hin; die Ausführungsgänge dieser Drüsen münden über dem Tarsus superior auf der Conjunctiva.

Fig 13.

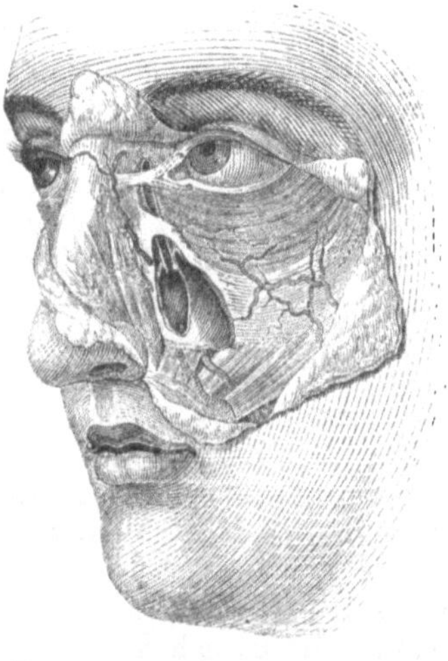

Der Thränensack und Nasenkanal eröffnet. Das Lig. palpebrale internum geht quer über den Thränensack weg. Der Verlauf der Thränenkanälchen ist mit Punkten angedeutet. Man sieht vermöge eines Fensterschnittes in der Oberkieferwand die Ausmündung des Nasenkanals in die Nasenhöhle, hart daneben die von vorn eröffnete Kieferhöhle. Von unten kommt die Art. angularis faciei, oben kommt die Vena ophthalmica aus der Augenhöhle heraus.

Die beiden Thränenröhrchen laufen von den Thränenpunkten aus zwischen den Fasern des M. orbicularis durch um die Thränenkarunkel herum, um miteinander hinter dem Lig. palpebrale internum in den Thränensack einzumünden. Dieser besteht aus Schleimhaut, vorn mit fibröser Umkleidung; seine hintere innere Wand wird vom Knochen (vom aufsteigenden Ast des Oberkiefers und vom Thränenbein), seine vordere und äußere Wand vom M. orbicularis und dem Ligamentum palpebrale bedeckt, welches letztere ihn über seiner Mitte quer durchkreuzt. Das Periost der Orbita hängt mit dem fibrösen Überzug des Sackes zusammen, und ein besonderer Teil des M. orbicularis, der Hornersche Thränensack-Muskel, geht teils an den Sack, teils über ihn weg.

Der Thränensack geht über in den **Thränennasenkanal**, welcher nach unten und zugleich etwas nach außen und hinten im Oberkiefer verläuft und vorn und oben im untern Nasengang, unmittelbar hinter dem vordern Ende der untern Muschel, ausmündet. Er ist im ganzen etwa 2 cm lang; an seiner Mündung findet sich eine kleine Schleimhautfalte, die ihm als verschließende Klappe zu dienen vermag.

Fig. 14.

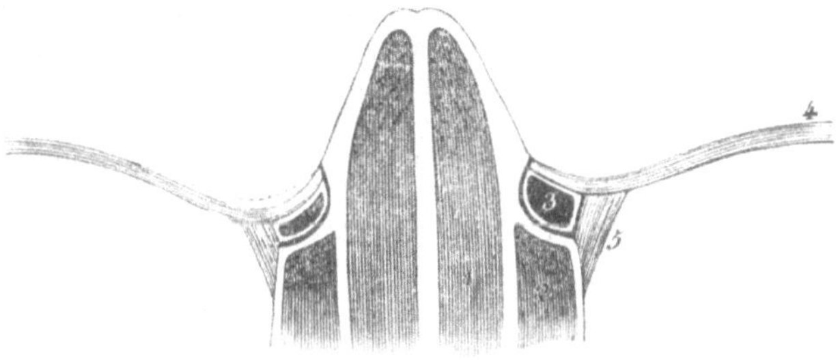

1. Nasenhöhle. 2. Siebbeinzelle. 3. Thränensack erweitert. 4. Orbicularis nebst Sehne, gespannt. 5. Thränensackmuskel im Zustand passiver Spannung, auf der linken Seite in Verkürzung.

Vermöge des beständigen Offenstehens der Thränenpunkte und Thränenkanälchen, sowie vermöge der Schließklappe am Ende des Nasenkanals findet bei Erweiterung des Thränensacks ein Saugpumpen-Mechanismus statt. Der Teil des M. orbicularis, welcher sich vor dem Thränensack befindet, muß bei jedem Auglidschlag eine kleine Erweiterung des Thränensacks und folglich eine Saugwirkung hervorbringen. Ein Versuch an der Leiche, an einem Querschnitt des Thränensacks macht dies einleuchtend. Auch die schematische Fig. 14 ist geeignet, hiervon zu überzeugen. Man sieht auf der rechten Seite dieses Querschnitts die Sehne des Orbicularis gespannt und den Thränensack erweitert, auf der linken Seite den Orbicularis erschlafft, dagegen den sogenannten Hornerschen Muskel verkürzt und den Thränensack leer. Man fühlt sich hier zu dem Schlusse gedrängt, daß die vordere Partie der Orbikular-Insertion zur Ansaugung der Thränen in den Thränensack, die hintere (der Hornersche Muskel) zur Entleerung des Thränensacks nach der Nase zu bestimmt sein müssen.[1]

Die Thränenkarunkel, aus fettumlagerten Talgdrüschen bestehend, kann eigentlich nicht zu den Thränenorganen gerechnet werden; im Fall einer Operation an derselben müßte man sich daran erinnern, daß die beiden Thränenkanälchen einen Bogen um sie herum beschreiben.

Gefäße und Nerven der Augengegend.

Die meisten Nerven der Augenhöhle, der Oculomotorius, Abducens, Trochlearis, viele Zweige des Quintus liegen zu tief, als daß man bei Operationen mit ihnen zu thun bekäme. Nur diejenigen Äste des Quintus, die durch die Augenhöhle hindurch nach außen verlaufen, sind von chirurgischer Bedeutung. Der stärkste unter diesen Ästen ist der Infraorbitalis, der unter dem Boden der Augenhöhle durchläuft. Derselbe tritt über der Fissura sphenomaxillaris hin und durch die Fissura orbitalis inferior hindurch in den Kanal, der sich in der Augenhöhlenplatte des Oberkieferbeins für ihn befindet. Bei manchen Individuen ist es großenteils nur ein Halbkanal, eine oben mit Periost geschlossene Rinne, worin der Nerv liegt (vgl. Fig. 23). Der Subcutaneus malae, welcher ebenfalls in der Fossa sphenomaxillaris vom zweiten Ast des Quintus entspringt und hinter dem äußern Periost der Augenhöhle, durchs Jochbein hindurch zur obern Wangengegend tritt (Fig. 22), kann außerhalb oder innerhalb der Augenhöhle aufgesucht und durchschnitten werden. (Vgl. S. 40.)

Der erste Ast des fünften Paars teilt sich noch innerhalb der Fissura orbitalis superior in drei Zweige; der stärkste von diesen, N. supraorbitalis, geht an der obern Orbitalwand nach oben und innen und verzweigt sich, nachdem er die Augenhöhle durch das Foramen supraorbitale oder, wo das Foramen fehlt, durch die gleichnamige Incisur verlassen hat, in der Stirnhaut. Etwas weiter zur Nase hin wendet sich der N. frontalis um den Augenhöhlenrand, und der kleinste Ast, der Supratroch-

---

[1] Ich habe im Jahre 1856 Herrn Dr. Schmidt zu Experimenten über diesen Punkt veranlaßt. Bei dieser Gelegenheit wurde die Saugwirkung der Orbicularissehne entdeckt. Vgl. die Untersuchungen von W. Henke, Gräfes Archiv Bd. IV.

learis, verläßt, hart an der Trochlea hinlaufend, die Augenhöhle, um, wie der Supraorbitalis, hinter dem Stirnmuskel nach oben zu treten. — Der zweite Zweig des Ophthalmicus, N. nasociliaris, welcher vermöge des Ganglion ciliare die Iris mit sensiblen Fäden versorgt, zieht an der innern Wand der Orbita hin; seine Verzweigungen, Infratrochlearis und Ethmoidalis, versorgen die Nasenwurzel und die Nase. — Der dritte Zweig vom Ophthalmicus, N. lacrymalis, verläuft oben und außen in der Augenhöhle nach der Thränendrüse hin.

Der vierte Gehirnnerv, der Trochlearis, versieht den M. obliquus superior, der sechste, der Abducens, den Rectus externus mit motorischen Fasern. — Der N. oculomotorius teilt sich in einen obern Ast für den Levator palpebrae und Rectus superior und in einen untern für den Rectus internus, inferior, Obliquus inferior und fürs Ganglion ciliare.

Die Arteria ophthalmica tritt durch das Foramen opticum neben dem Sehnerven in die Augenhöhle herein und spaltet sich in viele kleine Zweige, die zu dem Augapfel selbst, seinen Muskeln, der Thränendrüse, den Auglidern u. s. w. sich verteilen. Ein Endast dieser Arterie, die A. supraorbitalis oder frontalis, steht vom innern Augenwinkel aus mit der A. angularis faciei und mit der Temporalis in Verbindung. Bei Schädelfraktur, die durch das Foramen opticum ging, hat man Verletzung der A. opthalmica und in der Folge aneurysmatische Ausdehnung derselben beobachtet.

Die Venen der Augenhöhle entleeren sich durch die Ophthalmica cerebralis in den Sinus cavernosus, und durch die Ophthalmica facialis, am innern Augenwinkel gelegen, in die Gesichtsvene; nach hinten stehen die Augenvenen außerdem mit dem Plexus der Fissura sphenomaxillaris in Verbindung.

2) Augapfel. Sclera. Cornea. Iris. Chorioidea. Linse. Glaskörper. Netzhaut.

Der Augapfel ist einesteils durch den Sehnerven und durch die Augenmuskeln, anderenteils durch die Conjunctiva in seiner Lage befestigt; er wird samt den Muskeln von dem in der Augenhöhle befindlichen Fett umgeben und getragen. Bei den Bewegungen des Auges erleidet er keine wirkliche Ortsveränderung, sondern nur eine Rotation um seinen Mittelpunkt. Seine Befestigung ist nicht so sicher, daß er nicht öfters verschoben würde; Geschwülste, Blutextravate, Abscesse, sogar eine starke Anfüllung der Vena ophthalmica können einen Exophthalmus erzeugen.

Sclera.

Fünf Sechsteile des Augapfels sind von der Sclera umgeben; dieselbe besteht aus einer fibrösen Membran und hat alle Eigenschaften dieses Gewebes. Sie ist wie andere aponeurotische Membranen einigermaßen ausdehnbar und einer atrophischen Verkürzung fähig, z. B. nach Entleerung oder bei sekundärem Zusammenschrumpfen des Auges.

Fig. 15.

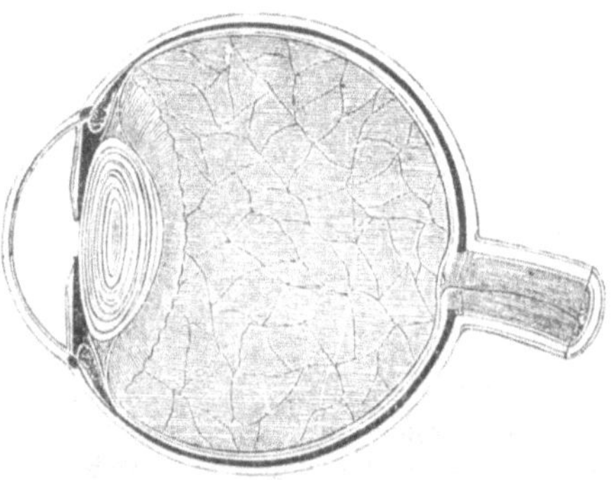

Durchschnitt des Auges: Man sieht am Rande der Cornea das Lumen des Sinus venosus iridis. Nach oben und unten von der Linse ist der Canalis Petiti, nach vorn von diesem das Corpus ciliare zu erkennen. Gegen die Linse hin konvergieren die Strahlen der Zonula Zinnii; an ihrem Ursprung befindet sich die Ora serrata.

An ihrem hintern Teil, seitlich nach innen von der Augenachse, hat die Sclera eine Öffnung, durch welche der Sehnerv hereintritt. Im Umkreis sind kleine Löchelchen, durch welche die Arterien und Venen der Aderhaut und Iris, sowie die Ciliarnerven hereingehen.

Vorn ist in die Sclera die Hornhaut eingefalzt; unmittelbar hinter dieser Stelle befindet sich innen die Furche für den Sinus venosus iridis; hinter dem letztern ist die Sclera mit dem Ciliarmuskel verbunden. Im übrigen ist die Chorioidea nur lose mit der Sclera verwachsen und nur durch einzelne Gefäße, welche durch die Sclera hindurch in die Aderhaut treten, angeheftet. Der vorderste Teil der Sclera wird von der Conjunctiva überzogen; etwas weiter nach der Peripherie setzen sich die vier geraden Augenmuskeln an; ihre Fascie dient der Conjunctiva zur Verstärkung, indem sie hinter derselben gegen den Hornhautrand hinläuft.

Cornea.

Die Hornhaut ist aus drei Schichten zusammengesetzt, aus einer als Fortsetzung der Conjunctiva zu betrachtenden Epithelschicht, aus einer mehrfachen Schicht von Bindegewebslamellen, aus der Membrana Descemetii, nebst dem innern endothelialen Überzug derselben. Diese drei Schichten haben, wie sie einen eigenen anatomischen Bau besitzen, so auch in pathologischer Beziehung ihre besonderen Eigenschaften. Auf der äußern konjunktivalen Schichte beobachtet man besonders Bläschen, Gefäßbildungen und kleine Geschwüre, in der mittlern Schicht kommen trübe Infiltrationen und deutliche Exsudatversenkungen vor, und die hintere, die Glashaut, beschlägt sich zuweilen mit Exsudat-Gerinnungen von der Augenkammer aus.

Die Sensibilität der Hornhaut wird durch feine Nervenzweigchen von den Ciliarnerven (Trigeminus) vermittelt.

Iris.

Die Iris besteht aus einem gefäß- und nervenreichen kontraktilen Gewebe; hinten, und bei braunen Augen auch vornen, sind Pigmentzellen in sie eingelagert. Ihre Insertion hat die Iris einesteils am vordern Rand der Sclera, anderteils am Lig. pectinatum und Corpus ciliare. Ihre Verbindung mit diesen Teilen ist aber nicht sehr fest; durch Kontusion entsteht zuweilen eine Ablösung der Iris, und es kann diese Ablösung künstlich durch Anziehen der mit Pinzette oder Häkchen gefaßten Iris hervorgebracht werden.

Der vordere freie Rand der Iris liegt der Linsenkapsel fest auf; dadurch wird der zwischen Sclera und Linse befindliche Raum in eine hintere und vordere Augenkammer getrennt.

Die Muskelfasern der Iris sind von zweierlei Art: außen strahlenförmig gelagerte, die zur Erweiterung, innen ringförmige, die zur Verengung der Pupille dienen. Die ersteren werden vom Sympathicus (Ganglion cervicale), die letzteren vom Oculomotorius (Ganglion ciliare) zur Kontraktion angeregt.

An der Ernährung der Iris beteiligen sich folgende Gefäße: 1) die Aa. ciliares posteriores longae, welche zwischen Aderhaut und Sclera zum Irisrand laufen, den großen Arterienkreis der Iris bilden und sich vorzugsweise auf der vordern Irisfläche verteilen. 2) Die Ciliares posteriores breves, der innern Schichte der Aderhaut angehörend und ihre Choriocapillaris liefernd, laufen bis zum Pupillarrand der Iris auf deren hinterer Seite bis zu dem kleinen Arterienkreis der Iris. Der Zusammenhang dieses hintern Kapillarnetzes der Iris mit dem gleichartigen Netz auf der innern Seite der Aderhaut kann wohl zur Erklärung mancher gleichzeitigen Erkrankungen beider Teile (Iridochorioiditis) benützt werden. 3) Die Ciliares anteriores treten von den Augenmuskeln aus durch die Sclera zur Iris. Die Venen, welche diesen letztern Gefäßen entsprechen, sammeln sich im Sinus venosus iridis (Schlemmscher Kanal), welcher in den Rand der Sclera eingebettet ist und sich durch die Venae ciliares anteriores nach außen entleert. — Aus den Anastomosen der inneren und äußeren Augengefäße kann man es leicht erklären, warum sich bei der Iritis in der Regel ein Kranz injizierter Gefäße auf der Außenseite der Sclera um die Hornhaut herum zeigt.

Chorioidea.

Die Aderhaut besteht aus einem vordern und hintern Teil. Der vordere Teil, der Ciliarkörper, der die Ciliarfortsätze trägt, an der Linsenzonula anliegt und einen Spannmuskel enthält, hat die Funktion, den Glaskörper zu ernähren und mittels des Spannmuskels der Akkommodation zu dienen.

Man kann an der Aderhaut folgende Schichten unterscheiden: 1) Lamina fusca, eine lockere Bindegewebeschicht, welche die Aderhaut mit der Sclera verbindet. 2) Tunica vasculosa mit den Venae vorticosae und den Arterien. 3) Choriocapillaris. 4) Membrana limitans, eine glashelle Membran, welche der Pigmentschicht der Retina aufliegt. Hierzu kommt außen am vordern Rande noch die Muskelschicht, aus äußeren radialen und inneren, kreisförmigen Faserlagen bestehend.

Die Ciliarnerven bilden am vordern Rand der Aderhaut einen reichen ringförmigen Plexus, der den Bewegungen des Tensor chorioideae, sowie denen der Iris vorsteht.

Mit ihren Umgebungen ist die Chorioidea in einer nur sehr losen Verbindung; eine Ausnahme davon macht ihr vorderer Rand, der einerseits mit der Sclera, andererseits mit der Linsenkapsel und dem vordersten Teil des Glaskörpers durch den Spannmuskel, die Zonula Zinii, und deren Falten verbunden ist.

Linse.

Die Linse sitzt in ihrer Kapsel, die vordere, flachere Seite nach der Augenkammer, die hintere gewölbtere nach dem Glaskörper hingekehrt. Die Verbindung zwischen der Kapsel und der Linse ist sehr lose, sie wird nur durch die äußersten, schleimartig weichen Linsenzellen vermittelt, daher die Linse nach einer breitern Eröffnung der Kapsel leicht hinausgleitet. Merkwürdig ist an der Linse die Stellung ihrer Fasern und Blätter: konzentrische, nach innen immer dichter werdende Faserschichten setzen die Linse zusammen. Man unterscheidet eine Kortikalschicht und eine Kernschicht. Die Fasern sind so geordnet und gruppiert, daß sie nach der Mitte zu im Stern oder Pol der Linse endigen.

Die Linsenkapsel ist befestigt auf der tellerförmigen Gruppe des Glaskörpers; sie hängt an ihrem Rand mit der Zonula Zinnii, einem glashellen Band, und durch dieses auch mit dem Corpus ciliare zusammen. Ihre Verbindung mit dem Glaskörper ist so fest, daß eine Dislokation der ganzen Kapsel samt der Linse nur in einem krankhaft gelockerten Zustand als möglich gedacht werden kann. Eine geringere Lageveränderung, eine mäßige Verschiebung ist wohl möglich, namentlich bei weichem Glaskörper; drückt man aber stärker auf die Kapsel, so platzt sie, die Linse gleitet hinaus, und die Kapsel zieht sich wieder zurück und bleibt an ihrer normalen Stelle.

Man beobachtet an der Linsenkapsel einen ziemlich hohen Grad von Zerreißbarkeit; ein Ritz der in die Kapsel gemacht ist, reißt sogleich weiter ein, wenn die Linse gegen denselben angedrängt wird. Es ist dies eine für die Staaroperation wichtige Eigenschaft der Linsenkapsel, sofern dadurch das Herausgleiten der Linse aus ihrer Kapsel nach dem Anritzen der letztern sehr erleichtert wird.

Glaskörper.

Der Glaskörper, ein gallertartiges Gewebe, das aus mit Wasser gefüllten Maschenräumen und einer umhüllenden Membran besteht, füllt den ganzen Hintergrund des Auges aus. Vorn sitzt auf ihm die Linse, um den Rand der Linse herum das Strahlenblättchen (Zonula Zinnii), das hier den sogenannten Petitschen Kanal bilden hilft. Der größte Teil des Glaskörpers ist von der Retina umgeben.

Der Glaskörper erhält seine Ernährung von den Gefäßen der Ciliarforts"tze. Man hat wohl anzunehmen, daß zwischen diesen Gefäßen und dem Glaskörper, vermöge der intimeren Verbindung oder Anlagerung, ein erleichterter Austausch und besonders eine erleichterte Transsudation in den Glaskörper hinein stattfindet. Es erklären sich auch hieraus die Schwellungen oder Trübungen des Glaskörpers, welche die Reizung oder Entzündung der Ciliarfortsätze zu begleiten pflegen. Wenn der Glaskörper anschwillt, so entsteht der intraokuläre Druck, der besonders den Funktionen der Retina gefährlich wird.

Netzhaut.

Die Retina besitzt ihr besonderes Gefäßsystem, eine Arteria und Vena centralis retinae. Die beiden Gefäße treten mit dem Sehnerv zusammen auf der Papille in den Augapfel herein und biegen dann sogleich um, in der membranösen Ausbreitung des Sehnerven sich verzweigend. Die Abgeschlossenheit dieses Gefäßsystems und das Eintreten der Gefäße im Sehnerven-Querschnitt bringen die merkwürdige Klappenwirkung mit sich, welche man als Folge einer Anschwellung des Glaskörpers beobachtet. Die Gefäße der Retina werden nämlich bei Glaskörperanschwellung (Glaukom) nicht sogleich leer gedrückt, sondern von ihrem Eintritt her zur Stauung gebracht, zuerst die Vene, beim zunehmenden Druck auch die Arterie. Der Sehnerveneintritt ist weniger fest gebaut als die übrige von der Sclera formierte Wand des Augapfels; diese Stelle wird also durch den intraokulären Druck hinausgedrückt (Exkavation der Papille), und hiermit ist, wie leicht zu begreifen, eine Kompression der Arterie und Vene gegen den Rand des Lochs in der Sclera gegeben.[1] Da sich die Kompression zuerst an den Venenstämmchen geltend macht, so ist auch das erste Phänomen eine Überfüllung der Vene und entsprechende Pulsation an der Arterie. Später kommt es zur völligen Stase in beiden. Eine Verminderung des intraoculären Drucks, durch Paracentese der Hornhaut, Iridektomie u. dgl. hebt natürlich die Klappenwirkung und das Cirkulationshindernis wieder auf. Hierdurch erklären sich die merkwürdigen Heilungen, welche man durch Iridektomie

---

[1] Vgl. meine Notiz hierüber im Archiv für physiol. Heilkunde. 1859. S. 129.

bei Glaukom erzielt hat. Wäre die Wirkung des Glaskörperdrucks nicht klappenartig, so müßte die Folge einer Glaskörperanschwellung in Anämie der Retina, anstatt in einer Stauung und Überfüllung bestehen.

Vom Glaskörper ist die Retina durch eine Glashaut, Membrana limitans, geschieden. Seitdem man über die Entwicklungsgeschichte des Auges aufgeklärt ist, wird die früher zur Chorioidea gerechnete Pigmentschicht als ein Teil der Retina aufgefaßt.

III. Nasengegend.

Äußere Nase. Nasenhöhle.

Die äußere Nase besteht aus einem teils knöchernen, teils knorpeligen Gerüst, nebst der sie überziehenden Haut und der ihre innere Fläche auskleidenden Schleimhaut. Der knöcherne Nasenrücken wird vom aufsteigenden Ast des Oberkiefers nebst den beiden Nasenbeinen gebildet; den knorpeligen Teil formieren dreierlei Knorpel: ein mittlerer, der die Scheidewand bildet, zwei seitliche, die sich an der Apertura pyriformis inserieren, nnd zwei halbringförmige, durch deren Umbiegung die Nasenflügel und die Nasenspitze ihre eigene Form und Elastizität erhalten.

Die kleinen Muskeln der Nase haben keine Bedeutung für die Chirurgie; wichtig ist dagegen die feste Vereinigung der Haut mit dem Knorpel der Nasenspitze und der Nasenflügel. Die Haut setzt sich, ohne eine deutliche Fettschichte unter sich zu haben, fast unmittelbar an den Knorpel an und besitzt hier keine Verschiebbarkeit, während sich auf dem Nasenrücken eine merkliche Verschiebbarkeit wahrnehmen läßt. Aus diesem Grund ist es bei einer Operation an der Nasenspitze schwer, die Haut wegzupräparieren; auch die Ersetzung eines Substanzverlustes durch Herbeiziehen der Wundränder gelingt nicht leicht. Dagegen hat man auch keine solche starke Narbenzusammenziehung nach einem Substanzverlust zu fürchten wie an anderen Stellen, sondern es bildet sich meist eine weiße glatte Narbe als Ersatz einer verloren gegangenen Hautpartie.

Die äußere Nasenöffnung besitzt eine gewisse Ausdehnbarkeit; besonders der nur aus Haut bestehende Teil der Nasenscheidewand, welcher sich an dem vordern Rande des Scheidewandknorpels anlegt, besitzt diese Eigenschaft. — Die knöcherne Öffnung der äußern Nase, Apertura pyriformis, erstreckt sich mehr in die Länge von oben nach unten als in die Breite, ein Umstand, welcher bei der Zangenextraktion von Schleimpolypen nicht zu vergessen ist; man faßt die gewöhnlich in den mittlern Nasengang herabhängenden Polypen viel eher und auch tiefer und sicherer bei Richtung der Zangenarme nach oben und unten, als wenn man den einen Arm nach rechts, den andern nach links zu richten sucht.

Nasenhöhle.

Die innere Nase, bestehend aus den beiden Nasenhöhlen, wird begrenzt durch die Nasenbeine, Kieferbeine, Gaumenbeine, Thränenbeine, Siebbeine, die unteren Muscheln und das Pflugscharbein. An diese schließt sich noch das Stirnbein mit den Stirnhöhlen und das Keilbein mit der Keilbeinhöhle an. Die beiden Nasenhöhlen sind durch das knöcherne Septum und durch dessen vordere knorpelige Verlängerung vollständig von einander geschieden. Eine gefäßreiche Schleimhaut mit einem submukösen, dem kavernösen Körper ähnlichen Gewebe überkleidet die innere Fläche der ganzen Höhle. (Ein Frontal-Durchschnitt der Nasenhöhle findet sich in Fig. 6 und 23.)

Vermöge der untern, mittlern und obern Nasenmuschel wird jede der beiden Nasenhöhlen in drei Nasengänge abgeteilt; man unterscheidet demnach einen obern, mittlern und untern Nasengang. Die Muscheln sollen von Rechts wegen 2—3 mm vom letztern abstehen; wenn das infolge von Vergrößerung der erstern nicht der Fall ist, dann kann es zu störenden Atembeschwerden und zum chronischen Schnupfen (Ozaena) kommen. In den untern Nasengang müssen öfters Instrumente eingeführt werden, sei es um Polypen auszuziehen, oder um durch die Nase durch in den Pharynx zu gelangen, oder um die Eustachsche Trompete aufzusuchen, oder auch wohl um die hinter der untern Muschel gelegene Öffnung des Thränenkanals zu katheterisieren. — Der mittlere Nasengang steht mit der Kiefer- und Stirnhöhle in Verbindung; die erstere mündet mehr nach hinten, die letztere nach vorn und oben im mittlern Nasengang (vgl. S. 44). Bei Ansammlung von Wasser,

Schleim oder Eiter in der Kieferhöhle kann man vom mittlern Nasengang aus dem Ausfluß Raum schaffen, gewöhnlieh aber bahnt man sich unter der Oberlippe neben dem obern Eckzahn hin einen Weg in die Highmors-Höhle. — Im obern Nasengang ist die Einmündung der Keilbein- und Siebbeinzellen anzutreffen.

Die Knochen der Nasenhöhle sind meist sehr dünn und zerbrechlich, sie werden auch deswegen durch Geschwülste leicht zum Schwinden und Nachgeben gebracht, und es kann auf diese Art eine Geschwulst, die ursprünglich in der Nasenhöhle entstanden war, die Knochen der Nasenhöhle auseinandertreiben und sich nach der Mundhöhle, Kieferhöhle, Augenhöhle, sogar der Flügelgaumen- und Schläfengrube hin ausdehnen. Auch der Thränenabführungskanal kann hierdurch beeinträchtigt werden.

Fig. 16.

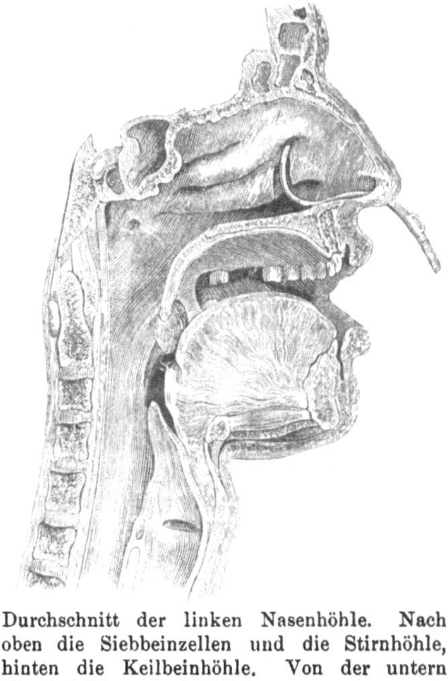

Durchschnitt der linken Nasenhöhle. Nach oben die Siebbeinzellen und die Stirnhöhle, hinten die Keilbeinhöhle. Von der untern Muschel ist vorn ein Stück weggenommen, um die Ausmündungsstelle des Thränenkanals und die eingeführte Sonde sichtbar zu machen. Fig. 23.

Noch biegsamer und nachgiebiger als die Außenwände der Nasenhöhle ist die teils knorpelige, teils knöcherne Nasenscheidewand; man sieht sie beim Druck von Geschwülsten, namentlich wenn ein von der Schädelbasis ausgehendes Fibrom in der einen Nasenhöhle nach vornen wächst, ganz beträchtlich zur Seite weichen. Die Scheidewand ist übrigens, sei es von Geburt an, sei es infolge von Verletzungen, bei den meisten Menschen etwas asymmetrisch; bei vielen zeigt sie beträchtliche Abweichungen, wodurch der eine, gewöhnlich der rechte, Nasengang erweitert, der andere bis zur Undurchgängigkeit verengt werden kann.

Die hinteren Nasenöffnungen, die Choanen, bilden zwei fingerbreite, gerade nach hinten sehende Löcher, die von den Gaumenbeinen, den Flügelfortsätzen des Keilbeins und dem Pflugscharbein umgrenzt werden. Man pflegt die Choanen abzutasten, indem man den gekrümmten Zeigefinger hinter das Gaumensegel führt. Wenn man das Zäpfchen nach vornen hält, kann man durch Einführen eines kleinen Spiegels ein Bild von den Choanen, von den Nasenmuscheln und der Mündung der Tuba Eustachii erhalten.

Durch die rings herum sich ansetzende Muskulatur des Gaumens und Rachens kann die Nasenhöhle samt dem obern Teil der Rachenhöhle von dem untern Teil des Rachens und der Mundhöhle abgesperrt werden, wie dies beim Sprechen, Schlucken, Blasen u. s. w. geschieht (Fig. 25). Die Muskelfasern, welche sich ans Gaumensegel ansetzen, bringen eine solche Anlegung desselben an die sich etwas aufwulstende hintere Schlundwand zustande, daß der Abschluß dadurch hervorgebracht wird.

Die Nasenschleimhaut besitzt außer der zu beiden Seiten der Scheidewand hinlaufenden Nasopalatina keine stärkeren, für die Chirurgie wichtigen Arterien; die Blutungen, die aus der Nasenschleimhaut so häufig spontan eintreten, sind wohl fast nie arterieller Natur, sondern entweder kapillär oder venös. Die zuführenden Blutgefäße treten hauptsächlich von der Fissura sphenopalatina aus in die Nasenhöhle herein. Ebendaher kommen auch die meisten Gefühlsnerven der innern Nase (N. nasopalatinus und Nn. nasales), welche Zweige des zweiten Astes vom Quintus sind. Der erste Ast des Quintus liefert den N. ethmoidalis, welcher teils den obern Teil der Nasenhöhle, teils die Haut der Nasenspitze mit seinen Zweigen versorgt. Der Olfactorius tritt durch die Öffnungen der Lamina cribrosa in die Nasenhöhle und breitet sich auf der obern Hälfte des Septums und auf der medialen Fläche der beiden oberen Muscheln aus. Diese Regio olfactoria unterscheidet sich durch eine gelbliche Färbung von den übrigen als Regio respiratoria bezeichneten Abschnitten der Nasenhöhle.

IV. Gehörorgan.

Äußeres Ohr. Paukenhöhle. Eustach'sche Trompete. Labyrinth.

Äußeres Ohr.

Die Ohrmuschel besteht aus dem Ohrknorpel und seinem Perichondrium, nebst der dem Knorpel ziemlich fest anhaftenden äußern Haut. Letztere ist auf der hintern konvexen Seite weniger fest verwachsen als vornen. — Einige dünne Muskelbündel, die sich am Ohrknorpel inserieren, sind wohl nie Gegenstand der Chirurgie. — Die Gefäße des äußern Ohrs kommen teils von unten und hinten, von der Auricularis posterior (Fig. 1), die im Winkel zwischen dem Ohr und dem Processus mastoideus hinläuft, teils von vornen, von der A. temporalis, die ganz nahe am vordern Rand der Ohrmuschel gelegen ist. Die Nerven des äußern Ohrs sind der Auriculo-temporalis (Fig. 22, [6]) vom Trigeminus, der Auricularis magnus (Fig. 22, [7]), welcher vom dritten Halsnerv entspringt, und der Ramus auricularis nervi vagi.

Nach innen setzt sich die Ohrmuschel in den knorpeligen Gehörgang fort, welcher sich am Rand des knöchernen Gehörganges inseriert und in Gemeinschaft mit dem letztern den äußern Gehörgang bildet.

Der äußere Gehörgang hat eine Tiefe von ungefähr 2 cm; nach vornen und unten erstreckt er sich am tiefsten, und man kann mit einer Sonde unten weiter hineinkommen als oben, weil nämlich das Trommelfell schief von oben, hinten und außen nach unten, vornen und innen herübergespannt ist. Im Horizontalschnitt zeigt der äußere Gehörgang eine leichte S-förmige Windung, was teils vom knorpeligen, teils vom knöchernen Teil herkommt: der knöcherne zeigt eine, freilich nur geringe Konvexität nach oben; den knorpeligen mehr nach vorn gerichteten Theil muß man zur Besichtigung des Trommelfells durch Zurückziehen der Ohrmuschel mit dem knöchernen Teil in eine Linie zu bringen suchen. In der innern Auskleidung des knorpeligen Teils liegen die Ohrenschmalzdrüsen. Das Lumen des knorpeligen Teils ist einigermaßen ausdehnbar, sofern der Knorpel gegen vorn und oben unterbrochen und nur durch fibröse Fasern geschlossen wird. Am knöchernen Teil ist die elliptische Form seines Lumens bemerkenswert; die Weite des

Gangs ist in der Richtung von oben nach hinten und unten am größten. Bei Kindern ist der knöcherne Teil des Gehörgangs verhältnismäßig viel kürzer als bei Erwachsenen.

Man kann bei günstiger Beleuchtung mittels des Ohrenspiegels, häufig auch ohne denselben, fast den ganzen äußern Gehörgang übersehen. Nur sein tiefster Teil, welcher dem untern vordern Rande des Trommelfells entspricht, ist meist dem Auge unzugänglich.

Trommelfell und Paukenhöhle.

Als Paukenhöhle bezeichnet man den Raum zwischen Trommelfell und Labyrinth. Gegenüber dem Trommelfell befinden sich die Fenestra ovalis und rotunda. Nach vornen und unten geht die Eustach'sche Trompete ab; nach hinten und oben trifft man die mit der Paukenhöhle zusammenhängenden Zellen der Pars mastoidea des Schläfenbeins. Nach oben, also nach dem Schädelraum hin, ist die Paukenhöhle nur durch eine dünne Knochenplatte abgeschieden. Die Carotis cerebralis, der Sinus transversus und der N. facialis liegen der Wandung der Paukenhöhle an.

Fig. 17.

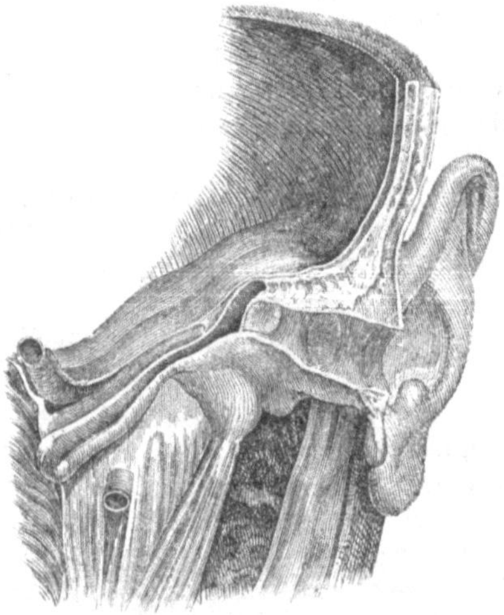

Der Gehörgang, die Trommelhöhle und die Eustachsche Trompete des linken Ohres von vorn her geöffnet. Man erkennt den Verlauf der Carotis cerebralis im Felsenbein.

Bei Anwendung des Ohrenspiegels erkennt man die schiefe Stellung des Trommelfells; in der Mitte ist dasselbe durch den hier befestigten Handgriff des Hammers nach innen gezogen; es erscheint deshalb außen trichterförmig vertieft. Über der Vertiefung, nach oben und vornen zu, gewahrt man ein helles Pünktchen; der kurze Fortsatz des Hammers ist daselbst in das Trommelfell eingelassen. Im vordern und untern Quadranten sieht man beim gesunden Trommelfell einen dreieckigen Lichtreflex (Fig. 18). Die Gehörknöchelchen liegen so im obern und vordern Teil der Trommelhöhle, daß sie der obern Hälfte des Trommelfells entsprechen; die untere Hälfte der Paukenhöhle bleibt leer. Diese Stelle wird man also benützen, wenn man das Trommelfell anstechen will.

Eine dreifache Schichte, nämlich zwei Epithelschichten und eine mittlere, faserige Gewebsschichte, setzen das Trommelfell zusammen. Bei jungen Leuten ist das Trommelfell so dünn, daß man gewöhnlich den langen Ambosfortsatz durchscheinen sieht. Die ganze Paukenhöhle ist durch eine feine Schleimhaut ausgekleidet, welche auch die Gehörknöchelchen in ihre Falten aufnimmt. Von derselben Schleimhaut sind auch die Zellen des Processus mastoideus ausgekleidet, daher man von dort aus das Mittelohr eröffnen kann. Der größte dieser Zellenräume liegt nach oben und hinten vom Gehörgang in der Wurzel des Zitzenfortsatzes.

Fig. 18.

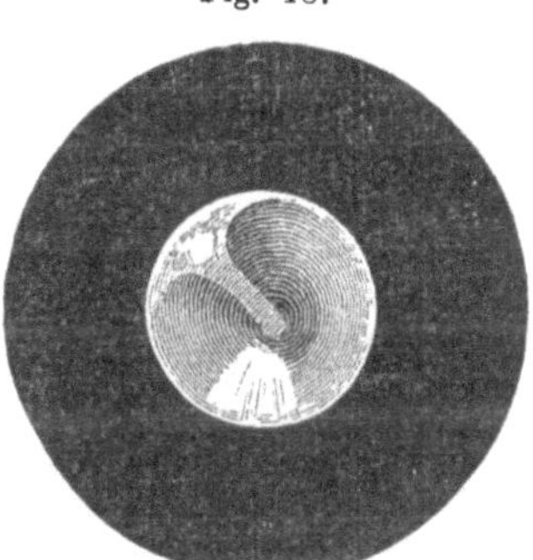

Durch die Trommelhöhle hindurch nach innen zu erstreckt sich die Kette der Gehörknöchelchen zu der gegenüberliegenden Fenestra ovalis. Die Chorda tympani läuft zwischen Ambos und Hammer hindurch zur Glaser'schen Spalte.

Ohrtrompete.

Die Tuba Eustachii ist ein etwas mehr als drei Centimeter langer, halb knöcherner, halb knorpeliger Kanal. Am Ende des knöchernen Teils ist der Kanal am engsten, kaum zwei Millimeter dick; von dieser Stelle an wird die Tuba nach beiden Seiten weiter. Der knorpelige Teil der Tuba bildet einen Halbkanal, der nach außen hin durch eine fibröse Haut geschlossen wird; er mündet seitlich im Nasenrachenraum mit einer beinahe centimeterweiten elliptischen Öffnung.

Durch die Aktion der Gaumenmuskeln kann die Mündung der Tuba verschlossen oder erweitert werden; zur Verschließung dient der Levator palati, zur Erweiterung der Tensor palati mollis.

Der mediale und obere Rand der Tubenöffnung bildet fast im hintersten Winkel der Nasenhöhle, in der Höhe der untern Muschel einen vorragenden Wulst; hinter diesem Wulst zeigt die Pharynxwand eine Vertiefung, die Rosenmüllersche Grube. Die Kenntnis der letztern ist wichtig, damit man sie nicht beim Katheterisieren mit der Tuba verwechsle. Um mit dem Katheter die Tubenmündung richtig zu treffen, führt man den Katheter zuerst bis an die hintere Rachenwand, dreht ihn nach außen und zieht ihn in dieser Stellung zurück; man erkennt an einem deutlichen Ruck den Moment, in welchem die Spitze des Katheters über den knorpeligen Wulst der Tuba herübergleitet; nun schiebt man den Schnabel des Katheters sogleich wieder vor und dringt in der Richtung nach außen in die Tuba hinein. Die Verlagerungen der Tubenmündung durch Polypen oder durch Schleimhautwucherungen führt, weil dann die so nötige Lufterneuerung im Mittelohr ausbleibt, sehr häufig zur Schwerhörigkeit. Wenn man den gekrümmten Zeigefinger hinter dem Gaumensegel in die Höhe schiebt, so

Fig. 19.

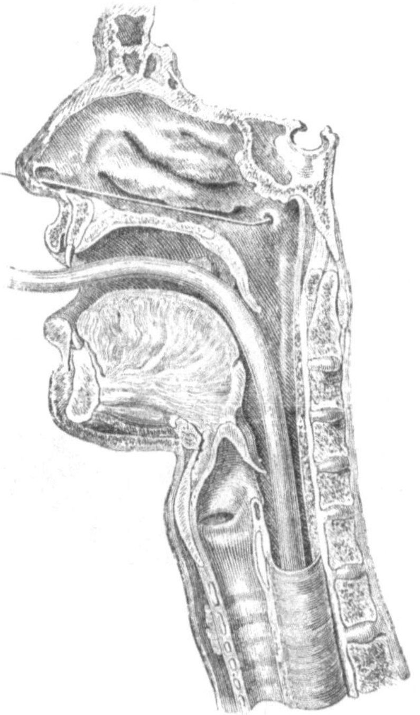

Die rechte Nasenhöhle durchschnitten. Der Katheter durch den untern Nasengang in die Eustachsche Trompete eingeführt.

kann man diesen Übelstand mit einem Griff aufklären. (Es ist dringend zn raten, daß der Anfänger diese Manipulation, ebenso wie die Digitalexploration des Schlunds, Kehlkopfs und Mastdarms, an der Leiche mehrfach übe.)

Die innerste Partie des Gehörorgans, das Labyrinth, kann nicht wohl Gegenstand einer chirurgischen Therapie werden. Bei Nekrose des Felsenbeins ist ausnahmsweise eine Ausstoßung und Entfernung des Sequesters ohne tödlichen Ausgang schon beobachtet worden. Man hat aber auch tödliche Verblutung gesehen, wenn bei Caries des Felsenbeins die Carotis cerebralis angefressen wurde.

V. Lippen- und Wangengegend.

Weichteile der Lippen und Wangen. Oberkiefer. Unterkiefer. Zähne.

Weichteile der Lippen und Wangen.

Die Lippen bestehen hauptsächlich aus Haut und Muskeln; der bedeutendste unter den letzteren ist der Orbicularis oris, der sich über die ganze Lippengegend hin erstreckt und mit den Hautmuskeln der Wangen- und Kinngegend in Verbindung steht. Seine Antagonisten sind der Zygomaticus, Levator labii, Levator anguli, die Depressores, der Mentalis und in der tiefern Schichte der Buccinatorius. Die Lippen erhalten ihre Blutgefäße aus den Arteriae coronariae, welche miteinander in geringer Entfernung vom freien Lippenrand, nahe dem roten Saum, einen Kreis um den Mund herum beschreiben. Es liegen diese Arterien hinter dem Orbikularmuskel; man muß deshalb bei der Hasenschartnaht die Nadel bis hinter den Orbikularmuskel einstechen, wenn man vor einer innern Blutung aus diesen Arterien sicher sein will.

Unter der Schleimhaut der Lippen befinden sich die Labialdrüsen. Eine solche Labialdrüse kann zur Retentionscyste werden, wenn sich bei Verstopfung ihres Ausführungsganges schleimartiges Sekret in ihr anhäuft.

In der Wange kommen ähnliche Drüsen vor, die Glandulae buccales. Diese Backendrüsen, welche unter der Mundschleimhaut, zwischen dieser und dem M. buccinatorius, liegen, können durch ihre Verstopfung, oder überhaupt durch ihre Anschwellung diagnostische Schwierigkeit machen. Im Hintergrund der Wange, zwischen dem M. buccinatorius und dem Jochbein, in der Fossa canina, liegt die sogenannte Bichat'sche Drüse (Fig. 23, [9]), ein runder Fettklumpen, der wohl hauptsächlich dazu dient, den Raum unter dem Jochbein für die Kieferbewegung frei zu halten.

Eine Lymphdrüse, welche ziemlich in der Mitte der Wange liegt, trifft man bei chronischen Nasenkrankheiten, namentlich bei dem scrophulösen Impetigo der Nasenlöcher, nicht selten angeschwollen.

Fig. 20.

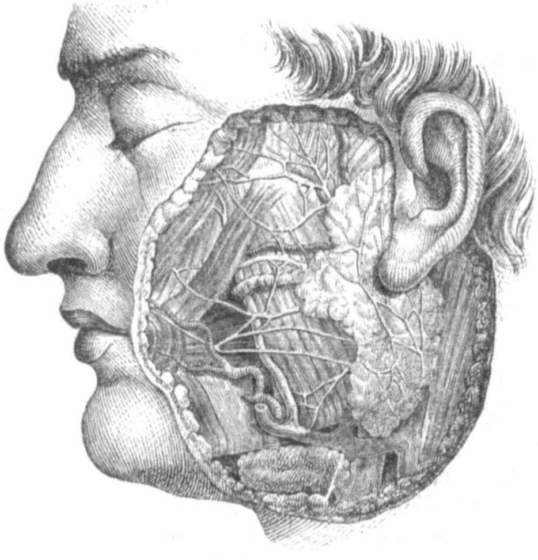

Die Haut, das subkutane Fett, die Fascie, welche die Parotis bedeckt, nebst dem Platysma sind weggenommen. Über die Ohrspeicheldrüse und die Gesichtsmuskeln ziehen Zweige vom N. facialis hin. Am Rand des Masseter kommt die Art. maxillaris hinter der Unterkieferspeicheldrüse herauf. Der Ductus Stenonianus läuft über den Masseter und die Vena facialis hin zum M. buccinatorius; über ihm sieht man die A. transversa faciei.

Die Arteria maxillaris steigt, bedeckt von dem Platysmamyoides, über den Unterkiefer am Rand des M. masseter herauf und teilt sich in drei Zweige; zwei sind für die beiden Lippen und einer für den Nasenwinkel bestimmt (Angularis faciei). Neben der Arteria maxillaris läuft auch die Vena facialis über den Kieferrand; ihr Hauptstamm zieht sich am Rande des Masseter hin und von da hinter dem M. zygomaticus und orbicularis zum innern Augenhöhlenrand.

Die Parotis ist mit ihren vielen Ausbuchtungen zwischen das Ohr und den Kiefer, sodann zwischen die Muskeln der Kiefergelenksgegend, Masseter, Pterygoideus internus, Styloglossus, Digastricus, Sternocleidomastoideus eingebettet. Die Kapsel der Drüse ist mit diesen Muskeln verwachsen. Eine Fascie, welche mit dem Platysma myoides in Verbindung steht, überzieht den vordern Teil der Drüse. Zahlreiche Gefäße und Nerven verlaufen teils durch die Drüse hindurch (Arteria und Vena temporalis nebst Transversa faciei, N. facialis), teils in ihrer Umgebung hin. Unmittelbar hinter ihr in der Tiefe gehen die Arteria maxillaris interna, die A. auricularis und die Vena facialis posterior hinauf. Nach vornen erstreckt sich die Ohrspeicheldrüse noch ziemlich breit über den Masseter hin (zuweilen kommt hier eine Parotis accessoria vor), und oft verlängert sie sich vom Kieferwinkel aus gegen die Unterkieferspeicheldrüse hin, sodaß sie dann mit dieser ganz nahe zusammengrenzt. Unmittelbar vor dem Ohr liegt, eingebettet in die Parotis, eine Lymphdrüse, welche bei Affektionen der Augen und Stirngegend in Mitleidenschaft gezogen zu werden pflegt.

Der Ductus Stenonianus kommt von der Ohrgegend her quer herüber; am vordern Rand des Masseter senkt er sich in die Tiefe, um den M. buccinatorius zu durchbohren und in der Gegend des zweiten obern Backenzahnes in die Mundhöhle auszumünden. Parallel mit dem Ductus Stenonianus zieht die A. transversa faciei von der Temporalis herüber, ebenso ein Ast des N. facialis. Der letztere Nerv und weiter vorn die Zweige des N. infraorbitalis und mentalis bilden ein ziemlich reiches Netz von Nervenfäden in der Wangengegend.

Die Submaxillardrüse (Fig. 20 und 31) liegt in einer derben Kapsel unmittelbar hinter und unter dem seitlichen Teil des Unterkieferknochens, im Winkel des M. digastricus und am Rande des Mylohyoideus. Oben an der Drüse schlägt sich die Arteria maxillaris externa zur Wange herauf, nachdem sie hinter dem Digastricus und Stylohyoideus und hart hinter der Submaxillarspeicheldrüse herumgekommen ist. Wenn man diese Drüse zu exstirpieren hat, so muß man sich daran erinnern, daß ihre Fortsetzung sich hinter den Mylohyoideus zur Zungenwurzel hineinzieht.

Die Nerven der untern Gesichtshälfte gehören teils dem zweiten und dritten Ast des Quintus an, teils dem Facialis. Der letztere Nerv, welcher nur die Hautmuskeln des Gesichts versorgt, hat für die Chirurgie keine große Bedeutung. Er kommt jedoch z. B. bei Exstirpation der Parotis in Betracht; eine vollständige Exstirpation der Parotis nimmt auch diesen Nerv mit weg und bringt also Lähmung der Gesichtsmuskeln mit sich. Wird der N. facialis innerhalb des Felsenbeins zerstört oder zerrissen, z. B. bei Fraktur oder Caries des Knochens, so entsteht dieselbe Lähmung; befindet sich die Verletzung hinter dem Abgang des N. petrosus major, so wird auch Lähmung des Zäpfchens zu erwarten sein. Will man den Stamm des N. facialis, um ihn bei habituellem Krampf der Gesichtsmuskeln zu dehnen, bloßlegen, so muß ein Schnitt an der Vorderseite des Processus mastoideus gegen das Foramen stylomastoideum hin gemacht werden, man findet den Nerv vor dem Proc. styloideus.

Die Gefühlsnerven für die untere Gesichtshälfte, über deren Verteilungsbezirke die Fig. 21 eine sehr instruktive Übersicht giebt, sind der zweite und dritte Ast des Trigeminus. Der letztere Nerv enthält bekanntlich auch eine Partie motorischer Fasern, welche zu den Kiefermuskeln gehen und von einigen Autoren als Crotavitico-buccinatorius bezeichnet werden.

Vom chirurgischen Gesichtspunkt sind besonders die Durchgangsstellen der Gefühlsnerven und ihrer Äste von Interesse, weil man alle Ursache hat, manche Gesichtsschmerzen aus einer Beengung der Nerven durch die knöchernen Kanäle abzuleiten, und weil in vielen solchen Fällen kein anderes Mittel gegen den Gesichtsschmerz übrig bleibt als die Neurektomie.

Der Infraorbitalis (Fig. 22 u. 23) ist leicht zu finden; seine Ansa, so heißt seine strahlenförmige Verzweigung unmittelbar nach dem Austritt aus dem For. infraorbitale, liegt bedeckt vom Levator labii superioris in der Linie vom ersten Backenzahn gegen die Augenhöhle. Er kann hier durch Abtrennung der Oberlippe vom Kiefer bloßgelegt und dann durchschnitten werden. Da man aber die Ursache des Nervenschmerzes eher im Innern, im Canalis infraorbitalis zu suchen hat und da, zur größern Sicherheit gegen Recidive, die Ausscheidung eines mindestens centimeter-langen Nervenstücks vorgezogen wird, so pflegt man in neuerer Zeit die Resektion dieses Nerven von der Augenhöhle aus zu unternehmen. Man macht einen Schnitt am untern Orbitalrand, schiebt die Weichteile der Augenhöhle nach oben und dringt so zu der hintern Gegend des Canalis infraorbitalis; dort wird der Nerv bloßgelegt, indem man die papierdünne Knochenschichte über dem an den durchscheinenden Gefäßen erkennbaren Kanal wegnimmt. Hier kann man dann den Nerven durchschneiden, oder ihn quer fassend von der Schädelbasis abreißen, um ihn schließlich durch das For. infraorbitale herauszuziehen. Die A. infraorbitalis kann bei vorsichtiger Ablösung, indem man sie medianwärts liegen läßt, unverletzt bleiben.

Will man den zweiten Quintusast an seinem Austritt aus dem Foramen rotundum freilegen, so ist eine Resektion und Verschiebung des entsprechenden Teils vom Jochbein nötig. Im Grunde der Flügelgaumengrube trifft man auf die Arteria sphenopalatina und auf die Verzweigung des zweiten Asts vom Quintus. Auch den dritten Ast des Quintus kann man an seiner Austrittsstelle am Foramen ovale bloßlegen, wenn man nach temporärer Resektion des Jochbogens vor dem Kiefergelenk in die Tiefe geht.

Fig. 21.

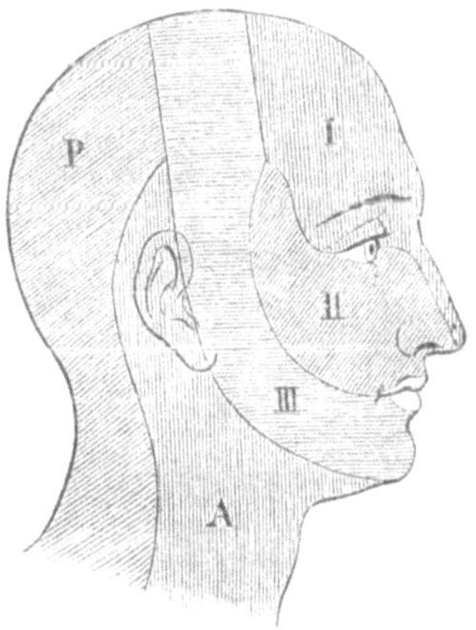

Verteilung der sensiblen Gesichtsnerven. I II III die Gebiete der drei Quintusäste. A P vordere und hintere Cervicalnerven-Gebiete.

Der Subcutaneus malae kann innerhalb der Orbita durch Wegschieben der Weichteile oder außerhalb derselben, an seinem freilich sehr variablen Ausgangspunkt (Fig. 22, [4]), aufgesucht und durchschnitten oder reseziert werden.

Der Maxillaris inferior, aus dem Alveolaris inferior und Mentalis bestehend, liegt im Kanal des Unterkiefers. Man findet ihn durch eine Trepanation, welche mitten zwischen Kieferwinkel und Kronfortsatz die äußere Platte des Unterkiefers wegnimmt. Der Knochenkanal muß dann noch aufgemeißelt werden. Neben den beiden Nerven, von welchen der obere der Mentalis ist, verläuft die A. alveolaris. Will man den Unterkiefernerv vor seinem Eintritt in den Kiefer durchschneiden, so muß der Proc. coronoideus temporär reseziert werden. Die Operation ist auch vom Munde aus möglich, wie Pallavicini gezeigt hat. Man muß dann zwischen dem aufsteigenden Kieferast und dem M. pterygoideus internus einschneiden und am Knochen hin, nach dem den Finger orientierenden Vorsprung, Lingula genannt, suchen. — Hinter dem N. maxillaris liegt der Lingualis, den man wo nötig ebenfalls mittels einer solchen Trepanation des Unterkiefers resezieren könnte. Bequemer und leichter ist die Resektion desselben vom Mund aus auszuführen (Fig. 27).

Fig. 22.

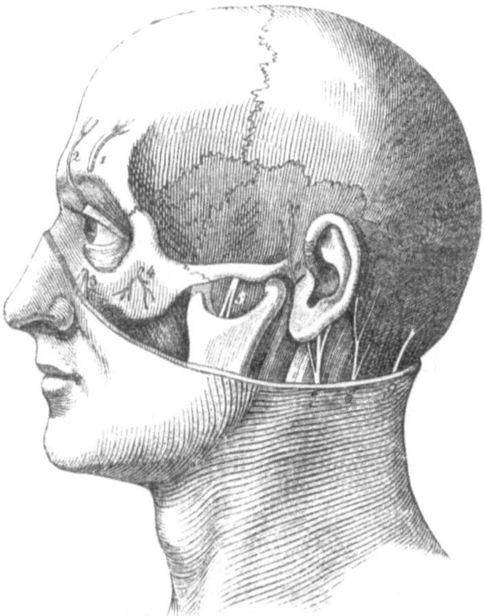

1. Frontalis. 2. Supraorbitalis 3. Infraorbitalis. 4. Subcutaneus malae. 5. Maxillaris inferior und Lingualis. 6. Auriculo-temporalis. 7. Auricularis. 8. Occipitalis minor. 9. Occipitalis major.

Der Mentalis kommt unterhalb des Mundwinkels, ungefähr in der Linie des ersten Backenzahns, nahe am Zahnfleisch zum Foramen mentale heraus.

Der Auriculotemporalis, welcher die Schläfengegend und die Vorderseite der Ohrmuschel versorgt (die hintere Seite gehört zum Gebiete des N. auricularis magnus), würde durch einen Schnitt zwischen der Ohrmuschel und dem Condylus des Unterkiefers bloßgelegt werden können. Der Buccinatorius kann an der Innenseite der Backe durch einen Schnitt, der mitten durch den Buccinatormuskel geht, aufgesucht werden.

Oberkiefer.

Der Oberkiefer steht in Verbindung mit dem Stirnbein, Siebbein, Thränenbein, Keilbein, Jochbein, Nasenbein, Gaumenbein, Pflugscharbein und den Muscheln. Es ist wichtig, alle Verbindungen und Fortsätze des Knochens genau zu kennen, weil alle diese Teile bei den verschiedenen Resektionen, die am Kiefer nötig werden, in Betracht kommen.

Im obern und hintern Teil ist der Oberkiefer hohl; es

Fig. 23.

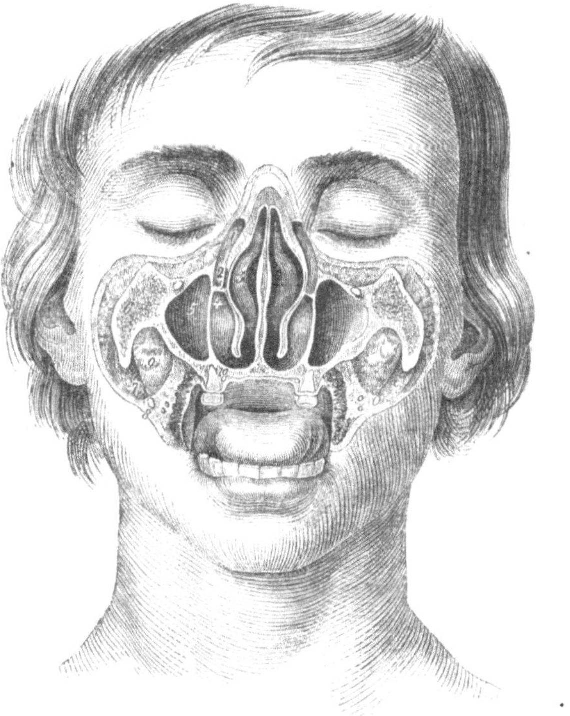

Durchschnitt des Gesichtes in der Richtung von der Nasenwurzel bis zum letzten obern Backzahn. Der Schnitt geht der Länge nach durch den Thränenkanal, unmittelbar vor dem mittlern Nasenmuskel hin, durch die Kieferhöhle an ihrer breitesten Stelle durch. 1. Thränensack. 2. Thränennasenkanal. 3. Mittlere Muschel. 4. Thränenklappe. 5. Kieferhöhle, über ihr in ihrer Wand der durchschnittene Infraorbitalnerv. 6. Jochbein. 7. Insertion des Masseter ans Jochbein. 8. Durchschnitt des Speichelganges. 9. Fettmasse unter dem Jochbein. 10. Nervus palatinus.

befindet sich dort die Kieferhöhle (Antrum Highmori), welche in den mittlern Nasengang ausmündet. Die Wandungen der Kieferhöhle sind ziemlich dünn, so daß diese Höhle nur durch dünne Knochenplatten von der Augen-, Nasen- und Mundhöhle, oder von der Schläfengrube getrennt ist. An der innern und vordern Seite der Kieferhöhle (Fig. 23) verläuft der Thränenkanal, der hinter der untern Muschel ausmündet. Über die Kieferhöhle hin geht der Kanal für den N. infraorbitalis, welcher ein paar Linien unter dem Augenhöhlenrand und einige Linien über dem Zahnfleischrand, ungefähr dem zweiten Backzahn entsprechend, in das Foramen infraorbitale endigt. Hinter der Kieferhöhle verläuft der N. pterygopalatinus zum Gaumen herab. Die Nerven für die oberen Zähne verlaufen zum großen Teil in den Wandungen der Kieferhöhle. Man erklärt daraus die Zahnschmerzen, die bei Entzündung der Kieferhöhle vorkommen. Die Arterie des Oberkiefers kommt aus der Flügelgaumengrube, sie ist der Endast der Maxillaris interna (Fig. 24). Die Wurzeln der oberen Backen- und Eckzähne grenzen sehr nahe an die Kieferhöhle. Es kann deshalb auch geschehen, daß beim Zahnausziehen die Kieferhöhle nebst ihrer Schleimhaut verletzt wird; man erkennt diese Verletzung am rasch eintretenden Nasenbluten. Denselben Weg, also durch ein Zahnfach hindurch, kann man wählen, wenn man ein Empyem des Antrums entleeren will (vgl. S. 31).

Die Muskeln, die sich an den Oberkiefer ansetzen, sind chirurgisch unwesentlich; vorn sind es die Aufhebemuskeln der Lippe, seitlich der Buccinator. Die beiden Muskeln des Proc. pterygoideus grenzen hinten an den Oberkiefer.

Unterkiefer.

Der Gelenkteil des Unterkiefers (Fig. 24) gehört der Ohr- und Schläfengegend an, der Horizontalteil hilft dagegen die Mundhöhle und Wange bilden und dient unten zur Begrenzung des Halses.

Am Kiefergelenk befindet sich die eigentümliche Einrichtung, daß eine doppelte Synovialhöhle mit einem Zwischenknorpel vorhanden ist. Die Bewegung im Kiefergelenk ist nicht eine bloße Charnierbewegung, sondern es kommt auch eine Verschiebung dabei vor, in der Art, daß beim stärkern Öffnen des Mundes und beim Beißen mit den Schneidezähnen der Kieferkondylus zusammen mit dem Zwischenknorpel sich nach vorn und unten auf die Erhabenheit des Schläfenbeins begiebt, so daß in der Gelenkgrube eine leicht fühlbare Leere zustande kommt.

Die Muskeln des Kiefergelenks sind zwei äußere, der Masseter und Temporalis, und zwei innere, der Pterygoideus externus und internus; der Masseter und Pterygoideus internus ziehen einfach den Kiefer herauf, der Temporalis zieht ihn zugleich etwas rückwärts und der Pterygoideus externus etwas vorwärts. Wirken die Pterygoidei nur auf einer Seite, so kommen leichte seitliche Bewegungen zustande.

Die Kapsel des Kiefergelenks wird nur durch einige unbedeutende seitliche Faserpartien verstärkt; ihre Festigkeit beruht hauptsächlich darauf, daß die Gelenkgrube ziemlich tief gelegen ist und durch die Knochen, die darüber hinragen, vor einem Stoß geschützt und an Verschiebung gehindert wird; sodann aber ist für die Festigkeit des Kiefergelenks der Parallelismus beider Gelenke und ihre gemeinschaftliche Bewegung sehr wesentlich. Sobald daher der Kiefer gebrochen oder durchsägt und somit eine Seite für sich allein beweglich wird, so verliert das Gelenk beträchtlich an Straffheit und Sicherheit. Während im unverletzten Zustand des Knochens nur nach vorn auf die Protuberanz des Schläfenbeins eine Verrenkung möglich ist, so kann nach einem Bruch auf der einen Seite eine Luxation des Gelenkkopfs der andern Seite nach außen zustande kommen. Solange der Knochen noch ganz ist, müßte der eine Kondylus nach innen weichen und den Processus styloideus durchbrechen, damit der andere nach außen luxieren könnte.

Die Luxation des Kiefers nach vorn ist die einzige etwas häufiger vorkommende; sie entsteht beim gewaltsamen Öffnen des Kiefers. Sie pflegt übrigens fast immer eine unvollständige, und zwar eine intracapsuläre Luxation zu sein; und manche der Fälle, wo nach dem Gähnen der Unterkiefer weit geöffnet bleibt, scheinen eher nur von einer Verschiebung und Einklemmung des Zwischenknorpels hergeleitet werden zu müssen, als daß man sie ganz mit Recht unter die Verrenkungen zählen könnte. Die Kieferverrenkungen sind in der Regel durch Anziehen und Nachhintendrücken des Kiefers ohne Mühe einzurichten.

Will man die seitliche Hälfte des Unterkiefers resezieren, so muß man zunächst den Knochenrand bis zur Gelenksgegend durch einen Lappenschnitt entblößen und den Masseter durchschneiden. Sofort muß der Knochen vorn durchsägt werden, damit er beweglicher wird. Nun kommt die Sehne des Temporalis an die Reihe, welche man unmittelbar vom Processus coronoideus abtrennt. Alsdann kann das Gelenk von außen geöffnet werden, und indem man hart hinter dem Gelenkskopf mit dem Messer herum geht, trennt man die Pterygoidei und den Nervus maxillaris. Die allereinfachste und zugleich unblutigste Methode ist allerdings die, daß man den Proc. coronoideus mit einer Zange abkneipt und den Gelenkfortsatz nicht mit dem Messer, sondern durch Abdrehen aus seiner Pfanne löst.

Fig. 24.

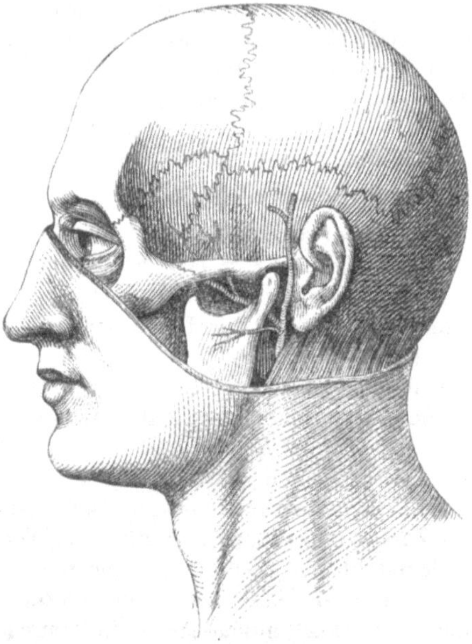

Hinter dem Hals des Unterkieferkopfs verläuft die A. maxillaris interna mit ihren vielen Verzweigungen gegen die Flügelgaumengrube hin. Zwischen dem Kiefergelenk und dem Ohr die A. temporalis.

Von Wichtigkeit ist die Kenntnis der Stelle, wo der Nervus maxillaris in den Knochen hineintritt; diese Stelle befindet sich ungefähr in der Linie zwischen Kieferwinkel und Proc. coronoideus. Ehe der Nerv dort eintritt, schickt er den Ramus mylohyoideus hart am Unterkiefer hin zu dem gleichnamigen Muskel und zum vordern Bauch des Digastricus. Auch der N. lingualis verläuft sehr nahe am Unterkiefer; man wird nicht vergessen dürfen, daß dieser Nerv bei unvorsichtigem Abtrennen des Pterygoideus internus verletzt werden könnte.

Am horizontalen Teil des Unterkiefers inserieren sich viele kleinere Muskeln, seitlich der Buccinatorius, vornen die Muskeln der Unterlippe und des Kinns, nach unten und hinten die des Zungenbeins und der Zunge, Digastricus, Mylohyoideus, Geniohyoideus, Genioglossus. — Nach der Resektion des Mittelstücks vom Kiefer muß die Zunge nach vorn gehalten und der Kopf gebeugt erhalten werden, damit nicht durch Zurücksinken der Zungenwurzel Erstickungsgefahr entsteht. Man hat bei Selbstmordversuchen, wenn die Muskelpartieen zwischen Kiefer und Zungenbein tief getrennt waren, diese Art asphyktischer Zufälle ebenfalls auftreten sehen.

Zähne.

Die Zähne stehen teils durch das Zahnfleisch, das ihren Hals umfaßt, teils durch eine sehr dünne Schichte von Periost, welche sich um die Zahnwurzel anlegt, teils endlich durch die feinen Gefäße und Nerven, die in die Wurzel des Zahns eindringen, mit den Kieferknochen in Verbindung. Man unterscheidet an den Zähnen die Krone, den Hals und die Wurzel; man unterscheidet ferner den Zahnschmelz, das Zahnbein und die nur der Wurzel angehörige knöcherne Rindensubstanz. Im Innern findet sich in einer Höhle des Zahns und der Zahnwurzel der gefäß- und nervenreiche Zahnkeim, die Pulpa dentis. Je älter ein Zahn ist, desto mehr überwiegt die feste Masse über die Pulpa, und die Höhle wird um so kleiner.

Der Ausbruch der ersten Zähne, der sogenannten Milchzähne, zwanzig an der Zahl, erfolgt ungefähr vom siebenten Monat an bis zum Anfang des dritten Jahres. Die Ordnung des Ausbruches ist in der Regel folgende: 1) unteres Paar der mittleren Schneidezähne; 2) oberes Paar; 3) untere seitliche, 4) obere seitliche Schneidezähne; 5) erster unterer Backenzahn, 6) oberer erster Backenzahn; 7) unterer, 8) oberer Eckzahn, 9) unterer, 10) oberer zweiter Backenzahn.

Das Ausfallen der Milchzähne und der Ausbruch der bleibenden Zähne beginnt im sechsten Jahre und dauert bis zum 13. oder 14. Der Weisheitszahn erscheint aber erst viel später, zwischen dem 20. und 30. Jahr. Die Reihenfolge des zweiten

Zahnausbruches ist ungefähr dieselbe wie beim Kind. Übrigens kommen dabei viele Abweichungen vor. Noch vor dem Zahnwechsel treten die dritten Backenzähne auf, so daß also diese unter den bleibenden Zähnen sich am frühesten entwickeln.

Der erste und zweite Backenzahn sind öfters nur mit einer Wurzel, aus zwei zusammengewachsenen, einer äußern und innern bestehend, versehen. Der dritte und vierte Backenzahn des Unterkiefers haben je zwei Wurzeln, eine vordere und hintere. Am Oberkiefer haben diese beiden Zähne je drei Wurzeln, und zwar zwei äußere, die nahe beisammen stehen, und eine innere, die sich stark von den zwei anderen abspreizt. Der fünfte Backenzahn hat ähnliche, aber kürzere Wurzeln als der dritte und vierte; er besitzt auch sehr häufig nur eine einzige stumpf-konisch geformte Wurzel, so daß er beim Ausziehen wenig Widerstand setzt.

Beim Ausziehen der Zähne muß die Stellung und Richtung derselben, ihre mehr oder minder tiefe Verwachsung mit dem Zahnfleisch, die Zahl und Tiefe ihrer Wurzeln und die Formation des Kieferknochens wohl in Berechnung gezogen werden. Die Zähne, welche nur eine Wurzel haben, können meist durch einfaches Anziehen unter Zuhilfenahme von leichten Dreh- und Wackelbewegungen ohne Verletzungen der Alveolen ausgezogen werden, während bei den zweiwurzeligen großen Backenzähnen des Unterkiefers und den dreiwurzeligen des Oberkiefers ein Umlegen des Zahnes nach außen oder innen, öfters mit Zerbrechen des Alveolarfachrands, notwendig wird, um den Zahn herauszubringen. Die Zähne des Oberkiefers legt man immer nach außen um, die des Unterkiefers, namentlich die hintersten, wenn man sich des Schlüssels bedient, auch nach innen. Bei den zwei unteren vorderen Backenzähnen ist es besser, den Zahn nach außen umzulegen, weil hier die Zähne einen stark gekrümmten Bogen miteinander beschreiben und also außen weniger fest bei einander stehen als innen.

Das Zerbrechen des Alveolarrandes ist in allen den Fällen absolut unvermeidlich, wo die Zahnwurzeln so stark divergieren, daß sie zur Mündung des Zahnfachs nicht heraus können. Dies findet vorzüglich bei dem dritten und vierten Backenzahn statt, und weit mehr beim Oberkiefer als beim Unterkiefer, weil die Wurzeln der Oherkieferzähne viel stärker divergieren. Am Oberkiefer ist es etwas ganz Gewöhnliches, daß die dünne

Knochenlamelle, welche den beiden äußeren Wurzeln des dritten und vierten Backenzahns entspricht, abgebrochen und mit diesen herausgezogen wird. Wenn die Wurzeln stark konvergieren, was besonders beim Unterkiefer beobachtet wird, so ist ebenfalls, soll der Zahn ganz herauskommen, ein Zerbrechen des Zahnfachs unvermeidlich; auch sieht man hier und da, daß das Knochenstück, welches zwischen den konvergierenden Wurzeln liegt, mit abbricht.

VI. Gaumen.

Die Gaumengegend besteht aus dem Gaumenteil des Oberkiefers und dem Gaumenbein, dem Gaumensegel nebst seinen Muskeln und Drüsen und dem Zäpfchen, endlich den Gaumenbögen mit den Mandeln. Seitlich wird der Gaumen durch den Alveolarrand und durch den Proc. pterygoideus des Keilbeins begrenzt. Der obere Teil des Gaumens gehört der Nasenhöhle und dem Nasenrachenraum an. (Vgl. den Durchschnitt des Gaumens Fig. 19, 23 u. 25.)

Fig. 25.

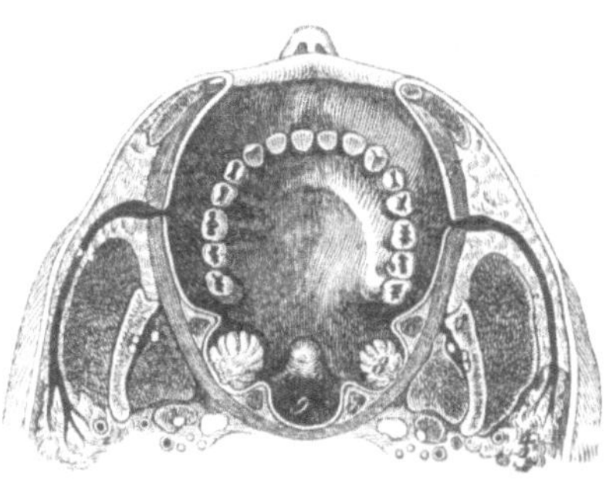

1. Unterkiefer mit N. alveolaris und mentalis; nach innen der N. lingualis. 2. Masseter. 3. Pterygoideus internus. 4. Parotis. 5. Buccinator. 6. Glossopalatinus. 7. Pharyngopalatinus. 8. Tonsillen. 9. Cavum nasopharyngeum.

An dem Muskelgeflecht des Gaumens beteiligen sich der Levator und Tensor palati, der Azygos uvulae, der Glossopharyngeus und Palatopharyngeus; auch den obern Constrictor des Schlundkopfs muß man dazu rechnen. Diese Muskeln werden wahrscheinlich ausschließlich vom Accessorius, durch Vermittelung des Vagus, innerviert.

Die Gefühlsnerven des Gaumens gehören zum zweiten Ast des fünften Paares. Durch das Foramen incisivum tritt der N. nasopalatinus und durch das Foramen sphenopalatinum kommt der N. palatinus anterior herab.

Die Arterien des Gaumens kommen teils von unten (Palatina ascendens) aus der Carotis externa oder der Pharyngea, teils von oben (Palatina descendens) aus der Maxillaris interna (Pterygopalatina).

Die Mandeln, aus lymphoidem Gewebe und Schleimdrüsen bestehend, liegen in der Nische, welche der Zungengaumenbogen und der Schlundgaumenbogen miteinander bilden. Diese Nische ist bei manchen Individuen wenig entwickelt; die Schleimhaut geht alsdann, ohne sich gehörig einzubuchten, zur Mandel über. Solch eine Variation des Baues hat zur Folge, daß die Mandel bei Entzündung und Vergrößerung weniger hervortritt, sich auch wohl hinter die Gaumenbögen verschiebt und dadurch dem chirurgischen Messer schwerer zugänglich wird. Man sieht unter diesen Umständen die Abscesse der Mandel sich mehr nach vornen gegen den weichen Gaumen vorschieben; zuweilen entwickeln sie sich auch nach hinten und werden so zum Retropharyngealabsceß. Auch die Exstirpation der Mandeln ist weniger leicht auszuführen, wenn die Mandel, anstatt aus der Nische hervorzuwachsen, sich hinter der Schleimhaut ausgedehnt hat. Es giebt Fälle, wo man erst einen Schleimhautschnitt längs des vordern Gaumenbogens machen muß, um die Mandel hervorheben und abtragen zu können.

Bei der Eröffnung der Mandelabscesse sowie bei der Abtragung der Mandeln sind einige Fälle gefährlicher Arterienverletzung und Verblutung vorgekommen. Manche dieser Fälle mögen aus Unvorsichtigkeit des Operateurs oder aus gewaltsamen Körperbewegungen von seiten des Patienten zu erklären sein. Wenn der Operateur zu tief abträgt oder zu viel nach der Seite einsticht, namentlich bei verdrehtem Hals, so begreift man wohl, daß Gefahr selbst für die Carotis entstehen kann. Die meisten Fälle von Blutung nach Abtragung der Mandeln werden aber bei Arterienanomalie vom Anschneiden ungewöhnlich starker Äste der A. palatina ascendens entstanden sein. Kein Arzt darf sich übrigens durch die angedeuteten Schwierigkeiten von jenen Operationen abhalten lassen, sondern er wird frühzeitig zum Messer greifen, um durch die Eröffnung der Abscesse dem lebensgefährlichen Oedem des Kehlkopfeingangs vorzubeugen und um zu verhüten, daß sich an die spontane Entleerung und Ansaugung des Eiters in die Lunge eine Schluckpneumonie und Lungengangrän anschließt.

VII. Zunge.

Die hauptsächlichen Muskeln der Zunge kommen von drei Seiten; ihre Insertionen sind: hinten der Processus styloideus des Schläfenbeins, vorn der Unterkiefer und unten das Zungenbein. Vom Zungenbein entspringt der Hyoglossus, an der äußern Seite der Zunge tritt der Styloglossus und in der Mittellinie der Genioglossus mit seiner fächerförmigen Ausbreitung in den Zungenkörper herein. Die Fasern des Transversus verlaufen vom einen Zungenrand zum andern quer durch die Zunge hin.

Fig. 26.

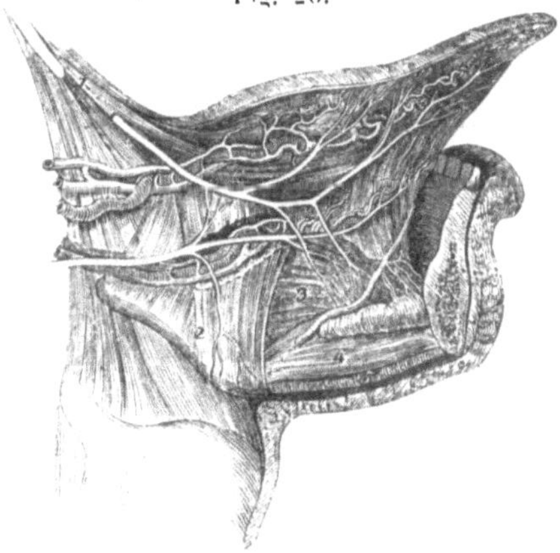

Die Zunge, von der rechten Seite her präpariert. 1. Der Styloglossus (nach oben angezogen). 2. Der Hyoglossus. 3. Genioglossus. 4. Geniohyoideus. 5. Mylohyoideus (Durchschnitt). Der Ramus sublingualis der A. lingualis läuft dem N. hypoglossus parallel; der N. lingualis liegt höher oben. Man sieht die Endigung der A. und V. lingualis in eine dorsalis und ranina. Unten findet man die Glandula sublingualis mit ihren Ausführungsgängen; an ihr vorbei geht der Ductus Whartonianus zum Zungenbändchen.

Die Arteria lingualis tritt über dem kleinen Horn des Zungenbeins hinter die Fasern des M. hyoglossus; sie teilt sich in drei Zweige: Ramus sublingualis, dorsalis und profundus. Der letztere Ast, bekannt als A. ranina, ist der beträchtlichste; er läuft seitlich am Genioglossus bis zur Zungenspitze hin; wenn man die Zunge herausstreckt und dabei die vordere Zungenwurzel, d. h. den M. genioglossus, zwischen beide Finger nimmt, so fühlt man die Arterie deutlich pulsieren.

Da die Arterien der Zunge stark entwickelt und dabei vermöge ihrer Lage schwer zugänglich sind, so kann eine Verletzung dieser Adern beträchtliche Blutung erzeugen. Man wird solchen Blutungen durch energische Umstechung oder durch eine ganz tieffassende Naht zu begegnen suchen müssen.

Wo dies nicht hinreichte oder nicht ausführbar wäre, müßte man zur Unterbindung des Stammesder A. lingualis am Halse schreiten. (Die Regeln für diese Operation finden sich S. 61.)

Von den Venen der Zunge ist die V. ranina die bedeutendste; man sieht sie an der untern Seite der Zunge unter

Fig. 27.

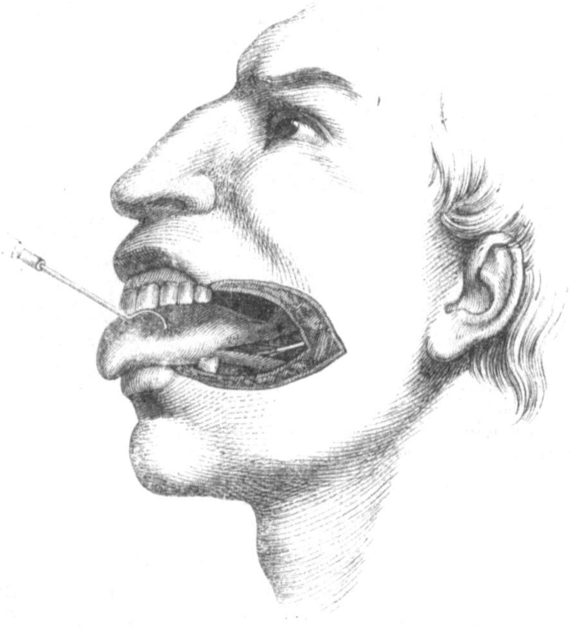

der Schleimhaut verlaufen; sie geht durch den M. mylohoideus am Boden der Mundhöhle zu den vorderen Halsvenen hin.

Der Nervus lingualis kommt innen am aufsteigenden Ast des Unterkiefers, zwischen diesem Knochen und dem M. pterygoideus internus (Fig. 25) zur Zunge herab. Er zieht, ziemlich oberflächlich unter der Schleimhaut liegend, neben dem M. styloglossus hin; bei manchen Individuen kann man ihn sogar durch die Schleimhaut durchscheinen sehen. Er kreuzt sich an der Zungenbasis mit dem Ductus Whartonianus, indem er schlingenartig um den Ductus herumläuft. Um ihn für eine Resektion bloßzulegen, genügt ein seichter Schnitt, wie er in Fig. 27 abgebildet ist. Die Operation ist, zumal bei Personen, die einen kleinen Mund haben, leichter, wenn man die Wange bis zum aufsteigenden Kieferast spaltet. — Diese Wangenspaltung sollte vielen schwierigeren, in der Mundhöhle vorzunehmenden Operationen vorausgeschickt werden; man muß aber natürlich den Ductus Stenonianus (vgl. S. 39) zu vermeiden wissen.

Der N. hypoglossus (Figg. 30 u. 31) verläuft am Hals über die Carotis facialis hin, er zieht dann, nachdem er seinen Ramus descendens (vgl. S. 68) nach unten geschickt, parallel der A. lingualis zum M. hyoglossus, geht aber nicht hinter den Hyoglossus wie die Arterie, sondern vor diesem Muskel hin gegen den Genioglossus. Bei den Unterbindungen der Carotis facialis oder der A. lingualis, ebenso bei großen Unterkieferresektionen oder Halsdrüsenexstirpationen muß man diesen Nerv zu erkennen und seine Verletzung zu vermeiden wissen.

Der Ductus Whartonianus tritt zwischen M. mylohoideus und Genioglossus in die Mundhöhle hinein und mündet auf der Caruncula dicht neben dem Zungenbändchen. Seitlich liegen die beiden Sublingualdrüsen, deren Gänge an derselben Stelle ausmünden. — Der alte Versuch, alle sogenannten Ranulabälge aus einer Ausdehnung des Speichelgangs zu erklären, war ebensowenig berechtigt wie der spätere Erklärungsversuch, sie aus der Zungenspitzendrüse oder aus einem Schleimbeutel des Genioglossus abzuleiten. Die meisten Ranulageschwülste sind angeborene Cysten, und ihre Formation beruht, ähnlich wie die der angeborenen Halsfistel, auf unvollkommener Verschließung der fötalen Kiemenspalte.

Im frontalen Querschnitt der Zungenspitze sieht man die Zungenspitzendrüse, welche, den Labial- und Buccaldrüsen analog, zum Feuchthalten der Schleimhaut bestimmt scheint. Wenn sich die Ausführungsgänge dieses Drüsenapparats verschließen, so kann eine Cyste mit schleimigem Inhalt daraus entstehen.

ZWEITE ABTEILUNG.

Hals.

I. Vordere Hälfte des Halses.

Muskeln. Fascien. Arterien. Venen. Nerven. Zungenbein. Kehlkopf. Luftröhre. Schilddrüse. Schlundkopf. Speiseröhre.

Im vordern Teil des Halses liegen die Luft- und Speiseröhre, die Carotis und Vena jugularis, die Nn. vagus, phrenicus und sympathicus, der M. sternocleidomastoideus und die Muskeln des Zungenbeins, endlich die Kropfdrüse; seitlich in der untern Partie des Halses befinden sich der Plexus brachialis und die dem Arm angehörenden Gefäßstämme.

Man kann die vornen am Hals gelegenen Teile in sieben Schichten einteilen.

1) Platysma myoides; hinter ihm die V. jugularis externa.

2) M. sternocleidomastoideus und die ihn überziehende Fascie.

3) Die Muskeln die von der Zungenbeingegend nach oben und unten hin gehen: Digastricus, Stylohyoideus, Mylohyoideus, Sternohyoideus, Omohyoideus u. s. w. nebst ihrer Fascie.

4) Kropfdrüse und Thymus. (Gefäße der Kropfdrüse.)

5) Zungenbein, Kehlkopf, Luftröhre, seitlich die Nerven und Gefäße.

6) Die Speiseröhre.

7) Die von den Wirbeln herkommende Muskulatur, Rectus capitis, Longus colli, Scaleni, ferner die Cervicalnerven nebst dem N. phrenicus und der Plexus brachialis.

Die Wirbelsäule steigt genau in der Mitte des Halses in die Höhe. Die ihr nahe anliegenden Gefäße und Nerven sind infolgedessen bei den Bewegungen des Halses vor Zerrungen geschützt.

Muskeln am Hals.

Der bedeutendste der Halsmuskeln ist der Sternocleidomastoideus, der vom Proc. mastoideus her an der vordern Seite des Halses schief herabläuft. Seine Lage muß bei den meisten am Hals vorkommenden Operationen genau berücksichtigt werden. Vornen geht über ihn die Vena jugularis externa weg, und etwas höher oben der Nervus auricularis, welcher

Fig. 28.

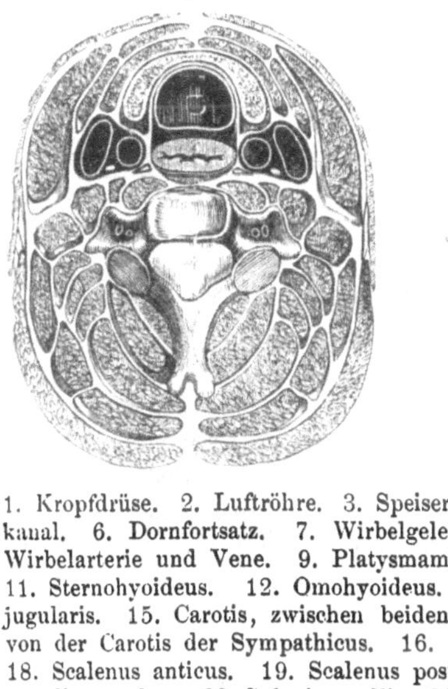

Fig. 29.

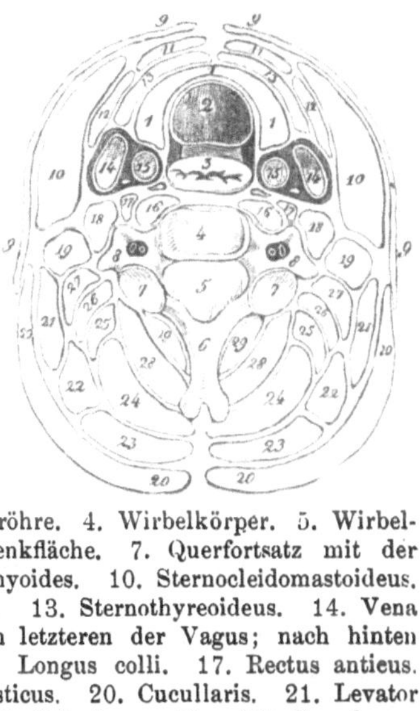

1. Kropfdrüse. 2. Luftröhre. 3. Speiseröhre. 4. Wirbelkörper. 5. Wirbelkanal. 6. Dornfortsatz. 7. Wirbelgelenkfläche. 7. Querfortsatz mit der Wirbelarterie und Vene. 9. Platysmamyoides. 10. Sternocleidomastoideus. 11. Sternohyoideus. 12. Omohyoideus. 13. Sternothyreoideus. 14. Vena jugularis. 15. Carotis, zwischen beiden letzteren der Vagus; nach hinten von der Carotis der Sympathicus. 16. Longus colli. 17. Rectus anticus. 18. Scalenus anticus. 19. Scalenus posticus. 20. Cucullaris. 21. Levator anguli scapulae. 22. Splenius colli. 23. Splenius capitis. 24. Complexus. 25. Trachelomastoideus. 26. Transversus colli. 27. Cervicalis ascendens. 28. Semispinalis colli. 29. Multifidus spinae.

sich von hinten (vom dritten Cervicalnerv) her nach vornen und oben hinaufschlägt (Fig. 33). Der Sternocleidomastoideus ist zum Teil bedeckt von dem Hautmuskel des Halses, dem Platysmamyoides. Hinter dem Sternocleidomastoideus liegen die meisten Gefäße und Nerven. Will man die Carotis unterbinden, so muß man den innern Rand des Muskels nach außen ziehen; hat man die Arterie tief unten aufzusuchen, so muß der eine oder andere Kopf des Sternocleidomastoideus durchschnitten werden. Einige haben den Rat gegeben, daß man zwischen den beiden Köpfen des Muskels eindringen soll, um den untern Teil der Carotis oder der Speiseröhre bloßzulegen; der Raum ist aber allzueng, als daß man hier sicher operieren könnte. — Beim Schiefhals, Torticollis oder Caput obstipum genannt, muß das straff gespannte und weit vorspringende untere Ende des Sternocleidomastoideus subkutan durchschnitten werden. Diese Operation ist nicht so gefährlich, als sie auf den ersten Blick aussieht; eine Verletzung der Jugularis externa ist wohl das einzige, was passieren könnte; die großen Gefäße sind in dieser Gegend durch eine Muskelschicht, Sternothyreoideus, Sternohyoideus, von dem Sternocleidomastoideus getrennt. Man macht den Schnitt etwa einen Finger breit über dem Brustbein. Die V. jugularis externa läßt sich bei dieser und bei den übrigen Operationen am Hals vermeiden, wenn man sie vor Anlegung des Hautschnitts durch quere Kompression der Gegend über dem Schlüsselbein deutlich gemacht hat; dann bläht sich nämlich durch Rückstauung des Blutes die Vene auf.

Hinter dem Sternocleidomastoideus liegen in einer zweiten Muskelschicht, der Sternohyoideus, der Hyothyreoideus und Sternothyreoideus, und der Omohyoideus. Oben erstreckt sich der Digastricus hinter dem Sternocleidomastoideus hin. Die beiden Sternohyoidei grenzen in der Mittellinie nahe zusammen; öfters stehen sie aber auch etwas voneinander ab und sind nur durch ihre Fascie miteinander in Verbindung. Neben ihnen und hinter ihrem äußern Teil liegen die Sternothyreoidei und noch weiter nach außen die Omohyoidei. Diese drei Muskeln bedecken miteinander den seitlichen Teil der Kropfdrüse. Sie werden bei den Gefäßunterbindungen zur Seite geschoben; so läßt man z. B. je nachdem man die hohe oder die tiefe Unterbindung der Carotis macht, den Omohyoideus entweder nach unten oder nach oben ziehen.

Die oberste Muskulatur am Hals zwischen dem Kiefer und dem Zungenbein besteht zunächst aus den fünf übereinanderliegenden Muskeln: Digastricus, Mylohyoideus, Geniohyoideus, Hyoglossus und Genioglossus; seitlich befinden sich der lange Kopf des Digastricus und der Stylohyoideus. Zwischen diesen letzteren und dem Kiefer ist die Unterkiefer-Speicheldrüse eingebettet. Neben der Sehne des Digastricus trifft man die

A. lingualis und den Nervus hypoglossus; hinter dem Stylohyoideus liegt der Nervus lingualis.

Chirurgisch wichtig unter den Muskeln der vordern Halsgegend ist der Scalenus anticus. Vor demselben weg zieht sich schief nach innen und unten der Nervus phrenicus hin, und vor dem untersten Teil des Scalenus liegt quer herüber die Vena subclavia, während die Arteria subclavia hinter demselben Muskel in der Spalte zwischen ihm und dem Scalenus medius hervortritt.

Fascien am Hals.

Man unterscheidet eine oberflächliche und eine tiefere Halsfascie. Die erstere hüllt den Sternocleidomastoideus ein und heftet sich, wie dieser Muskel, an die vordere Seite des Brustbeins und Schlüsselbeins. Die zweite umgiebt und befestigt die Muskeln, die vom Zungenbein und Kehlkopf herabkommen, und inseriert nebst diesen Muskeln am hintern Rand des Manubrium sterni und hinter dem Schlüsselbeingelenk. Von dieser letztern Fascie wird auch das Gefäßbündel der Carotis und Jugularis interna nebst dem N. vagus eingeschlossen. Seitlich schließt sie sich dem M. omohyoideus an, der sie auch wohl zu spannen vermag. An ihrem untern Teile ist die tiefe Halsfascie stärker entwickelt, sie hat hier die Aufgabe, den Brustraum, soweit seine Apertur zwischen den vorderen Rippenhaltern noch offen steht, zu schließen und die tiefen Halsvenen vor Luftdruck zu schützen.

Wenn die tiefe Halsfascie geöffnet wird, besonders an ihrem untern Teil, z. B. unterhalb der Kropfdrüse beim Luftröhrenschnitt, so sieht man die Luft durch den Inspirationsdruck in das tiefe Halszellgewebe und von hier ins Mediastinum dringen und dasselbe emphysematös auftreiben.

Bei Abscessen hinter der tiefen Halsfascie ist Versenkung nach der Brusthöhle zu besorgen. Die Abscesse, welche vor der Luftröhre in der praevisceralen Bindegewebsspalte liegen, können besonders ins vordere Mediastinum sich senken, die zur Seite und hinter der Speiseröhre im retrovisceralen Spaltraum auftretenden Eiterungen lassen vorzugsweise eine Versenkung gegen die Spitzen der Pleurasäcke, mit Perforation der letzteren, befürchten. Auf diese Art ist schon mancher Todesfall vorgekommen, welchem durch einen rechtzeitigen Einschnitt in die tiefe Fascie hätte vorgebeugt werden können.

Hinter dem tiefen Halsbindegewebe befindet sich die Fascie, welche die vordere Wirbelmuskulatur einhüllt; dieselbe setzt sich seitlich zu den Nackenmuskeln fort. (Fig. 28.) Die Nackenmuskeln besitzen eine bedeutend stärkere Umhüllung als die des Halses; wo die Halsfascie in die der Nackenmuskeln übergeht, wird sie beträchtlich derber.

Fig. 30.

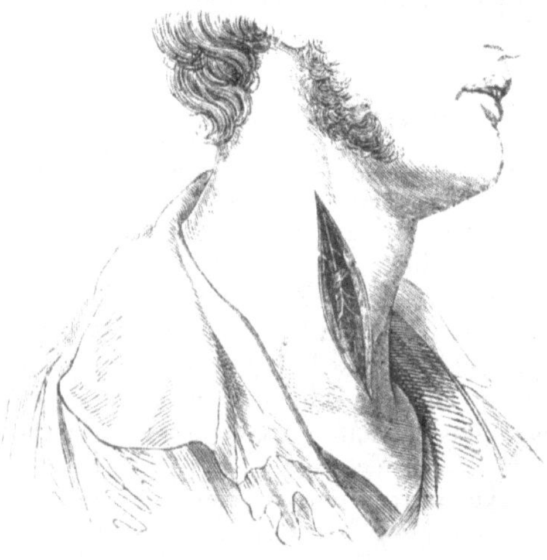

Die Carotis am innern Rande des Sternocleidomastoideus bloßgelegt. Über sie hin geht der Omohyoideus und der N. hypoglossus descendens.

Arterien am Hals.

Zwei große Arterienstämme liegen am Hals: die Carotis communis mit ihrer Teilung in die Interna und Externa, letztere mit ihren acht Ästen (Thyreoidea superior, Lingualis, Maxillaris externa, Pharyngea, Occipitalis, Auricularis, Temporalis, Maxillaris interna) und die Subclavia, welche neun Seitenäste abgiebt (Vertebralis, Thyreoidea inferior, Cervicalis ascendens, Cerv. profunda, Cerv. superficialis, Transversa colli, Transversa scapulae, Intercostalis prima, Mammaria interna). Einige unter den letzteren gehören freilich nur mit ihrem Anfangsstück der Halsgegend an. Die Anonyma ist ebenfalls zum Teil noch in die Halsgegend zu rechnen.

Die Carotis tritt, bedeckt vom innern Kopf des Sternocleidomastoideus und vom Sternothyreoideus, aus der Brusthöhle herauf. Die linke Carotis liegt, da sie aus der Aorta entspringt, unten etwas tiefer als die rechte; sie hat unten neben sich den Bogen des Ductus thoracicus, der gegen den Winkel der Vena jugularis und subclavia hinläuft. In der Mitte des Halses läuft der M. omohyoideus schief über die Carotis weg, und der Ramus descendens hypoglossi geht unmittelbar der Länge nach über sie hin. Der Vagus liegt nach außen und im obern Verlauf hinter der Arterie, während er sich weiter unten mehr zur Vorderseite wendet. Die Vena jugularis interna deckt, wenn sie groß oder stark gefüllt ist — und sie kann bei Exspiration daumendick aufgebläht werden —, die Arterie von außen her teilweise zu. Eine gemeinschaftliche Scheide umfaßt das ganze Gefäßbündel, aus Arterie, Vene und N. vagus bestehend. Der Stamm des Sympathicus dagegen liegt noch tiefer auf den vorderen Muskeln der Wirbelsäule. — Man kann die Carotis bei gerader Stellung des Kopfes gegen den vordern Höcker am Querfortsatz des sechsten Halswirbels, deshalb nach Chassaignac Tuberculum caroticleum genannt, andrücken.

Die Carotis wird entweder oberhalb oder unterhalb des Omohyoideus unterbunden. Im erstern Fall hat der am innern Rand des Sternocleidomastoideus geführte Schnitt vom Zungenbein bis zum Ringknorpel und im letztern Fall von da bis zum Sternum zu reichen. Bei der tiefen Unterbindung soll nach v. Bergmann der laterale weißlich glänzende Rand der Mm. sternohyoideus und sternothyreoideus als Wegweiser dienen; derselbe bleibt medianwärts liegen.

In der Höhe des obern Schildknorpelrandes findet die Teilung der Carotis in ihre zwei Hauptäste statt; die Carotis interna wendet sich, begleitet vom N. Vagus, mehr in die Tiefe, so daß sie hinter die Carotis externa zu liegen kommt. Die Externa teilt sich sogleich in ihre Äste, von denen die Thyreoidea superior und Lingualis am weitesten nach unten gelegen sind (Fig. 31).

Die Unterbindung der Carotis externa ist dadurch erschwert, daß sie sich sogleich verästelt; man kann deshalb genötigt sein, die Ligatur oberhalb der ersten Äste anzulegen. Am obersten Teil der Carotis externa trifft man den hintern Bauch des M. Digastricus und den N. hypoglossus, welche sich mit der Ader kreuzen. Noch weiter oben verbirgt sich das Ende derselben hinter der Ohrspeicheldrüse.

Fig. 31.

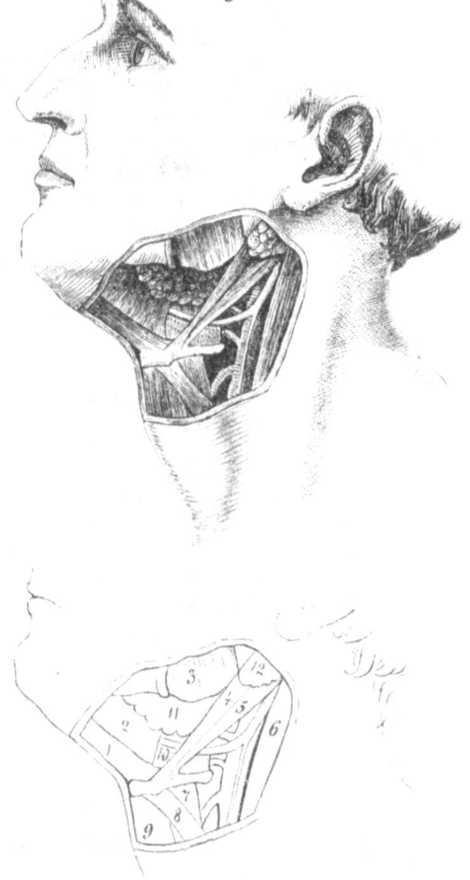

Der untere Teil der Carotis externa, mit den drei Ästen, Thyreoidea superior, Lingualis und Maxillaris externa; vor der Carotis der N. hypoglossus und sein absteigender Ast. 1. Digastricus. 2. Mylohyoideus. 3. Masseter. 4. Stylohyoideus. 5. Digastricus. 6. Sternocleidomastoideus. 7. Hyothyreoideus. 8. Omohyoideus. 9. Sternohyoideus. 10. Hyoglossus. 11. Gl. submaxillaris. 12. Parotis.

Die Thyreoidea superior entspringt in der Höhe des Zungenbeins, zieht sich, einen kleinen Bogen nach vornen beschreibend, zur Seite des Kehlkopfs herab und tritt dann hinter den Omohyoideus und Thyreohyoideus zur Vorderseite der Schilddrüse hin. Durch einen Schnitt zwischen dem Sternocleidomastoideus und dem Kehlkopf wird die Arterie bloßgelegt. (Ihre obersten, zum Kehlkopf gehenden Äste sind S. 73 näher beschrieben.)

Die Art. lingualis läuft am großen Horn des Zungenbeins hin und geht hinter dem M. hyoglossus, zwischen ihm und dem Constrictor pharyngis, in die Zunge hinein. Dicht über dem großen Horn des Zungenbeins, unterhalb der Sehne des Digastricus und nach unten vom

Nervus hypoglossus (der übrigens auch vor ihr herlaufen kann), sucht man die A. lingualis, um sie zu unterbinden. Den Hautschnitt legt man am besten parallel mit dem Horn des Zungenbeins zwischen Digastricus und Sternocleidomastoideus. Die Vena facialis communis muß zur Seite gezogen werden. Da die Arterie fast keine Variationen zeigt, sondern immer an ihrer Stelle zu finden ist, so kann die Unterbindung dieser Ader zu den ganz sicheren Operationen gerechnet werden. Es ist nur notwendig, daß der Operateur das Schema der Teile, wie Fig. 32 es zeigt, richtig im Gedächtnis habe. In dem Winkel, welchen der hintere Bauch des Digastricus (2) mit dem Zungenbein (1) macht, liegt der M. hyoglossus (3), hinter dem letztern — man muß ihn entweder nach vorn ziehen oder vorsichtig durchschneiden — trifft man unfehlbar die Arteria lingualis; die V. lingualis dagegen pflegt wie der N. hypoglossus **über** dem Hyoglossus hin zu verlaufen. Eine zweite Methode besteht in Bloßlegung der A. lingualis oberhalb der Digastricussehne, also in dem dreieckigen Raum, welchen der Digastricus mit dem Kiefer macht. Die Unterkieferspeicheldrüse muß hier nach oben zur Seite gezogen und der M. hyoglossus quer eingeschnitten werden. Unmittelbar hinter dem Hyoglossus liegt die Arterie.

Fig. 32.

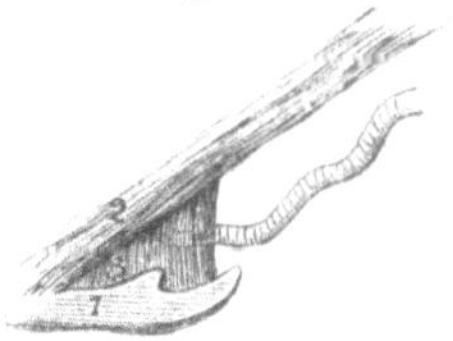

Die Maxillaris externa begiebt sich gleich nach ihrem Ursprung hinter die Mm. digastricus und stylohyoideus; sie läuft dann hinter der Unterkieferspeicheldrüse zum Kieferrand hin, wo man sie dicht neben dem Masseter, bedeckt vom Platysma, zum Gesicht herauf gehen sieht. Sie giebt am Rande des Unterkiefers den Ramus submentalis ab.

Die Subclavia verästelt sich, mit verschiedenen individuellen Abweichungen, nach drei Hauptrichtungen hin. Nach oben schickt sie die Vertebralis und den Truncus thyreocervicalis, welcher sich sogleich in die Thyreoidea inferior, Cervicalis ascendens, Cervicalis superficialis und Transversa scapulae auflöst; nach unten zieht die Mammaria interna und Intercostalis prima; nach außen die Transversa colli. Die Verästelung findet vorzugsweise in der Mitte des Bogens der

Arterie statt; der außerhalb des M. scalenus gelegene Teil der Arterie ist gewöhnlich von Ästen frei.

Der Ursprung der beiden Subclaviae ist ziemlich verschieden, sofern die rechte höher oben aus der Anonyma, die linke tiefer aus dem Aortenbogen selbst hervorkommt. Beide beschreiben einen Bogen hinter dem Scalenus anticus weg; an der innern Seite des Scalenus kommt der Bogen herauf, an der lateralen geht er wieder herab über die erste Rippe hin (Fig. 33). Die Vena subclavia liegt hinter dem Sternocleidomastoideus; sie ist durch den Scalenus von der Arterie getrennt. Die Teile, welche über die Subclavia herlaufen oder sie bedecken, sind: der Sternocleidomastoideus und die Vena jugularis externa, hinter dem Sternocleidomastoideus die tiefere Halsfascie, welche mit dem M. omohyoideus verwachsen ist; sodann die Vena subclavia und der Scalenus anticus; und über den letztern schief von oben und außen nach innen hinlaufend der N. phrenicus. (Der Nerv kreuzt sich aber nicht mit dem Plex. brach., wie durch ein Versehen des Holzschneiders in Fig. 33 dargestellt ist, sondern er bleibt nach innen von demselben.) Der rechte N. vagus läuft vorn über die Subclavia an ihrem Ursprung her und schickt dann den Recurrens um sie herum. Links tritt der Vagus auf die vordere Seite des aus der Brust aufsteigenden Teiles der Subclavia. (Fig. 35.) Weiter außen biegt sich auf der linken Seite der Ductus thoracicus von hinten und oben her zur vorn gelegenen Vena subclavia herüber. Nach hinten und unten, und zwar in unmittelbarer Nähe der Arterie, befindet sich die Pleurahöhle; nach außen und oben schließt sich der Plexus brachialis an.

Die Stelle, wo man die Subclavia gewöhnlich unterbindet, ist der Raum zwischen dem Sternocleidomastoideus und Cucullaris. Nachdem Haut, Platysma und, unter thunlichster Vermeidung der Venen, die oberflächliche Fascie durch einen daumenbreit oberhalb und längs des Schlüsselbeins geführten Schnitt getrennt sind, dringt man zwischen dem Schlüsselbein und dem M. omohyoideus auf die Arterie ein, die hier an einer kleinen Stelle von keinen anderen Weichteilen als von der Haut und Fascia colli nebst einigem Fett bedeckt ist. Den Omohyoideus sowie die V. jugularis externa (vgl. S. 56) muß man nach außen ziehen, und die vor dem Scalenus her verlaufende A. transversa scapulae bleibt unten liegen. Mittels der glänzenden Sehne des

Scalenus und des Tuberculums der ersten Rippe orientiert man sich; hart an diesem, häufig nach Lisfranc benannten, Tuberculum liegt die Arterie. Fehlt es an Raum, so kann der Cleidomastoideus eingeschnitten werden, um die Operation zu erleichtern. (Die Subclavia kommt in der Abteilung „obere Extremität" noch ein Mal zur Sprache.)

Fig. 33.

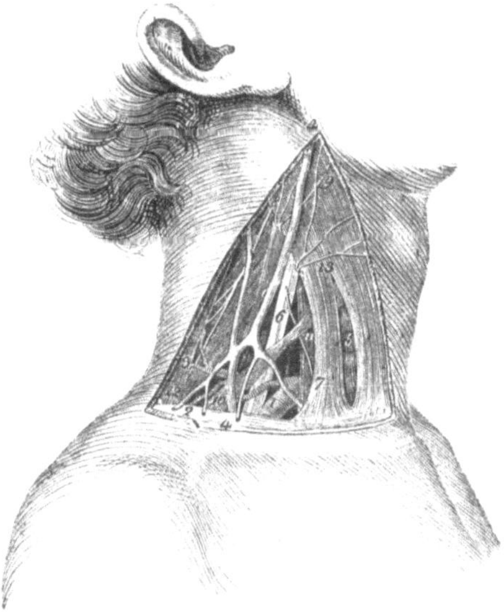

Die Teile der rechten Halsgegend, durch Wegnahme der Haut, des Platysmamyoides und der Fascien, bloßgelegt. 1. A. subclavia. 2. A. transversa scapulae. 3. Transversa colli. 4. Vena jugularis externa. 5. V. jugularis interna. 6. Armnerven. 7. N. phrenicus, wie er hinter den M. cleidomastoideus tritt. 8. N. accessorius. 9. N. auricularis, der zweite Nerv ist der Cervicalis superficialis. 10. M. omohyoideus. 11. M. scalenus anticus. 12. M. cucullaris. 13. M. sternocleidomastoideus.

Durch starke Anfüllung der Venen oder anomalen Verlauf derselben kann die Unterbindung der Subclavia sehr erschwert werden. Je kurzhalsiger und dicker das Subjekt, je weniger das Schlüsselbein sich nebst der Schulter durch Ziehen am Arm nach unten verschieben läßt, um so größer muß man eben den Schnitt anlegen. Soll man aber die Arterie noch weiter innen, hinter dem Scalenus, oder gar an ihrem aufsteigenden Teil innerhalb des Scalenus unterbinden, so hat man sich auf die größten Schwierigkeiten der Bloßlegung oder sichern Isolierung der Arterie gefaßt zu machen. Die Arterie liegt hier ziemlich tief (und zwar links noch tiefer als rechts) hinter dem Sternocleidomastoideus, Scalenus, Sternothyreoideus und Sternohyoideus; sie giebt viele starke Äste ab, die nebst ihren Begeit-Venen verletzt werden können; es liegen eine ganze Anzahl lebenswichtiger Teile, z. B. Vagus, Phrenicus, Recurrens, das letzte Halsganglion vom Sympathicus, Ductus thoracicus, die Pleura, sehr nahe beisammen, zwischen welchen man die Arterie

Fig. 34.

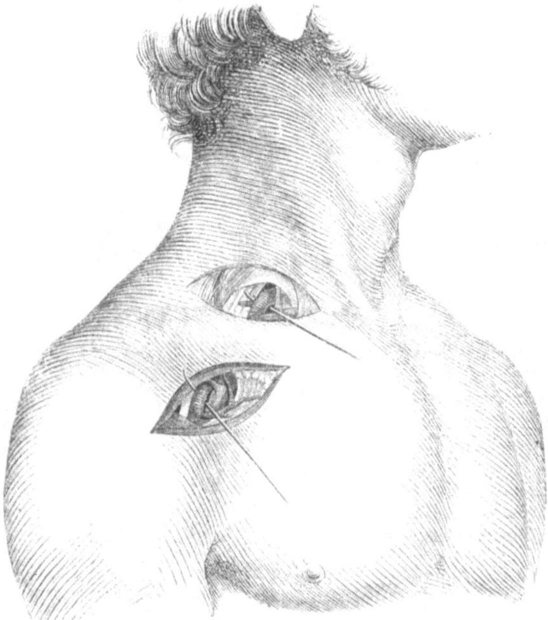

Die Arteria subclavia an der Unterbindungsstelle oberhalb und unterhalb des Schlüsselbeins. Innen der Cleidomastoideus und der zwischen Arterie und Vene durchlaufende Scalenus. Nach außen die Armnerven und der M. omohyoideus, weiter außen die Vena jug. ext. und die Clavicularnerven. Unter dem Schlüsselbein ist der Pectoralis major durchschnitten, die Arterie mitten zwischen Vene und Nervenplexus.

aufzusuchen hätte. Man muß deshalb in Fällen dringendster Not bei Stichverletzung des innern Teiles der Subclavia oder der Anonyma durch Resektion am Schlüsselbein, erster Rippe und Brustbein diese tiefliegenden Theile zugänglich machen (vgl. S. 94). Über den Verlauf der A. vertebralis siehe S. 85.

Recht schwierig kann die Unterbindung der A. thyreoidea inferior werden, denn diese Ader windet sich, nachdem sie von dem Truncus thyreo-cervicalis entsprungen ist, hinter den großen Halsgefäßen und zwischen dem Vagus und Sympathicus hindurch nach vornen zur Kropfdrüse. Zur Freilegung des Gefäßes benutzt man denselben Schnitt wie bei der untern Unterbindung der Carotis; man läßt dann letztere lateralwärts liegen und geht unter Vermeidung der N. recurrens (vgl. S. 69 u. 79) in die Tiefe.

Die Anonyma kommt hinter dem Brustbein, zwischen der mehr als daumendicken V. innominata dextra und der Luftröhre herauf; ihre Endigung am Hals ist vom rechten Sternomastoideus, Sternohyoideus und Sternothyreoideus bedeckt. Nach kurzem, nur einen Zoll langem Verlauf spaltet sie sich in ihre beiden Äste, die Carotis und Subclavia dextra.

Venen am Hals.

Die Jugularis anterior s. Mediana colli kann beim Luftröhrenschnitt unter das Messer fallen. Dieselbe liegt fast unmittelbar unter der Haut. Ihre Variationen sind sehr mannigfach; öfters trifft man sie doppelt, meist mit kurzer Quer-Anastomose, oder sie gabelt sich in der Mitte des Halses gegen die Hörner des Zungenbeins hin. Eine Anastomose mit der in den Kehlkopf eindringenden V. cricothyreoidea fehlt wohl fast nie. — Die Jugularis externa (Figg. 33. 35) läuft von der Gegend des Kieferwinkels zum äußern Rand des Cleidomastoideus; man trifft sie in halber Höhe des Halses mitten auf dem Sternocleidomastoideus, bedeckt von der Haut und dem Platysma. In der Nähe des Schlüsselbeins geht sie lateralwärts vom Cleidomastoideus durch die Halsfascien durch und senkt sich in die Tiefe, um mit der Vena subclavia oder Jugularis interna zusammen zu münden.

Die Jugularis interna liegt nach außen von Carotis und N. vagus; wenn sie stark gefüllt ist, so verdeckt sie die Carotis zum Teil, und man muß sie oben comprimieren, um die Arterie recht zu sehen. Der obere Teil der Jugularis interna mit seinen Verzweigungen und Anastomosen (Fig. 35) bedeckt die

Carotisäste; der Hauptast, welcher das Hirnblut enthält, kommt neben der Carotis interna vom Foramen jugulare her. — Die V. subclavia liegt hart am Schlüsselbein, getrennt von der Arterie durch den Scalenus anticus. An ihrem innern Ende

Fig. 35.

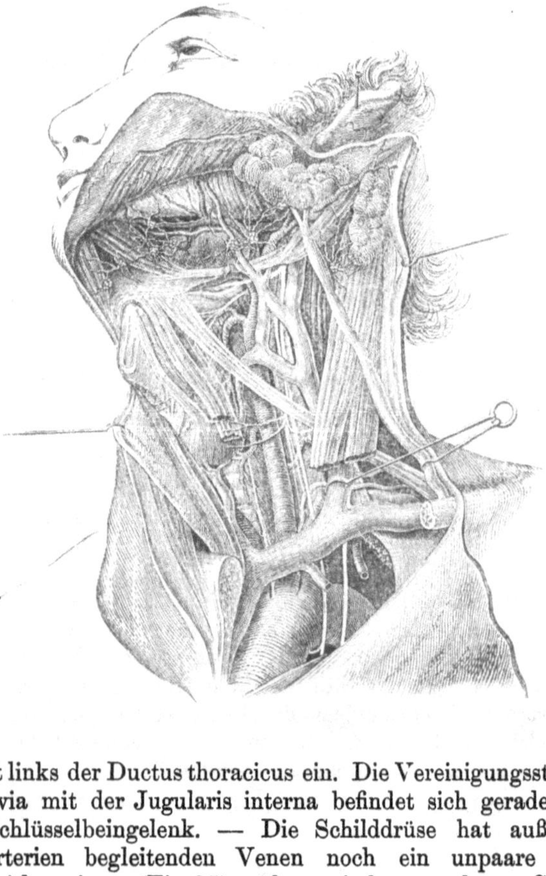

mündet links der Ductus thoracicus ein. Die Vereinigungsstelle der Subclavia mit der Jugularis interna befindet sich gerade hinter dem Schlüsselbeingelenk. — Die Schilddrüse hat außer den die Arterien begleitenden Venen noch ein unpaare Vena thyreoidea ima (Fig. 35); öfters sind es mehrere Stämme, welche in der Mitte hinablaufen. Die vorderen Schilddrüsen-

Fig. 36.

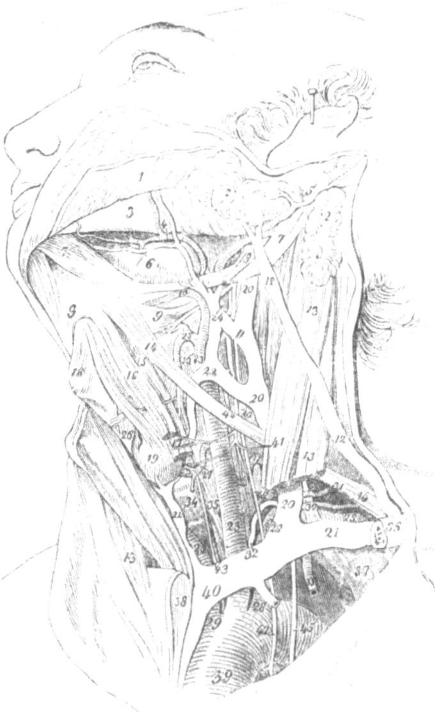

1. Platysma. 2. 2. Parotis, in zwei Teile geteilt. 3. Unterkiefer. 4. A. maxillaris. 5. A. auricularis posterior. 6. Unterkieferspeicheldrüse. 7. 7. M. digastricus. 8. Stylohyoideus. 9. 9. Zungenbein und Zungenbeinhorn. 10. A. lingualis. 11. N. hypoglossus descendens. 12. V. jugularis externa. 13. Sternocleidomastoideus. 14. Omohyoideus. 15. Hyothyreoideus. 16. Sternohyoideus. 17. Sternothyreoideus. 18. Kehlkopf. 19. Kropfdrüse. 20. V. jugularis interna. 21. V. subclavia. 22. V. thyreoidea inferior. 23. Carotis. 24. Carotis interna. 25. A. thyroidea superior. 26. A. cricothyreoidea. 27. A. thyreoidea inferior. 28. Subclavia. 29. Anonyma. 30. Transversa colli. 31. Transversa scapulae. 32. Ductus thoracicus. 33. A. mammaria interna. 34. Luftröhre. 35. Speiseröhre. 36. Schlüsselbein. 37. Erste Rippe. 38. Brustbein. 39. Aorta. 40. V. innominata. 41. Verbindungsschlinge des N. hypoglossus descendens. 42. Vagus. 43. Recurrens. 44. Sympathicus. 45. Phrenicus.

venen sind von Wichtigkeit bei der Tracheotomie; man hat sich vor ihrer Verletzung sehr zu hüten, damit nicht eine Blutung in die Trachea hinein erfolge. — Alle großen Halsvenen, besonders aber die nahe am Thorax gelegenen, können bei einer Verletzung der Gefahr des Lufteindringens während der Inspiration ausgesetzt sein. Diese Gefahr tritt besonders dann ein, wenn eine mit der Fascie verwachsene Vene angezogen und dadurch ihr Lumen offen erhalten wird.

Nerven der Halsgegend.

Der N. hypoglossus läuft unterhalb der Ohrgegend über die Carotis weg zum großen Horn des Zungenbeins; sein absteigender Ast zieht sich gerade vor der Carotis herunter, um teils die Zungenbeinmuskeln zu versorgen, teils eine Schlinge mit dem zweiten Cervikalnerven zu bilden (vgl. S. 53 u. 58).

Der Vagus läuft mitten zwischen Carotis und Vena jugularis, anfangs etwas mehr nach hinten, unten mehr nach vorn gelegen, zur Brusthöhle herab. Hoch oben am Hals schickt er den N. laryngeus superior hinter der Arteria thyreoidea hin zur Seite des Larynx; unten angekommen sendet er den Laryngeus recurrens um den Aortenbogen, beziehungsweise um die rechte Subclavia herum, hinter dem M. sternothyreoideus und der Kropfdrüse und in der Furche zwischen Trachea und Oesophagus, zum Kehlkopf hinauf.

Der Accessorius (Fig. 33) liegt anfangs hinter der Jugularis interna und dem Sternocleidomastoideus; er geht dann hart hinter dem letztern hin nach außen und hinten und wendet sich von hier schief nach unten über den Levator scapulae hin zum M. cucullaris. Er gehört eigentlich mehr zur Nackengegend als zur vordern Halsgegend.

Der Laryngeus superior liegt hinter dem obersten Teil des M. omohyoideus; er tritt seitlich, vor dem Lig. hyothyreoideum und dem Horn des Schildknorpels in den Kehlkopf ein, um sich vorzüglich in der obern Hälfte des Kehlkopfs auszubreiten. Er vermittelt als wesentlich sensibler Nerv die reflektorische Reizbarkeit des Kehleingangs (vgl. S. 73).

Den Laryngeus inferior sieht man seitlich hinter der Luftröhre heraufkommen, um sich von hinten in die Muskeln der Stimmritze zu verzweigen. Er kreuzt sich mit der von außen kommenden A. thyreoidea inferior, indem er vor ihr weg nach oben verläuft. Bei der Exstirpation der Kropfdrüse und bei Unterbindung der A. thyreoidea inferior hat man alle Aufmerksamkeit nötig, um die Verletzung des Laryngeus inferior zu vermeiden. Die beiden Recurrentes sind, da sie in der obern Brustappertur einen verschiedenen Weg zurücklegen, auch verschiedenartigen Störungen unterworfen: der linke Recurrens wird vermöge seines Verlaufs um den Arcus aortae herum von einem Aneurysma des letztern in Mitleidenschaft gezogen werden; der rechte Recurrens dagegen, welcher sich um die der Pleura dicht auflagernde Subclavia herumwendet, kann bei Abscessen dieser Gegend und bei Krebsmetastasen in den supraclaviculären Lymphdrüsen in seiner Funktion gestört werden.

Der Sympathicus bildet in seinem Halsteile zwei bis drei Ganglienanschwellungen; er liegt zwischen der vordern Muskulatur der Wirbelsäule und den großen Gefäßen, ist aber nicht in die gemeinschaftliche Scheide der letztern eingeschlossen.

Die oberen Cervikalnerven gehören mehr der Nackengegend, als der vordern Halsgegend an. Einige vordere Zweige laufen mehr nach oben, wie der Auricularis magnus; andere, wie die Supraclaviculares (Fig. 33), ziehen sich gegen das Schlüsselbein herab.

Der Phrenicus (Fig. 33, [7]), vom dritten und vierten Halsnerven seine Wurzeln empfangend, steigt schief herab über den M. scalenus anticus; am untern Ende des letztern tritt er über dessen innern Rand und hinter der ersten Rippe weg nach hinten, um zwischen Arteria und Vena subclavia durch in die Brusthöhle zu gelangen.

Der Plexus brachialis (Fig. 33 u. 34) setzt sich aus den vier unteren Halsnerven und dem ersten Brustnerven zusammen; er liegt hinter dem M. scalenus anticus, außer und über der A. subclavia, vor und auf dem Scalenus medius. Eine Anzahl kleinerer Nervenstämme geht noch in der Halsgegend von ihm ab, die Nervi suprascapulares, Thoracici anteriores und posteriores; sie versorgen die Haut und die Muskeln der Schlüsselbein- und Schulterblattgegend. (Über den Halsteil des Rückenmarks vgl. S. 84.)

Zungenbein.

Das Zungenbein gehört noch halb zur Kiefergegend; es ist so gelagert, daß es sich beim Öffnen des Mundes oder beim Nachhintentreten der Zunge, z. B. beim Schlucken, hinter dem Kiefer verbirgt. Es steht durch den Digastricus, Mylohyoideus und Geniohyoideus mit dem Kiefer, durch den Stylohyoideus und das Lig. stylohyoideum mit dem Processus styloideus des Schläfenbeins, durch den Hyoglossus mit der Zunge, durch den Hyopharyngeus mit dem Schlundkopf, durch den Hyothyreoideus und das Lig. hyothyreoideum mit dem Kehlkopf, durch den Sternohyoideus mit dem Brustbein und durch den Omohyoideus mit dem Schulterblatt in Verbindung. — Man unterscheidet am Zungenbein den Körper und die durch ein Gelenk mit ihm verbundenen beiden Seitenfortsätze oder Hörner; am obern Rand, da wo der Körper und das große Horn aneinanderstoßen, geht ein kleiner Fortsatz ab, der das kleine Horn genannt wird. Es ist dies die Stelle, oberhalb deren die Arteria lingualis zwischen Hyoglossus und Hyopharyngeus hineintritt.

Am untern Rand des Zungenbeins setzt sich das Ligamentum hyothyreoideum an, welches durch den M. sternohyoideus zum Teil bedeckt wird. Beim obern Kehlkopfschnit und bei der Pharyngotomia subhyoidea wird dieser Teil durchschnitten. Hinter dem Band, am obern Rand des Schildknorpel Ausschnittes, liegt ein Schleimbeutel, welcher die Verschiebungen des Kehlkopfes erleichtert.

Kehlkopf.

Der Kehlkopf setzt sich zusammen aus dem Schildknorpel, dem Ringknorpel nebst den Gießbeckenknorpeln und dem Kehldeckel. Alle diese Teile sind durch kleine Gelenke durch viele kleine Muskeln und durch die das Innere überkleidende Schleimhaut nebst ihren Falten miteinander verbunden Nach oben ist der Kehlkopf durch das Lig. hyothyreoideum an da Zungenbein befestigt, nach unten setzt er sich in die Luftröhr fort, hinten hilft er die Wandung des Schlundkopfes bilden, i welchen die Platte des Ringknorpels und die Gießknorpel mi ihren hinteren Flächen hineinragen.

Der Eingang des Kehlkopfes wird gebildet von dem Kehldeckel und den Gießbeckenknorpeln, nebst der beide verbindende

Schleimhautfalte, der Plica aryepiglottica. An der Spitze der Gießknorpel und am Übergang der Schleimhaut des Kehlkopfes in die Plica sieht man die kleinen Knorpelchen durchscheinen, welche Santorinische Knorpel genannt werden.

Fig. 37.

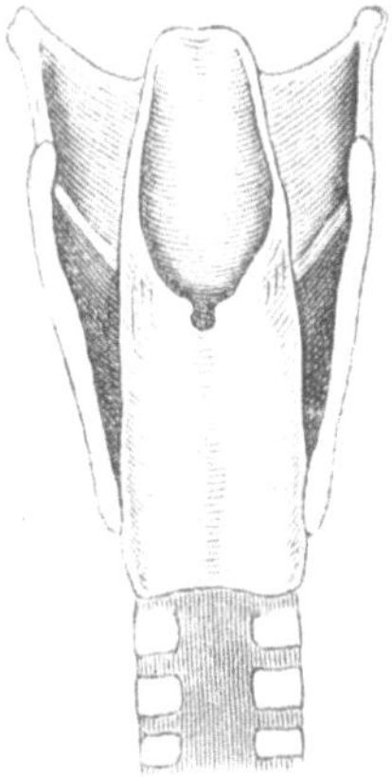

Von hinten und bei vollständig aufgerichtetem Kehldeckel erscheint der Kehleingang in länglicher Form. Von oben mit dem Kehlspiegel betrachtet, zeigt sich der Kehleingang dagegen mehr in Form eines querliegenden Ovals oder eines Halbmondes, während der nach hinten überhängende Rand des Kehldeckels mehr oder weniger die Einsicht in die Tiefe beschränkt.

Im Innern des Kehlkopfes befindet sich die Stimmritze, welche aus den Stimmbändern und den sie spannenden Processus vocales der Gießknorpel formiert wird (Fig. 39). Das Stimmband besteht aus einer Schleimhautfalte; es ist verstärkt durch elastische Fasern, an welche sich die Stimmbandmuskulatur anschließt. Über dem Stimmband trifft man rechts und links den Morgagnischen Sinus, welcher nach oben von dem Taschenband begrenzt wird. Letzteres ist eine dünne Schleimhautfalte, welche ebenfalls eingewobene Muskelfasern enthält und durch diese Fasern eine Änderung ihrer Form und Stellung beim Intonieren erfährt, und sich beim Schlucken und Pressen sphinkterähnlich schließt. Im Frontaldurchschnitt des Kehlkopfes (Fig. 38) erkennt man am besten, wie sich die Stimmbänder und Taschenbänder zu einander verhalten, und daß eine nicht unbeträchtliche Verengung des Kehlkopflumens durch dieselben geschaffen werden kann. Unterhalb der Stimmbänder nimmt der Kehlkopf die Rohrform an, vermöge deren er sich an die Trachea anschließt (Fig. 40).

Fig. 38.

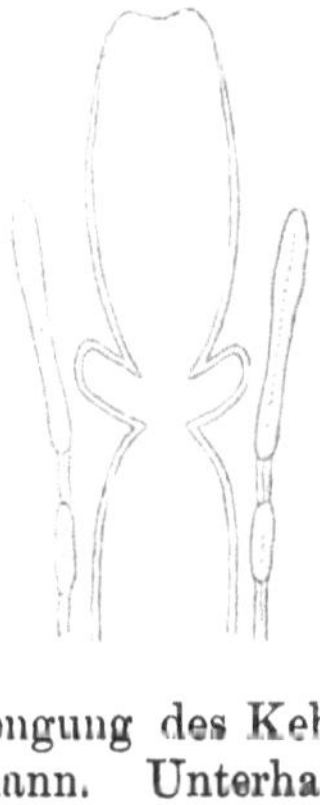

Der Kehldeckel besteht aus einem freien, mit Schleimhaut überzogenen Teil, welcher hinter der Zunge hervorragt und einem verdeckten Teil, der an der hintersten Zungenbasis anliegt und mit seinem Stiel bis an den Ausschnitt des Schildknorpels reicht. Bei der Pharyngotomia subhyoidea wird der vordere Teil des Kehldeckels von der Zunge abgetrennt. Beim obern Kehlkopfschnitt wird dagegen der tiefste Teil des Kehldeckelstiels durchschnitten und so der direkte Einblick in die Kehlkopfhöhle von vornen und oben gewonnen.

Vom Außenrande des Kehldeckels entspringen die Schleimhautfalten, Plicae aryepiglotticae, welche bei akuter Ent-

Fig. 39.

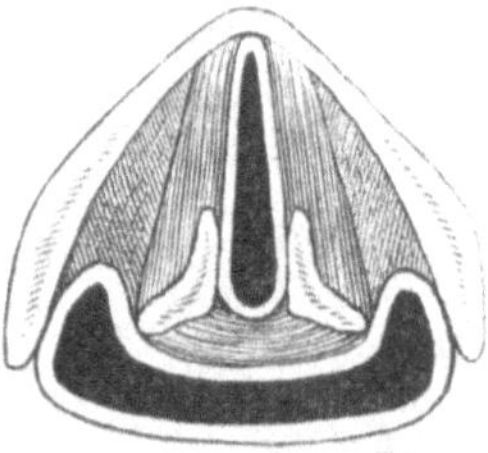

Durchschnitt durch den Kehlkopf in der Höhe der Stimmbänder. Man erkennt die Stimmritze, die Gießbeckenknorpel, den queren Gießbeckenmuskel und den halbmondförmigen Querschnitt des Pharynx.

Fig. 40.

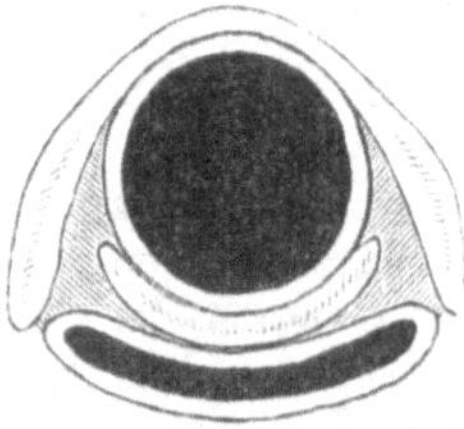

Durchschnitt des Kehlkopfes unterhalb der Stimmbänder, an der Hinterwand die Ringknorpelplatte, hinter derselben die abgeplattete Speiseröhre.

zündung des Kehleingangs den hauptsächlichsten Sitz des sogenannten Oedema glottidis bilden. Die Muskelfasern, welche in diesen Schleimhautfalten verlaufen, haben die Funktion beim Niederlegen des Kehldeckels, also vorzüglich beim Schlingakt, mitzuwirken. Einige kleinere Schleimhautfalten gehen vom Grund des Kehldeckels zur Zungenmitte und zu den Seiten des Pharynx hin, Plica glosso-epiglottica und pharyngo-epiglottica.

Unter den Muskeln des Kehlkopfes kann man eine Partie, welche den Bewegungen des ganzen Kehlkopfes dient, und eine andere, welche beim Atmen und bei der Stimmbildung funktioniert, unterscheiden. Die ersteren Muskeln sind der Sternothyreoideus, Hyothyreoideus und der Constrictor faucium. Der Cricothyreoideus neigt den Schildknorpel gegen den Ringknorpel hin und hilft infolge dessen mit zur Spannung der Stimmbänder. Auf der Hinterseite der Ringknorpelplatte und der Gießknorpel befinden sich die Muskeln für die Einstellung der Gießbeckenknorpel; von Wichtigkeit sind unter diesen Muskeln namentlich die Crico-arytenoidei postici, weil sie, die Gießbeckenknorpel nach außen drehend, die Stimmritze öffnen. In die Stimmbänder selbst sind als Hauptspanner derselben die Mm. thyreoi-arytenoidei eingelagert.

Die Arteria laryngea tritt als ein Ast der Thyreoidea superior hinter dem M. omohyoideus zum Kehlkopf hin; sie verzweigt sich zu den Muskeln dieser Gegend und schickt zwei Hauptzweige in den Kehlkopf hinein: die Laryngea superior und die Cricothyreoidea. Die Laryngea superior, welche neben dem N. laryngeus superior verläuft und mit ihm durch das Lig. hyothyreoideum hindurch in den Kehlkopf hineingeht, kommt vorzüglich bei der Exstirpation des Kehlkopfes in Betracht. Die Cricothyreoidea, am Lig. cricothyreoideum unter dem Schildknorpel hinlaufend und dort, bald näher bald ferner von der Mittellinie, durch das Ligament durchtretend, zeigt öfters eine quere Anastomose, welche (Fig. 42) bei medianer Spaltung des Kehlkopfes mitgetrennt werden muß, bei der Cricotracheotomie dagegen möglichst vermieden werden soll.

Eine Vena cricothyreoidea ist bei vielen Personen sehr merkbar entwickelt, sie durchbohrt in ähnlicher Art das Lig. cricothyreoideum wie die gleichnamige Arterie.

Zur Innervation des Kehlkopfes dienen zwei Zweige des Vagus, und zwar von oben kommend der N. laryngeus superior und von unten hereintretend der Recurrens. Der Laryngeus superior zieht sich seitlich am Schlundkopf hinter den Ästen der Carotis facialis hin zum großen Horn des Schildknorpels. Er teilt sich in zwei Äste, von denen der obere (Ramus internus), die Sensibilität des Kehleingangs bedingend, besonders wichtig erscheint. Derselbe geht vor dem Horn des Schildknorpels herum und durchbohrt hier die fascienartige Membran zwischen dem Zungenbein und Kehlkopf, das Lig. hyothyreoideum. Er läuft dann unter der Rachenschleimhaut hin zum Gießknorpel, um sich in der Schleimhaut des Kehleingangs auszubreiten. Man kann diesen Ast hinter der Schleimhaut des Kehleingangs durchscheinen sehen; bei manchen Personen liegt er hinter einer Schleimhautfalte, welcher Hyrtl den Namen Plica nervi laryngei gegeben hat. Der andere Ast,

Ramus externus, durchbohrt seitlich den Constrictor pharyngis, innerviert den M. cricothyreoideus und geht dann zwischen Schildknorpel und Ringknorpel ins Innere des Kehlkopfes hinein. Der Laryngeus superior hat chirurgische Wichtigkeit, als er z. B. bei tiefen Exstirpationen der Halsdrüsen verletzt werden könnte. Auch bei mißlungenen Selbstmordversuchen wird er zuweilen getroffen. Die Durchschneidung dieses Nerven

Fig. 41.

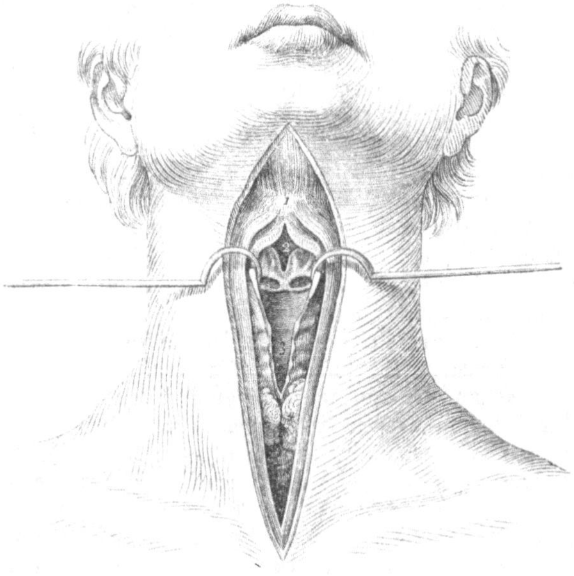

1. Zungenbein. 2. Hintere Schlundwand (durch den Kehlkopf durchgesehen). 3. Hintere Luftröhrenwand. 4. Kropfdrüse.

hebt die Sensibilität der obern Kehlkopfhälfte auf und bringt so die Gefahr der Schluckpneumonie mit sich.

Der N. laryngeus inferior, gewöhnlich Recurrens genannt, gehört in seinem untern Verlauf der Brusthöhle an, da er links um den Arcus aortae, rechts um die Subclavia herum einen Bogen macht (vgl. S. 69). Er verläuft dann in dem Winkel zwischen Luft- und Speiseröhre nach oben; seine Zweige dringen von hinten in den Kehlkopf, und versorgen die Kehlkopfmuskeln, welche, wie die Postici, zur Außendrehung der Gießbeckenknorpel oder zur Stimmbildung dienen. Der Recurrens ist vorzüglich bei den großen Kropfexstirpationen einer Verletzung durch das chirurgische Messer ausgesetzt. Bei tiefgehenden Selbstmörderschnitten unterhalb des Kehlkopfes kann er noch vor dem Oesophagus getroffen werden.

Fig. 42.

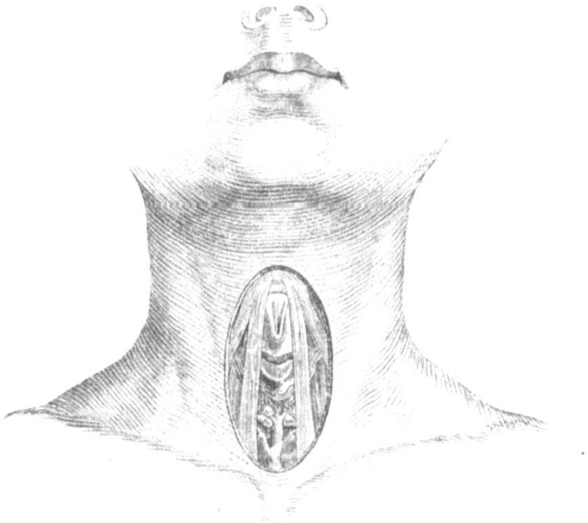

Kehlkopf und Luftröhre bloßgelegt, die subkutanen Venen und die oberflächliche Halsfascie weggenommen. Die Luftröhre wird bedeckt von der mittlern Schilddrüsenvene und der Schilddrüse. Am Isthmus der Schilddrüse erkennt man den Gefäßbogen der beiden anastomosierenden Schilddrüsenschlagadern, zu beiden Seiten die MM. sternohyoidei und omohyoidei; auf dem Sternothyreoideus die A. thyreoidea superior.

Wenn man den Kehlkopf nebst dem Stiel des Kehldeckels in der Mittellinie spaltet und die beiden Teile des Schildknorpels auseinanderhält, so bekommt man einen sehr freien Einblick in die Höhle des Kehlkopfes. Die halbseitige Kehlkopfexstirpation pflegt man durch solch einen Mediansschnitt einzuleiten, und auch bei der Entfernung von Kehlkopftumoren, welchen nicht auf endolaryngealem Wege, d. h. durch vom Mund aus eingeführte Instrumente, beizukommen ist, kann ein solcher Längenschnitt benutzt werden.

Unterhalb des Schildknorpels, zwischen ihm und der vordern Partie des Ringknorpels, befindet sich das Lig. cricothyreoideum; es ist dies die Stelle, wo man am einfachsten und kürzesten in die Luftwege eindringen kann. Die Öffnung ist von variabler Größe, sie ist beim Kind und beim Weibe relativ kleiner; wenn man aber außer dem Ligament noch den Ringknorpel und eventuell auch den obersten Trachealring spaltet, so gewinnt man genügend Raum, um eine Kanüle in die Luftröhre einzuführen. Da dieser Crico-tracheotomie in der letzten Zeit von den Chirurgen der Vorzug gegeben wird vor der Tracheotomie unterhalb der Schilddrüse, so verdient die Beschreibung dieser Gegend eine besondere Ausführlichkeit.

Luftröhre.

Die Luftröhre nebst dem Kehlkopf ist vornen zum großen Teil durch Muskulatur bedeckt, nur oben in der Mittellinie ist eine freie Stelle, wo der Kehlkopf und öfters auch die ersten Luftröhrenringe nur von Haut und Fascie bedeckt liegen. Die beiden Mm. sternohyoidei schließen in der Mittellinie nicht ganz aneinander, sondern lassen einen weißen Streifen von Bindegewebe zwischen sich; in diesen Muskelzwischenraum dringt man stumpf dehnend ein, wenn man die Trachea freilegen will. Die Kropfdrüse liegt unmittelbar auf der Luftröhre auf, und sie ist an ihrem obern Rand durch straffes Bindegewebe, Fascia laryngo-thyreoidea, an den Kehlkopf befestigt. Sehr häufig findet man, daß von dem Mittelstück, dem sogenannten Isthmus, aus, ein zungenförmiges Läppchen, der Pyramidalfortsatz, nach oben über den Kehlkopf hergelagert ist (Fig. 43). Bei Kindern trifft man die Thymus mit ihrer Fascie und ihrem zweispitzigen Ende in dem Raume zwischen Brustbein und Kropfdrüse. Die mittleren Venen der Kropfdrüse gehen, nach unten hinabsteigend, über die Trachea her. Oben im Raum zwischen Ringknorpel und Schildknorpel, vor dem Lig. cricothyreoideum, befindet sich eine kleine Arterie, der Ramus cricothyreoideus von der Thyreoidea superior (Fig. 43). Ganz unten am Halse kreuzt sich mit der Luftröhre die vor ihr weglaufende A. anonyma. Seitlich hinten liegt an der Luftröhre der N. recurrens (Fig. 36, [43]); weiter außen die Carotis, hinten die Speiseröhre. Die einzelnen Luftröhrenknorpel bilden keinen vollständig geschlossenen Ring; sie zeigen vielmehr hinten eine Lücke, welche durch eine elastische Membran geschlossen ist.

Man hat zwei Hauptstellen, um zum Zweck eines Luftröhrenschnitts auf die Trachea einzudringen: entweder unter oder über dem Isthmus der Schilddrüse. Die Stelle oberhalb ist weniger stark bedeckt, es sind weniger Venen da, sie gewährt aber meistens, zumal bei kleineren Kindern, weniger Raum zu einer größern Öffnung. Unten ist gewöhnlich mehr Raum, aber es muß auch weiter in die Tiefe geschnitten werden; man muß die Kropfdrüse nach oben und die Thymus (bei Kindern) nach unten drängen, um Platz zu erhalten. Zuweilen findet sich eine unpaare Arteria thyreoidea ima, die hier unter das Messer kommen könnte. Würde man unvorsichtig nach unten schneiden, so könnte bei manchen Individuen die Anonyma getroffen werden.

Der Raum zwischen Schild- und Ringknorpel ist zwar hinreichend, um wenigstens bei Erwachsenen eine Kanüle einzulegen, aber er reicht nicht ebensogut hin, um fremde Körper zu entfernen. Außerdem hat man hier die A. cricothyreoidea zu vermeiden. Die Durchschneidung des Ringknorpels gewährt bei Erwachsenen wenig Vorteil, weil die Spalte nicht auseinandergezogen werden kann wie bei den Luftröhrenhalbringen. Bei Kindern zeigt sich der vordere Teil des Ringknorpels noch so weich und biegsam, daß er den Luftröhrenringen ganz ähnlich erscheint; es ist vielfach gebräuchlich, ihn gleich diesen Ringen bei der Tracheotomie zu spalten. Den Isthmus der Kropfdrüse pflegt man nur im Notfall und nach vorhergeschickter doppelter Unterbindung durchzuschneiden.

Von der Mundhöhle aus gelingt die Einführung des Katheters oder eines andern Instruments in die Luftröhre am besten, wenn man den Zeigefinger der linken Hand zur Leitung benutzt; auf diese Art kann der klappenartig wirkende Kehldeckel, der sonst den Katheter nach hinten in die Speiseröhre hineingleiten läßt, am leichtesten umgangen werden.

Bei Anwendung des Kehlkopfspiegels läßt sich die vordere Wand der Luftröhre bis zur Gabelstelle hin übersehen.

Schilddrüse.

Die Schilddrüse zeigt in ihrer Form eine Menge von Variationen; es ist wichtig, diese Variationen zu kennen, teils um der Diagnose willen, teils um beim Luftröhrenschnitt und bei anderen Operationen am Hals sich zurecht zu finden. Die Form, welche man gewöhnlich als die normale darstellt, die eines flachen Hufeisens, wird in einer großen Zahl von Fällen durch andere Formen ersetzt. Zuweilen trifft man kaum einen schwachen Isthmus zwischen beiden Kropfdrüsenhälften, anderemale statt des Isthmus ein derbes Mittelstück, wieder anderemale findet sich auch der sogenannte Processus pyramidalis des Mittelstücks, welcher sich vor der Luftröhre und dem Kehlkopf, und oft bis zum Zungenbein hin, in mannigfacher Formation, hinlegt.

Fig. 43.

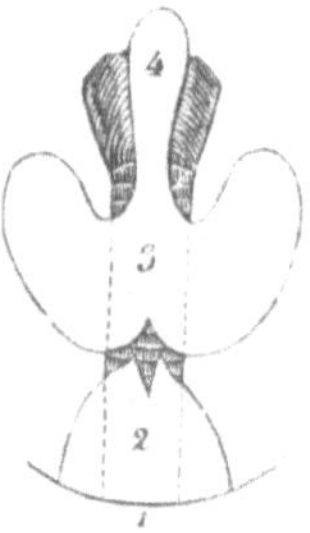

Kropfdrüse (3) mit starkem Mittelstück und stark entwickeltem Pyramidalfortsatz (4). Man sieht die Thymus (2) hinter dem Brustbein (1) hervortreten.

Zu diesen Variationen der Form kommen noch manche nicht unbeträchtliche Verschiedenheiten in der Lage der Kropfdrüse. Das einemal liegt die Drüse so hoch, daß ihr Mittelstück den Ringknorpel zudeckt, das anderemal so tief, daß es hinter das Brustbein hinunterragt. Bei Kindern liegt die Kropfdrüse höher und fester an der Luftröhre an als bei Erwachsenen. Bei Neugeborenen ist sie meistens noch am Ringknorpel angeheftet, und je jünger ein Kind, desto merklicher trifft man diese Verbindung. Wenn man bei kleinen Kindern den obern Luftröhrenschnitt machen will (S. 77), so müssen erst die ziemlich straffen Verbindungsfasern der Kropfdrüsenumhüllung vom Ringknorpel durch einen Querschnitt abgetrennt werden.

Auch die Arterien und Venen der Kropfdrüse zeigen manche Verschiedenheit. Neben der Thyreoidea superior und inferior haben viele Individuen noch eine Thyreoidea ima, die gerade nach oben vom Aortenbogen aus zur Drüse hingeht.

Eine oder mehrere starke Venen gehen fast bei jedem Menschen in derselben Richtung (Fig. 42).

Zuweilen wird eine Neben-Kropfdrüse beobachtet, welche bei ihrer Vergrößerung diagnostische Schwierigkeiten bereiten kann. Am häufigsten ist wohl die Nebenkropfdrüse der medianen Zungenbeingegend, die man sich aus einem Zurückbleiben eines Keimteiles an diesem Punkt erklärt. Als seltenere Fälle hat man Nebenkröpfe seitlich am Oesophagus und unten hinter dem Brustbeinrand oder gar in der Luftröhre angetroffen.

Die Verbindung der Kropfdrüse mit den umgebenden Teilen, besonders der Luftröhre, der Thymusfascie, den vorderen Halsmuskeln (Sternothyreoideus und Sternohyoideus), wird durch Bindegewebe vermittelt, welches bald fester, bald lockerer gebaut ist.

Der große Blutreichtum der Kropfdrüse macht es begreiflich, daß Verletzungen derselben sich oft mit starken Blutungen verbinden; man pflegt deshalb die Kropfknoten möglichst mit stumpfer Gewalt zu isolieren; wenn aber je eine profuse Blutung aus dem Drüsengewebe erfolgt, dann hat man in dem Jodoformtampon ein sicheres Stillungsmittel. Will man einen Kropf exstirpieren, so muß eine Ablösung der Kropfdrüse ohne Verletzung derselben und eine Unterbindung sämtlicher ein- und ausgehender Gefäße vor ihrer Durchschneidung die leitende Regel sein. Die Vermeidung des N. recurrens erfordert dabei besondere Aufmerksamkeit; derselbe darf weder durchschnitten noch gezerrt werden.

Erst kürzlich wurde empfohlen, man solle die Struma durch Unterbindung der Thyreoideae zum Schwinden zu bringen suchen. Das ist bei der Thyreoidea superior eine leichte Sache; die Inferior dagegen liegt bei großen Kröpfen so tief, daß man sie erst dann recht zu Gesicht bringen kann, wenn der Kropf aus seiner Nische herausgewälzt ist. Sobald man aber so weit ist, scheint die partielle Exstirpation das Einfachere; die totale Wegnahme dagegen ist neueren Erfahrungen nach wegen der danach meistens eintretenden Kachexia strumipriva zu verwerfen.

Schlundkopf und Speiseröhre.

Der Schlundkopf gehört halb dem Kopf, halb der Halsgegend an. Er steht mit dem Ohr durch die Tuba, mit der

Nase durch die Choanen, mit dem Mund durch den Isthmus faucium, mit dem Kehlkopf durch die obere Stimmritze in Verbindung. Über dem Schlundkopf befindet sich die Schädelbasis; hinter ihm die Wirbelsäule nebst den vorderen Muskeln der Halswirbel und einigen kleinen Lymphdrüsen. Sein Ende befindet sich am untern Rand des Ringknorpels; von diesem an wird der Schlund enger, und es beginnt die Speiseröhre.

Der Schlundkopf ist zum Teil dem Auge direkt zugänglich, teils kann mit dem Kehlkopfspiegel ein reflektiertes Bild von seiner Wand gewonnen werden. Außerdem kann man ihn mit dem Finger ganz abtasten. Ein etwas langer Finger reicht so weit, daß man den hintern Rand des Ringknorpels, wo der Schlundkopf aufhört, bei jedem Erwachsenen befühlen kann. Einzelne Personen sind freilich so kitzlich und zum Würgen geneigt, daß sie diese Untersuchung schwer ertragen. Immer wird man sich dabei beeilen müssen, und öfters hindern die krankhaften Bewegungen der Schlund- und Gaumenmuskeln das deutlichere Fühlen. — Zum Befühlen der obern Rachengegend, also namentlich der Tubenöffnungen und der Choanen von hinten her, was an der Leiche ganz leicht geht und, nebenbei bemerkt, mehrfach geübt werden sollte, kann man es bei manchen Personen nur schwer bringen, indem sich die Konstriktion der oberen Schlundkopfmuskeln, welche den Gaumen an die hintere Schlundwand anziehen, dem eindringenden Finger widersetzt.

Die Insertionen der Schlundkopfmuskeln sind sehr mannigfach; oben an der Schädelbasis, am Processus pterygoideus, am harten Gaumen, am Unterkiefer; weiter unten sodann am Zungenbein, am Ligamentum hyothyreoideum, am Schildknorpel und Ringknorpel. — Der unterste Teil des Schlundkopfs liegt gerade hinter dem Eingang des Kehlkopfs. Es kommt zuweilen vor, daß fremde Körper hier stecken bleiben und Erstickung oder Erstickungsgefahr bereiten. In den nischenförmigen Vertiefungen (F o v e a p y r i f o r m i s), welche dem Winkel des Schildknorpels und seines untern Horns mit dem Ringknorpel entsprechen, können sich spitzige oder eckige Fremdkörper festsetzen. Auch die Schlundsonde fängt sich manchmal in dieser Bucht; dann braucht man aber nur den Patienten eine Schluckbewegung machen zu lassen, damit die Spitze des Instruments in die Mitte gedrängt wird; oder man kann mit dem eingeführten Finger nachhelfen.

Die Speiseröhre (Fig. 28, 40 und 44) befindet sich unmittelbar hinter der Luftröhre; hinter ihr liegt die Wirbelsäule, zu beiden Seiten die Carotis. Am untern Teil des Halses begiebt sie sich etwas nach links von der Mittelebene; es ist dies der Grund, warum man gewöhnlich den Speiseröhrenschnitt auf der linken Seite vornimmt. Die letztere Operation erfordert

Fig. 44.

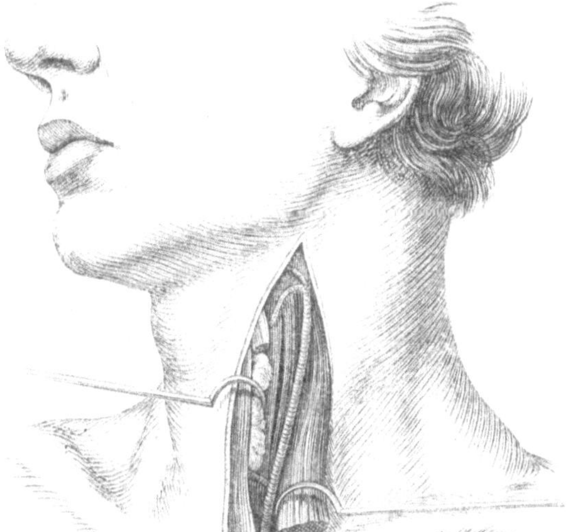

Man sieht hier die Speiseröhre zwischen Kropfdrüse und Carotis (die letztere künstlich vorgezogen) bloßgelegt und der Länge nach eingeschnitten. Der Omohyoideus abgetragen, der Sternohyoideus nebst der Kropfdrüse nach innen gezogen, der Sternomastoideus unten abgelöst und nach außen geschlagen. Hinter der Carotis die Thyreoidea inferior; oben zieht sich die Thyreoidea superior von der Carotis her über den Schlundkopf herüber.

ungefähr denselben Hautschnitt wie die Bloßlegung der Carotis; nur muß man, anstatt die Gefäßscheide zu öffnen, die Carotis zur äußern Seite schieben und noch etwas tiefer eindringen. Unten kommt die A. thyreoidea inferior in die Schnittlinie, da sie hinter der Carotis quer herüberläuft. Die Kropfdrüse ist nach innen zu ziehen, und den N. recurrens wird man ebenfalls medianwärts liegen lassen. Um sich den Zugang zur Speiseröhre ganz unten am Hals zu erleichtern, würde wohl die Durchschneidung des Sternomastoideus vorzunehmen sein.

Beim Sondieren der Speiseröhre muß man sich daran erinnern, daß sie eine Länge von ungefähr 25 cm hat; dabei beträgt die Entfernung des obern Speiseröhrenendes von den Schneidezähnen annähernd 15 cm; man hat also die Sonde beim Erwachsenen mindestens 40 cm tief einzuführen, um in den Magen zu gelangen.

II. Nackengegend.

Die Nackenmuskeln liegen in einer mehrfachen Schichte: 1) der Cucullaris, seitlich von ihm der Kopf des Sternocleidomastoideus; 2) Splenius capitis et colli, Levator anguli scapulae; 3) Biventer, Complexus, Trachelomastoideus, Transversalis cervicis, Cervicalis descendens; 4) Spinalis, Semispinalis; 5) Rectus capitis major et minor, Obliquus superior et inferior, Multifidus spinae. Will man bei einem eingedrückten Wirbelbogen trepanieren, so muß ein Teil dieser Muskulatur durchschnitten und reseciert werden. Eine ziemlich starke Fascie überzieht besonders den Cucullaris; ihr schließt sich das in der Mittellinie liegende starke Lig. nuchae an.

Auf der vordern Seite der Halswirbelsäule liegen der Longus colli und die Recti capitis, mehr seitlich die Scaleni.

In den subkutanen und subfascialen Schichten der obern Nackengegend (Fig. 45) trifft man die A. occipitalis, welche hinter dem Sternocleidomastoideus und Splenius capitis herum zum Hinterhaupt hinaufläuft. Sie durchbohrt etwa 4 cm nach außen von dem Hinterhauptshöcker die Muskelfascie des Nackens, um sich zwischen der Haut und dem M. occipitalis am Hinterhaupt zu verästeln. Die Aa. cervicalis ascendens und profunda versorgen von der Subclavia aus die Nackenmuskeln.

Die beiden Hautnerven der Nackengegend, der Occipitalis major und minor, treten in ähnlicher Art wie die A. occipitalis aus den Muskelschichten hervor (Fig. 45). Der Occipitalis major, vom zweiten Cervikalnerv entspringend, durchbohrt den Biventer und Cucullaris und begleitet von hier aus die A. occipitalis. Der N. occipitalis minor tritt mit den übrigen Cervikalnerven in halber Höhe des Halses hinter dem Sternocleidomastoideus hervor und geht zur seitlichen Hinterkopfgegend hinauf.

Der N. accessorius zieht vom obern Teil des Sternocleidomastoideus her gegen den Cucullaris hin, um sich in dem letztern Muskel auszubreiten. (Fig. 33.)

Fig. 45.

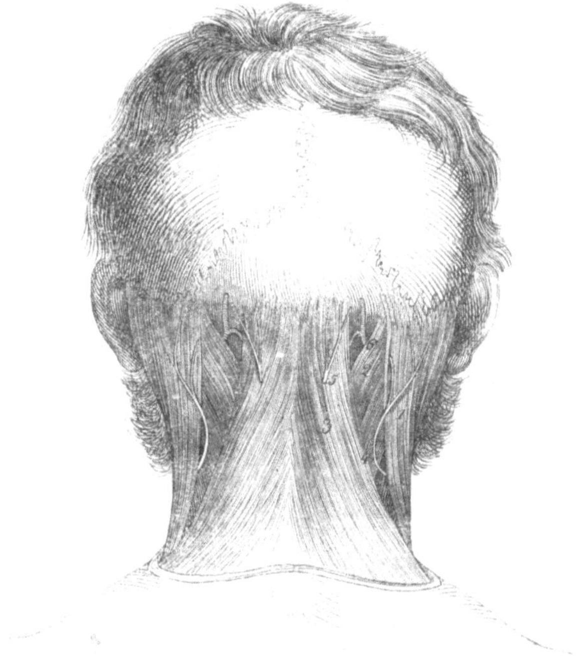

Die **Muskulatur** des Nackens nebst den Arterien und Nerven, die zum Hinterhaupt gehen. 1. Sternocleidomastoideus. 2. Splenius capitis. 3. Cucullaris. 4. N. occipitalis minor. 5. N. occipitalis major. 6. A. occipitalis.

Das Rückenmark ist in der Halsgegend nur unvollkommen vor Verletzungen geschützt, indem zwischen den Bogen der Halswirbel ein Raum bleibt, in welchen z. B. eine Messerklinge eindringen kann. Ein zweiter gefährlicher Umstand ist der, daß die große und vielseitige Beweglichkeit der Halswirbel die Dislokation ihrer Gelenke erleichtert. Indessen hat man doch eine Reihe von Fällen beobachtet, wo Luxation an den mittleren Halswirbeln zustande kam, ohne daß das Rückenmark Schaden gelitten hätte. Es erklärt sich dies besonders daraus, daß jene Luxationen bloße Verdrehungen des Wirbels um die Längsachse der Wirbelsäule herum waren, so daß das Mark selbst nur wenig dadurch beeinträchtigt wurde. Bei den Luxationen nach vornen findet eine Anstemmung und Einhakung an den übereinander gewichenen Gelenkfortsätzen statt; die Form und Stellung dieser Fortsätze verdient deshalb eine besondere Beachtung.

Die größere Beweglichkeit der Halswirbelgelenke beruht teils auf dem geringen Ineinandergreifen derselben, teils auf der geringern Breite der Wirbelkörper, teils auf der geringern Straffheit der Bänder. Höchst eigentümlich ist die Konstruktion des Drehgelenks zwischen Atlas und Epistropheus; der Zahnfortsatz des letztern wird durch eine hinter ihm quer herübergespannte, und außerdem durch eine von ihm zur Basis des Hinterhauptes gehende Bandmasse in seiner Lage befestigt. Wenn diese Bandmasse bricht, so kann sich der Atlas auf dem Epistropheus verschieben, wodurch der Zahnfortsatz gegen das Rückenmark gedrückt wird und dieses in die größte Gefahr kommt.

Der obere Teil des Halsrückenmarks giebt den N. phrenicus ab; derselbe tritt, nachdem er noch ungefähr 2 cm weit im Wirbelkanal nach unten gelaufen, zwischen dem dritten und vierten Halswirbel als Teil des vierten Cervikalnervs nach außen; die Verletzungen der obern Hälfte der Halswirbelsäule können somit durch Phrenicuslähmung eine Unterbrechung der Respiration und raschen Tod zur Folge haben. Kommt erst in der Höhe der unteren Halswirbel eine Verletzung des Rückenmarks zustande, so ist die Lebensgefahr keine so plötzliche; man hat dann die merkwürdige Erscheinung eines Menschen, bei dem eigentlich nur der Kopf noch völlig lebt, während alle anderen Teile gelähmt und dem Willen und Bewußtsein entzogen sind. Diese Unglücklichen pflegen dann erst nach einigen Wochen zu Grunde zu gehen.

Die sieben obersten Cervikalnerven verlassen den Wirbelkanal über den gleichbenannten Wirbeln; der achte derselben tritt über und der erste Rückennerv tritt unter dem ersten

Brustwirbel nach außen. (Über das Verhältnis zwischen Dornfortsätzen, Wirbelkörpern und Rückenmarkssegmenten vgl. S. 91.)

Die Arteria vertebralis (Fig. 46) zieht durch die seitlichen Löcher der sechs oberen Halswirbel hinauf, indem sie kleine Biegungen zwischen je zwei Wirbelfortsätzen beschreibt. Unter und über dem Atlas sind diese Biegungen beträchtlicher; zwischen Atlas und Hinterhaupt macht die Arterie einen starken Bogen quer nach hinten, um dann das Lig. obturatorium zu durchbohren und durch das For. occipitale in die Schädelhöhle einzutreten. Im Fall einer Verletzung der A. vertebralis in der obern Nackengegend könnte entweder durch Excision der bedeckenden Muskelteile die Bloßlegung nebst Unterbindung der Ader ausgeführt werden, oder man hilft sich dadurch, daß man nach gründlicher Ausräumung der Blutcoagula einen Jodoformtampon in die Wunde pfercht. Soll die Vertebralis in ihrem untern Verlauf aufgesucht werden, dann muß man an dem lateralen Rand des Sternocleidomastoideus in die Tiefe dringen und unter Vermeidung der großen Halsgefäße und der Thyreoidea inferior nach dem Tuberculum carotideum des sechsten Halswirbels suchen; unterhalb desselben findet man das Gefäß.

Fig. 46.

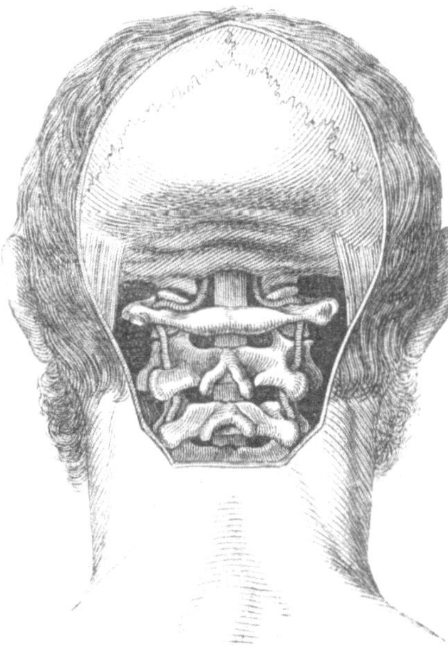

Die Muskeln und Bänder, welche die oberen Wirbel bedecken, weggenommen, um die Lage der A. vertebralis zu zeigen.

DRITTE ABTEILUNG.

Brust.

Brustdrüse. Brustbeingegend. Rippengegend. Rückengegend. Zwerchfell. Brusteingeweide.

Brustdrüse.

Die Brustdrüse sitzt auf dem Pectoralis major, getrennt von diesem durch eine dünne Fascie; ihr unterer Rand reicht noch etwas über den Pectoralis herunter, so daß er dem Serratus entspricht. Am vordern Rand der Achselhöhle findet man zuweilen eine überzählige Milchdrüse. Sie besitzt einen körnig-lappigen Bau; die Läppchen und Lappen sind durch Bindegewebe nebst Fett miteinander verbunden. Ihre Ausführungsgänge, die Milchgänge, treten nach der Brustwarze hin zusammen, sie münden 15—20 an der Zahl auf der Brustwarze aus. Da alle Milchgänge in radiärer Richtung angeordnet sind, so wird man bei Eröffnung eines Brustdrüsenabscesses den Schnitt in derselben Richtung führen müssen, damit die Milchgänge sowenig als möglich verletzt werden.

Die Brustwarze besteht aus einem fettlosen, gefäßreichen und, infolge der Einlagerung glatter Muskelfasern, erektilen Gewebe mit einem feinen Hautüberzug. Um die Warze herum befindet sich die meist und zumal während der Schwangerschaft dunkelgefärbte Areola.

Die Brustdrüse erhält ihre Arterien teils von innen, von der Mammaria interna (Rami perforantes), teils von oben, von der Arteria axillaris (Thoracica longa). Auch die Aa. intercostales schicken kleine Zweige zur Brustdrüse hin. Die tiefen Venen begleiten die Arterien; die oberflächlichen ziehen unter der Haut hin und sind da namentlich bei der Laktation stark durchscheinend zu erkennen. Die Nerven kommen zum einen Teil vom Plexus brachialis (Thoracici anteriores), zum andern Teil von den Interkostalnerven, besonders vom dritten und vierten Paar derselben; von oben her verlaufen die Supraclavicularnerven bis zur Haut der Brustdrüse. Die Lymphgefäße, die von der Brustdrüse ausgehen, sammeln sich am äußern Rand derselben in ungefähr acht Stämmchen und ziehen von da zu den in der Achselhöhle gelegenen Lymphdrüsen. Da die Lymphgefäße der beiden Thoraxhälften in der Mittellinie miteinander anastomosieren, so kommt es z. B. bei Carcinom der medianen Brustdrüsenhälften zuweilen zur Affektion der Lymphdrüsen beider Achselhöhlen.

Die männliche Brustdrüse besteht aus einem kontraktilen Gewebe. Im jugendlichen Alter zeigt sie noch einen drüsigen Bau, der sich zuweilen auch später noch erhält. Manche bei Knaben und selbst bei Männern vorkommende gutartige Anschwellungen mit Ausfluß eines dünnen Sekrets aus der Warze erklären sich aus diesem Umstand.

Brustbeingegend.

Auf dem Brustbein ist die Haut ziemlich fest angeheftet und wenig verschiebbar. Der Knochen ist von sehnigen Muskelinsertionen bedeckt; die Insertion des Sternomastoideus findet sich oben, die des Pectoralis major in der Mitte, die des Rectus abdominis unten. Seitlich grenzt der Intercostalis internus ans Brustbein. Hinten befinden sich die Insertionen des Sternohyoideus und Sternothyreoideus, des Triangularis sterni und des Zwerchfelles. Der obere Rand des Brustbeins gehört zur Halsgegend, der untere Fortsatz gehört der Oberbauchgegend an. Unmittelbar hinter dem Brustbein befinden sich die Pleura, das Mediastinum und der Herzbeutel. Zu beiden Seiten, etwa 1 cm vom Brustbeinrand entfernt, verläuft die A. mammaria interna (Fig. 47). Man kann diese Arterie im zweiten bis fünften Interkostalraum unterbinden; die Haut und der Pectoralis major werden in der Richtung dieses Raums und der Intercostalis internus in der Quere getrennt; unmittelbar hinter dem letztern Muskel liegt die Arterie. Die Vene liegt nach innen; von der dritten Rippe an sind es zwei Venen, welche die Arterie zwischen sich haben. Von der dritten Rippe an liegt auch die

A. mammaria nicht mehr unmittelbar an der Pleura, indem der M. triangularis sterni und seine Fascie sich dazwischen legen. Im Notfall, namentlich wenn bei einer Stichverletzung der Arterie die Unterscheidung der blutdurchtränkten Gewebe erschwert ist, hilft man sich durch Resektion einer Rippe. Neben der A. mammaria hin liegen ein paar Lymphdrüsen.

Der Raum zwischen dem Handgriff des Brustbeins und

Fig. 47.

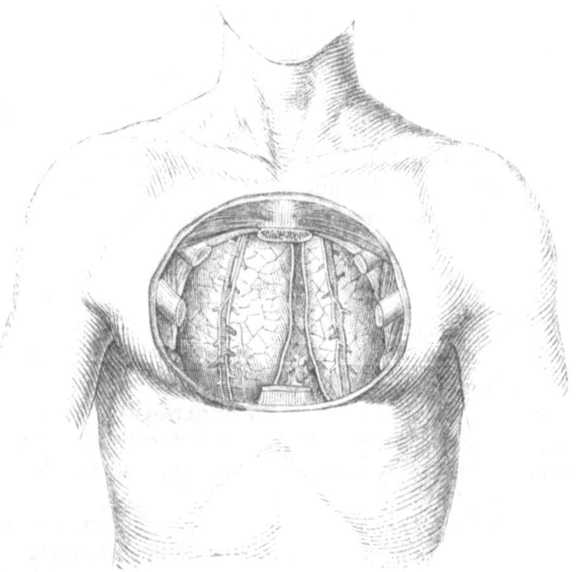

Der mittlere Teil des Brustbeins nebst Rippenknorpeln weggenommen, um die Lage der A. und V. mammaria nebst dem vordern Mediastinum zu zeigen.

den gegenüberliegenden Wirbelkörpern ist so eng, daß kaum drei Finger dazwischen Platz haben; deshalb kann es bei den nicht reponierten hinteren Luxationen des sternalen Schlüsselbeinendes durch Einengung von Luft- und Speiseröhre zu solch bedrohlichen Erscheinungen kommen.

Zur Brustbeingegend gehören auch die Gelenkverbindungen des Brustbeins mit dem Schlüsselbein und mit den sieben oberen Rippen. Das oberste Rippengelenk ist eine Synchondrose; die anderen sind sehr straff gebaute Kapselgelenke.

Das **Brustbein** selbst besteht aus drei, erst im höhern Alter zu einem Stück verschmelzenden Knochen; dieselben sind durch eine knorpelige Bandmasse vereinigt. Die Verbindung zwischen Handgriff und Körper des Brustbeins liegt in der Linie des Gelenks der zweiten Rippe, die Verbindung mit dem Schwertfortsatz in der Linie der siebenten Rippe.

Rippengegend.

Die Rippen sind bedeckt: vornen von dem Pectoralis major und minor, dem Serratus anticus, dem Obliquus abdominis; hinten von dem Schulterblatt und von den Rückenmuskeln, Latissimus dorsi, Serratus posticus, Sacrolumbalis etc.

Zwischen den Rippen befinden sich die Musculi intercostales, der äußere nicht ganz nach vorne, der innere nicht ganz nach hinten bis zur Mittellinie sich erstreckend. Hinter den Rippen liegen die beiden Brustfellsäcke und der Herzbeutel, ferner das Zwerchfell und unten, in der Oberbauchgegend, das Peritoneum.

Mit der ersten Rippe kreuzt sich die **Arteria subclavia**; man kann diese Arterie gegen die erste oder zweite Rippe hin komprimieren. In der Gegend zwischen dem Schlüsselbein und der Achselhöhle liegen die Axillargefäße nebst dem Plexus brachialis an dem Brustkorb an. (Vgl. S. 63.)

Die **Arteria intercostalis** der obersten und häufig auch die der zweiten Rippe entspringt von der Subclavia, während die Arterien der elf anderen Rippen unmittelbar der Aorta entstammen. Sie verlaufen hinter dem untern Rande jeder Rippe bedeckt vom äußern Interkostalmuskel und begleitet vom **Nervus intercostalis**. Wenn man zwischen den Rippen einen Schnitt in die Brusthöhle zu machen hat, wird man demnach zur Vermeidung der Arterie die untere Hälfte des Rippenzwischenraums wählen; aber auch den obern Rippenrand hat man zu vermeiden, weil da wieder eine kleine Arterie verläuft. Der erste Interkostalnerv geht beinahe ganz in den Plexus brachialis über; daher die Schmerzen im Arm, wenn ein Aortenaneurysma auf die obere und hintere Rippengegend drückt.

Unmittelbar hinter den Rippen liegt die durch eine dünne

Fascie verstärkte Pleura. Ein Bruch der Rippen kann die Pleura zerreißen, ja es können sich die Bruchkanten sogar in die Lunge hineinbohren. Die A. intercostalis kann bei einem Rippenbruch ebenfalls mit verletzt werden.

Die Knorpel der falschen Rippen sind durch Gelenke und Bänder ohne Interkostalraum miteinander verbunden.

Die Rippen werden durch ihren parallelen Verlauf und durch die Muskeln im Rippenzwischenraum zusammengehalten, so daß auch bei einer Fraktur der Rippen in der Regel keine auffallende Dislokation eintritt.

Rückengegend.

Auf der Rückseite der Brustwand liegen zunächst die beiden Schulterblätter nebst ihrer Muskulatur. Zu beiden Seiten der Dornfortsätze der Wirbel ziehen sich die Wirbelmuskeln hin,

Fig. 48.

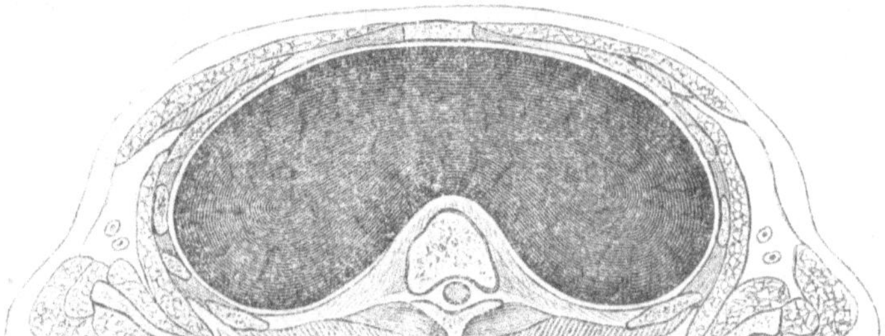

Durchschnitt durch den Thorax und die untere Schultergegend.

sie bedecken die Wirbelbögen und die Ursprünge der Rippen. Die Muskeln der Rückengegend bilden eine sehr vielfache Schichte: 1) Cucullaris und Latissimus dorsi; 2) Rhomboideus major et minor, Serratus posticus superior et inferior. Diese ersten zwei Schichten gehören hauptsächlich dem Schulterblatt, das sie zu befestigen und zu bewegen haben. Sie bedecken einen großen Teil der hintern Rippengegend. Eine zweite Gruppe bilden die zwischen dem Rippenwinkel und den Wirbelfortsätzen liegenden eigentlichen Rückenmuskeln: 3) Sacrolumbalis und Longissimus dorsi; 4) Spinalis und Semispinalis dorsi; 5) Levatores costarum. Multifidus spinae. Intertransversales etc.

Die Rückenwirbel sind sehr wenig beweglich, weil sich ihre Dornfortsätze dachziegelförmig decken und weil die Rippen mit zu ihrer Fixierung beitragen; die unteren Rückenwirbel sind einer seitlichen Rotation fähig.

Die dachziegelähnliche Anordnung der Dornfortsätze muß bei der Beurteilung der Wirbelbrüche und bei der Diagnose der Drucklähmungen des Rückenmarks berücksichtigt werden. Man hat daran zu denken, daß namentlich die Dornfortsätze der obern Brustwirbel nicht mit den zugehörigen Wirbelkörpern in gleicher Höhe liegen, und man wird ferner im Auge behalten, daß die Rückenmarksnerven, ehe sie den Wirbelkanal verlassen, in demselben einige Centimeter weit nach abwärts verlaufen, woraus sich ohne weiteres ergiebt, daß z. B. die Ursprungstelle des vierten Brustnerven in der Höhe des zweiten Brustdornfortsatzes liegt, während der Nerv selbst erst unter dem Bogen des vierten Wirbels nach außen tritt. Die Rückenmarkssegmente der Lumbal- und Sacralnerven sind hinter den Dornen des zehnten, elften und zwölften Brust- und des ersten Bauchwirbels zusammengedrängt. Am obern Rand des zweiten Bauchwirbels löst sich das Mark in die Cauda equina auf.

Seitlich an den Rückenwirbeln sind die Rippen eingelenkt; ihre Köpfchen verbinden sich mit den Wirbelkörpern, und ihre Tubercula mit den Querfortsätzen der Wirbel. Eine Verrenkung derselben kommt nur ausnahmsweise und nur an den unteren falschen Rippen vor.

Auf der vordern Seite der Rückenwirbel, und zwar etwas nach links von der Mittellinie, verläuft die Aorta, die Vena azygos und der Ductus thoracicus; noch weiter außen, vor den Rippenköpfen liegt beiderseits der Stamm des Sympathicus.

Zwerchfell.

Das Zwerchfell hat seine Insertionen teils am Schwertfortsatz des Brustbeins und den Knorpeln der sechs unteren Rippen, teils an den Körpern und Zwischenknorpeln der oberen Lendenwirbel. Durch diese Insertion gestaltet sich die Form der Pleurahöhlen so, daß sie auf der Vorderseite weniger weit herabreichen als hinten; während vornen in der Höhe der sechs unteren Rippen sich schon die Unterleibseingeweide befinden, reicht hinten der Brustfellsack bis zur zwölften Rippe und in seltenen Fällen sogar noch weiter herab. Ein am Rücken in den elften Rippenzwischenraum treffender Messerstich kann also gleich-

Fig. 49.

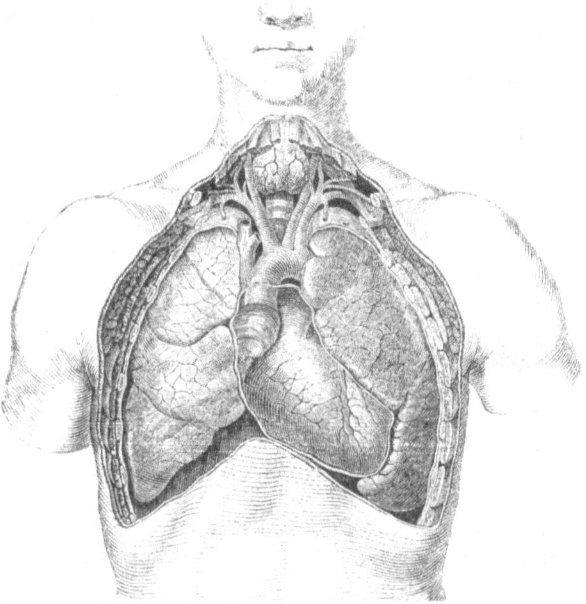

Brustwand vorne weggenommen, die Thymus, die Halsfascie und das vordere Mediastinum wegpräpariert; die Rippen auseinander gehalten und die Lungen ein wenig nach der Seite geschoben, so daß sie in der Mitte weniger zudecken. Man sieht die obere Hohlvene mit ihren zwei abgeschnittenen Ästen; den Ursprung der Anonyma, Carotis und Subclavia vom Aortabogen; die Verästelung der Subclavia, wobei die Mammaria interna abgeschnitten; den Durchgang der Subclavia hinter dem Scalenus; oben die Kropfdrüse und die abgeschnittenen Halsmuskeln; hinter der Kropfdrüse die Luftröhre.

zeitig Pleura, Lunge, Zwerchfell, die unterhalb desselben gelagerten Drüsen und das Bauchfell verletzen.

Das Zwerchfell ist der vorzugsweise bewegliche Teil der

Brusthöhle; kommt es zu einem großen Exsudat in eine der Pleurahöhlen, so muß das Zwerchfell hinabrücken, und es wird dann, anstatt nach oben konvex zu sein, nach unten zu gewölbt. — Vermittelst des Zwerchfells grenzt die Brusthöhle mit der Bauchhöhle zusammen, und es sind besonders Leber, Magen und Milz, die der Brusthöhle nahe liegen. Zu den Seiten des Brustbeins und der Wirbelsäule, wo das Zwerchfell von diesen Teilen zu den Rippen überspringt, sind sogar zwei kleine Stellen, wo das subperitoneale und subpleurale Bindegewebe unmittelbar zusammengrenzen. Man hat öfters die Entleerung von Bauchabscessen, z. B. von Leberabscessen, auch von Milz- und Nierenabscessen, gegen die Brusthöhle und bis in die Bronchien hinein beobachtet.

Das Zwerchfell läßt zwischen seinen Schenkeln die Speiseröhre mit dem Vagus, weiter hinten und links die Aorta mit dem Ductus thoracicus und rechts die Vena azygos und noch weiter hinten zu beiden Seiten die Nn. sympathici durch. Rechts von der Mitte befindet sich das Foramen quadrilaterum für die Vena cava inferior (Fig. 59).

Brusteingeweide.

In der Brusthöhle liegen folgende Organe beisammen: die Luftröhrenäste und die Lungen, das Herz, die Aorta, die Lungenarterie und die Lungenvene, die Vena cava und azygos, der Ductus thoracicus, die Speiseröhre, endlich die Nervi phrenici, vagi und sympathici mit ihren Verzweigungen.

Zunächst teilt sich die Brusthöhle in drei große seröse Höhlen, die beiden Pleurahöhlen und den Herzbeutel; zwischen diesen drin befindet sich das Mediastinum anticum und posticum, wo die Gefäße und Nerven ihren Verlauf haben. Die beiden Pleurahöhlen sind durch eine ziemlich dicke Bindegewebslage voneinander getrennt; dagegen grenzen die Pleura- und Herzbeutelhöhle auf beiden Seiten sehr nahe aneinander, indem sie nur durch die doppelte seröse Membran geschieden sind. Der Herzbeutel ist einesteils an das Zwerchfell, andererseits an das Brustbein und die linken Rippenknorpel, sodann an die Ursprünge der großen Gefäße befestigt. Diese Befestigungen erlauben jedoch dem Herzen eine ziemliche Verschiebung, wie man besonders bei Exsudat in der linken Pleurahöhle und beim Schrumpfen der rechten Lunge beobachtet.

Die Lage des Herzens entspricht ungefähr der untern Hälfte des Brustbeins und den Knorpeln der dritten bis sechsten Rippe. Es ist größtenteils von den Lungen bedeckt, und nur ein kleiner Teil des Herzbeutels, hinter dem Brustbein und an dessen linker Seite, dem Knorpel der fünften Rippe entsprechend, grenzt unmittelbar an die Brustwand. Es ist dies die Stelle, die man bei Herzbeutelwassersucht zur Punktion wählen muß.

Da die großen Gefäßstämme der Brusthöhle, sowie die Nerven, die Luftröhre und Speiseröhre, sich vielfach untereinander durchkreuzen, so ist es recht schwer, sich ein richtiges topographisches Bild über diese Teile zu machen. Mit jedem Zoll weiter herunter ändert sich die Stellung der übereinander geschichteten Organe. Im allgemeinen liegen die dem Mediastinum angehörigen Teile in folgender Ordnung von vorn nach hinten. Hinter dem Brustbein: die atrophierte Thymusdrüse und die Cava superior, die sich aus den beiden Venae innominatae zusammensetzt; die Nervi phrenici; der Aortenbogen mit seinen drei Ästen: Anonyma, Carotis und Subclavia sinistra. Weiter hinten sodann die Luftröhre und die Bronchien, umgeben von den Lungenarterien, den Lungenvenen und Bronchialdrüsen; der Oesophagus, vor ihm der linke, hinter ihm der rechte Nervus vagus; die Aorta descendens, unten tritt der Oesophagus vor sie, während er oben hinter der Aorta liegt; die Vena azygos, der Ductus thoracicus und der Nervus sympathicus mit seinen Verzweigungen. Alle diese Teile können z. B. bei den infolge von Oesophagusperforation im hintern Teil des Mediastinum entstehenden Abscessen in Frage kommen. Tuberkulöse Bronchialdrüsen können die daselbst gelagerten Organe drücken und arrodieren: so sah man Dysphagie und Durchbruch der tuberkulösen Massen in die großen Gefäße entstehen. Erst in jüngster Zeit hat man es unternommen, das Mediastinum anticum zur Unterbindung der großen Gefäße und zur Exstirpation retrosternaler Tumoren frei zu legen; man muß dann ein großes Stück vom Brustbein, von einer oder von mehreren Rippen, vielleicht auch vom Schlüsselbein wegnehmen.

VIERTE ABTEILUNG.

Bauch.

I. Bauchwand.

Bauchrippen. Fascien und Muskeln. Gefäße und Nerven der Bauchwand. Leistenkanal. Leistenbruch. Schenkelkanal. Schenkelbruch. Nabelring.

Bauchrippen.

Die sechs unteren Rippen gehören zum Teil der Bauchwand an; sie dienen den Bauchmuskeln und dem Zwerchfell zur Insertion. Durch die Anheftung des Zwerchfells an der Hinterseite der falschen Rippen formiert sich die Grenze zwischen Brust- und Bauchraum; innen sieht man die Zacken des M. transversus zwischen die Zacken der Zwerchfellinsertionen eingreifen.

Die oberen Baucheingeweide, Leber, Magen, Milz, sind zum guten Teil von den Bauchrippen bedeckt. Eine Kontusion in der Höhe des Bauchrippenteils kann demnach diese Baucheingeweide in Gefahr bringen. Auch die Niere liegt mit ihrer obern Spitze hinter den zwei untersten Rippen, eine Verletzung dieser Rippen könnte also auch die Niere nebst Pleura und Lunge treffen.

Fascien und Muskeln der Bauchwand.

Man hat am Bauch, wie auch an anderen Körperstellen, so manche unnötige Namen für Fascien, zum Teil für solche, welche in Wirklichkeit gar nicht existieren, geschaffen. Das gilt ganz vorzugsweise von der sogenannten Fascia superficialis der Unterbauchgegend. Was man so benannt hat, ist nur eine blätterige Bindegewebeschicht, welche die Gefäße und Lymphnetze hinter der festeren subkutanen Fettschichte begleitet; die Textur einer Fascie findet sich hier nicht. Ebenso verhält es sich mit der sogenannten Fascia peritonei; es sind dies blätterige Lagen von subserösem Bindegewebe, welche den Namen einer Fascie nicht mit Recht erhalten können. Mit weit mehr Recht ist die Fascia transversalis, d. h. die innere Muskelscheide für den M. transversus abdominis, als Fascie dargestellt worden, obwohl genau betrachtet auch diese Bezeichnung ziemlich überflüssig erscheint, da die Fascia transversalis keine für sich bestehende Membran bildet, sondern mit der Transversussehne verwachsen ist und keine andere Bedeutung hat als die eines Perimysiums und einer Befestigung für den M. transversus. Wir werden weiter unten sehen, daß auch die Annahme einer Fascia propria für die Unterleibsbrüche auf unrichtigen Voraussetzungen beruht, und daß es zu falschen Schlüssen führt, wenn man diese Fascia propria als eine wirkliche Fascie betrachten will.

Die Muskelmasse der Bauchwand setzt sich beiderseits zusammen aus dem geraden Bauchmuskel, welcher die Mitte bildet, sodann aus der dreifachen Schichte der beiden schiefen und des queren Bauchmuskels, und endlich aus dem Quadratus lumborum und Latissimus dorsi, welche sich nach hinten, zwischen den falschen Rippen und dem Darmbein, anschließen. — Der hintersten Seite der Bauchwand entsprechen die Lendenwirbel und die Darmbeine, nebst den dazu gehörigen Muskeln, Sacrolumbalis, Psoas und Iliacus.

Die Recti erstrecken sich, in ihre feste Scheide eingehüllt und vorne durch die Inscriptiones tendineae mit ihr verwachsen, vom Brustbein zum Schambein. Ihre Scheide erhalten die Recti dadurch, daß die drei seitlichen Muskeln sich zu einer gemeinsamen sehnigen Fascie vereinigen, welche den Rectus zwischen ihre beiden Blätter nimmt. Unten schließt sich dem Rectus der Pyramidalis an, der mit ihm in dieselbe Scheide eingeschlossen ist und sich an dieser Scheide inseriert. In der Mittellinie bildet sich, vermöge der Durchkreuzung der von beiden Seiten kommenden aponeurotischen Fasern der Vagina recti, die Linea alba. Die unterste Partie des Rectus hat auf ihrer hintern Seite keine Scheide, die Sehne des Rectus verwächst aber an ihrem untern Rande mit der gemeinschaftlichen

Sehne des Transversus und Obliquus und mit der innern Bauchmuskelfascie, der Fascia transversalis.

Die drei seitlichen Bauchmuskelschichten unterscheiden sich durch die verschiedene Richtung ihrer Fasern: der Obliquus externus zieht von oben und außen nach unten und innen; der Obliquus internus breitet sich fächerartig aus, dergestalt, daß seine oberen Fasern noch oben und innen, die mittleren quer und die unteren in absteigernder Richtung verlaufen; die Fasern des dritten Muskels, des Transversus, liegen horizontal. Die zweite und dritte Schichte verschmelzen am untern Rande miteinander. Die verschiedene Faserrichtung der beiden Obliqui und des Transversus dient zur Orientierung, wenn man in der seitlichen Bauchgegend operiert. Die Muskeln sollen nicht mit einem Zug, sondern Schicht für Schicht durchtrennt werden, und vor Allem muß man auf die hintere glänzende Fascie des M. transversus achten, denn sobald dieselbe durchschnitten ist, liegt das Peritoneum zu Tage. Diese Verhältnisse sind bei allen Bauchschnitten, namentlich aber bei der Unterbindung der Aa. iliacae und bei den übrigen extraperitonealen Operationen zu berücksichtigen. (Vgl. S. 122.)

Der Obliquus externus reicht nach hinten nicht bis zu den Wirbeln, sondern er zieht sich von der letzten Rippe zur Crista ossis ilei herab. In der obern Lumbalgegend legt sich der Latissimus dorsi über den Rand des obliquus her. Unten, am Darmbein, ist eine kleine, dreieckige Lücke zwischen den beiden genannten Muskeln, das Trigonum Petiti. Auch in der Gegend der zwölften Rippe findet sich bei manchen Menschen eine Lücke in der Bauchwand; dieselbe ist nach vornen vom Obliquus externus, nach hinten vom Latissimus dorsi, nach oben vom Serratus posticus inferior und nach unten vom Obliquus internus begrenzt (Rhombus Leshafti). Durch diese Lücken suchen sich zuweilen Abcesse und Hernien einen Weg. Der Quadratus lumborum bekommt einen aponeurotischen Überzug von den beiden Blättern der Sehne des Obliquus externus. Nach vornen und außen vom Quadratus lumborum befindet sich die Stelle, wo man auf das Colon und die Niere eindringen kann, ohne das Bauchfell zu verletzen (Fig. 50 u. 60). Etwas ganz Gewöhnliches ist es, daß man die drei seitlichen Bauchmuskeln am Rand der Darmbeinschaufel einschneiden muß, um einem von der Wirbelsäule stammenden tuberculösen Senkungsabsceß oder einem perityphlitischen Absceß Luft zu schaffen.

Gefäße und Nerven der Bauchwand.

Zwischen der vordern Bauchwand und deren Peritoneum hin ziehen beim Foetus die beiden von den Aa. hypogastricae stammenden Nabelarterien und die zur Leber ziehende Nabelvene. Alle diese Gefäße obliterieren nach der Geburt und persistieren als solide Stränge, und zwar die ersteren als Ligg. vesico-umbilicalia lateralia und die letztere als Lig. teres hepatis. Außer den genannten drei Ligamenten verläuft aber noch ein viertes zum Nabel hin: das Lig. vesico-umbilicale medium, welches dem verödeten Urachus entspricht.

Die Epigastrica externa gehört ihrem Ursprung nach schon dem Schenkel an (Fig. 51). Bei einem Bruchschnitt, zumal beim interstitiellen Leistenbruch, ebenso bei Unterbindung der A. cruralis in der Gegend des Poupartschen Bandes, kann der Anfangsteil dieser Arterie unter das Messer kommen. Weiter oben wird die Ader wegen ihrer Kleinheit bedeutungslos.

Die Epigastrica interna (Fig. 54) verläuft von der Schenkelringgegend nach der hintern Seite des M. rectus, dem sie zur Ernährung dient. Sie begiebt sich, etwa handbreit über der Symphysis, hinter die Scheide des Rectus und zieht zwischen dem Rectus und seiner Scheide nach der Brustbeingegend hinauf, wo sie mit den Endästen der Mammaria interna anastomosiert. Wollte man die Epigastrica zwischen dem Schenkelring und dem Rectus unterbinden, so würde die Bauchwand in dieser Gegend bis aufs Peritoneum durchschnitten werden müssen. — Bei einem Bauchstich oder Bauchschnitt soll natürlich die Linie, in welcher die A. epigastrica läuft, vermieden werden; es ist dabei nicht nur die Gefahr der Verblutung, sondern auch die eines schädlichen Blutergusses in die Bauchhöhle zu berücksichtigen. Die letztere Bemerkung gilt auch für die beiden Venen, welche die A. epigastrica begleiten; dieselben liegen zu beiden Seiten der Arterie. — Die beiden Zweigchen, weche die A. epigastrica an ihrem untersten Teil abgiebt, die Pubica und Spermatica externa, sind so klein, daß sie kaum von chirurgischer Seite Erwägung verdienen. Doch könnte der Schambeinzweig bei einem hohen Steinschnitt und der Samenstrangzweig bei einer Kastration zum Spritzen kommen.

Die Circumflexa ilei (Fig. 54) zieht sich hinter den Bauchmuskeln zum Rande des großen Beckens, um dort mit der Iliolumbalis zu anastomosieren.

Auch die A. iliolumbalis, von der Hypogastrica entspringend (Fig. 64), kann noch als zu den Gefäßen der Bauchwand gehörig angeführt werden. Sie verläuft hinter dem Iliopsoas nach dem Quadratus lumborum hin.

An der Rückseite des Unterleibs liegt die Aorta, welche

Fig. 50.

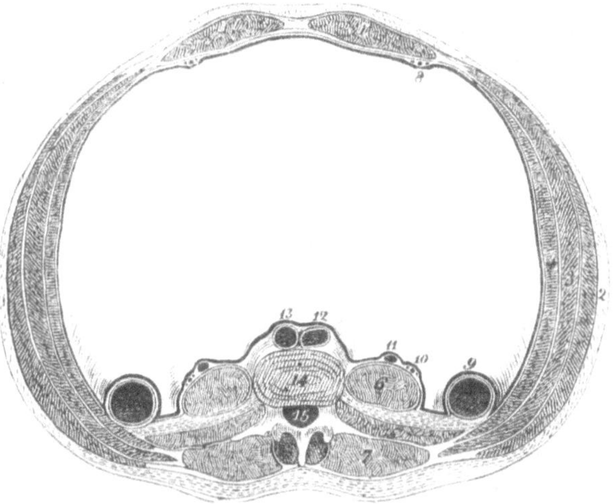

Querdurchschnitt der Bauchwand in der Mitte der Lendengegend. 1. Rectus. 2. Obliquus externus. 3. Obliquus internus. 4. Transversus. 5. Quadratus lumborum. 6. Psoas. 7. Sacrolumbalis etc. 8. A. und V. epigastrica. 9. Colon. 10. A. und V. spermatica. 11. Ureter. 12. Cava. 13. Aorta. 14. Wirbelkörper. 15. Rückenmarkshöhle.

dort gegen die Wirbelsäule komprimiert werden kann. Seitlich über dem Psoas verlaufen die A. spermatica (beziehungsweise A. ovarii) nebst Vene (Fig. 50. u. 60). Noch weiter hinten verlaufen die Arteria und Vena iliaca, beide nach oben konvergierend.

Die Venen der vordern Bauchwand haben nichts für die Chirurgie besonders Bemerkenswertes, außer etwa der über den Schamberg herüberlaufenden Anastomose zwischen den beiden äußeren Bauchdeckenvenen. Bei Verstopfung der einen Vena iliaca sieht man diesen Verbindungszweig sich ausdehnen, das Blut muß dann von der Saphena der einen Seite über den Schamberg herüber zur Saphena der andern Seite seinen Weg suchen.

Für die Innervation der Bauchdecken und der Bauchmuskeln sorgen teils die fünf unteren Interkostalnerven, teils eine Anzahl Zweige des Plexus lumbalis, der Ileohypogastricus, Lumboinguinalis, Ileoinguinalis, Genitocruralis. Die Interkostalnerven ziehen sich zwischen Transversus und Obliquus schief nach vorne bis in den Rectus. Fast dieselbe Richtung hat in der Lenden- und Leistengegend der Ileohypogastricus (Fig. 61). Der Lumboinguinalis tritt mit den Schenkelgefäßen unter dem Leistenband durch und verzweigt sich auf der Innenseite des Oberschenkels. Der Ileoinguinalis (Fig. 55) läuft vor dem Samenstrang und parallel demselben herab. Der Genitocruralis kommt außen am Leistenkanal heraus und verzweigt sich im Scrotum.

Leistenkanal.

Der Leistenkanal wird dadurch formiert, daß die Bauchmuskeln an ihrem untern Rand den Samenstrang schief zwischen und hinter sich durchtreten lassen. Durch die Öffnung in der Fascia transversalis (hinterer Bauchring), zwischen den hier vereinigten Fasern des Transversus und Obliquus internus und unter dem Rande des letztern Muskels durch, treten die zum Samenstrang gehörigen Teile in den Leistenkanal herein, und durch die Lücke zwischen beiden Sehnenpartien des Obliquus externus (vorderer Bauchring, Leistenring) kommt der Samenstrang heraus. Der Kanal selbst ruht auf dem Lig. Poupartii, an welchem sich vorn der Obliquus externus und hinten der Obliquus internus nebst dem Transversus inserieren und so den Samenstrang zwischen sich nehmen. Die Länge des Kanals beträgt etwa drei Centimeter. Seine Richtung ist dem Lig. Poupartii parallel. (Fig. 57.)

Der Obliquus internus schickt einen Teil seiner Muskelfasern in Form länglicher Schlingen auf dem Samenstrang herab; diese Muskelfasern bilden den Aufhebemuskel des Hodens, den Cremaster. Über den Samenstrang hin verläuft im Leistenkanal ein feiner Nerv, der Ileoinguinalis (Fig. 55). Mit dem Verlauf des Samenstrangs und Leistenkanals kreuzt sich die A. epigastrica, sie geht schief nach innen und oben, während der Leistenkanal schief nach innen und unten gerichtet ist; sie läuft ziemlich nahe am hintern Eingang des Leistenkanals, an der medialen Seite desselben vorbei. Der vordere Bauchring liegt also nach innen, der hintere nach außen von der Richtungslinie der Epigastrica.

Von dem Leistenring aus tritt der Samenstrang in das Scrotum hinab; einige fibröse Fasern, eine feine, fascienartige Fortsetzung des Perimysiums vom Obliquus externus, bedecken denselben. Die Teile des Samenstrangs, also Vas deferens, Venen, Arterien, Nerven, werden durch eine fibröse Scheide zusammengehalten; manche Anatomen betrachten diese Scheide als eine Fortsetzung der Fascia transversalis (vgl. S. 131).

Beim Weib zieht sich durch den Leistenkanal das Lig. teres uteri, dessen Fasern in die Schamlippengegend ausstrahlen.

Leistenbruch.

Die Brüche des Leistenkanals (äußere Leistenbrüche) sind fast immer angeboren. Sie beruhen darauf, daß der Fortsatz des Bauchfells, in welchem der Hoden herabtritt, sich nicht gehörig abschließt, sondern mit der Bauchhöhle in Kommunikation bleibt. Man beobachtet diesen Bildungsfehler in den verschiedensten Graden. Die Abschließung kann ganz unterbleiben; die Eingeweide, welche nachdringen, kommen in diesem Fall in denselben serösen Raum mit den Hoden zu liegen. Dies ist aber die seltenere Form: das Gewöhnliche ist, daß zwar unmittelbar über dem Hoden eine Obliteration des Processus vaginalis zustande kommt, weiter oben aber nicht; es bildet sich auf diese Art ein angeborener Leistenbruch, bei welchem sich der Hoden nicht in derselben Höhle mit den austretenden Eingeweiden findet (Hernia funiculi vaginalis). Zuweilen erstreckt sich der angeborene Bruch nur bis zum Leistenring; er wird alsdann interstitieller Bruch genannt. Ein solcher interstitieller Bruch liegt zwischen dem Obliquus externus und internus; bei Vergrößerung des interstitiellen Bruchs werden diese beiden Muskeln beträchtlich auseinandergetrieben. Es kann sich aber auch ereignen, daß der Hoden innen bleibt und das Peritoneum an ihm vorbei einen Bruchsack vorstülpt; oder der Leistenring bleibt so weit offen und der Hoden so verschiebbar, daß man den letztern jeden Augenblick wieder nach innen zurückschieben kann. Alle diese

Möglichkeiten sind natürlich bei einer Operation sorgfältig zu beachten.

Auch beim weiblichen Geschlecht kommen zuweilen angeborene Leistenbrüche vor, welche auf mangelhafter Obliteration des Nuck'schen Divertikels beruhen. Die Brüche dieser Art können den Eierstock enthalten.

Für die Heilung der angeborenen Leistenbrüche ist der Umstand von Wichtigkeit, daß der Leistenkanal mit dem Wachstum seine Richtung ändert; beim Neugeborenen läuft er fast gerade von hinten nach vorn durch die Bauchwand, später nimmt er die schiefe, von außen nach innen gehende Richtung an. Je mehr er sich in dieser Art verschiebt, desto eher ist wohl Heilung zu hoffen. Die schiefe Stellung erteilt dem Leistenkanal eine klappenartige Struktur: durch das Andrängen der Eingeweide kann der Leistenkanal, wenn er gehörig schief ist, verengt und zusammengedrückt werden, ähnlich wie die Einmündung der Ureteren in die Blase vermöge ihrer schiefen Stellung einen Klappenmechanismus zeigt.

Die Brüche, welche durch den Leistenkanal gehen, nennt man äußere, im Gegensatz zu den inneren oder direkten Leistenbrüche, welche gerade von hinten nach vornen durch den vordern Bauchring herauskommen. Die Sehne des Transversus, welche sich unmittelbar hinter dem vordern Bauchring herspannt, ist oft an dieser Stelle ziemlich schwach entwickelt; weichen nun ihre Fasern auseinander oder werden sie erschlafft und atrophisch, so entsteht hier eine Lücke, in welche das Bauchfell sich herausstülpen kann. Die Brüche, welche so entstehen, haben die Arteria epigastrica auf ihrer äußern Seite, während die Brüche des Leistenkanals (die äußeren Leistenbrüche) die Epigastrica nach innen von ihrer Bruchpforte liegen lassen. Die inneren Leistenbrüche unterscheiden sich auch noch dadurch von den äußeren, daß sie nicht von der Fascie des Samenstrangs und nicht vom Cremaster überzogen sind; sie haben ferner weniger Neigung in den Hodensack hinabzusinken, sondern bleiben häufig, ohne sich viel zu vergrößern, in der Höhe des Leistenrings stehen. Sie sind auch nicht mit dem Samenstrang verwachsen, sondern nur neben ihm eingebettet. Der Samenstrang liegt bei beiderlei Arten von Leistenbrüchen in der Regel hinter dem Bruchsack, jedoch beim äußern mehr nach innen, beim innern eher nach außen.

Die Hüllen eines äußern Leistenbruchs bestehen aus denselben Schichten, welche den Samenstrang umgeben; man kann demnach zwei Schichten deutlich unterscheiden: 1) die äußere Bruchfascie, welche sich mit dem Permyeium des Obliquus externus fortsetzt und häufig hypertrophiert angetroffen wird; 2) die Fascie des Samenstrangs, welche mit dem Cremaster zusammen von den beiden inneren Muskeln aus ihren Ursprung nimmt. Die letztere Schichte kann noch dick, mit subperitonealem Fett

Fig. 51.

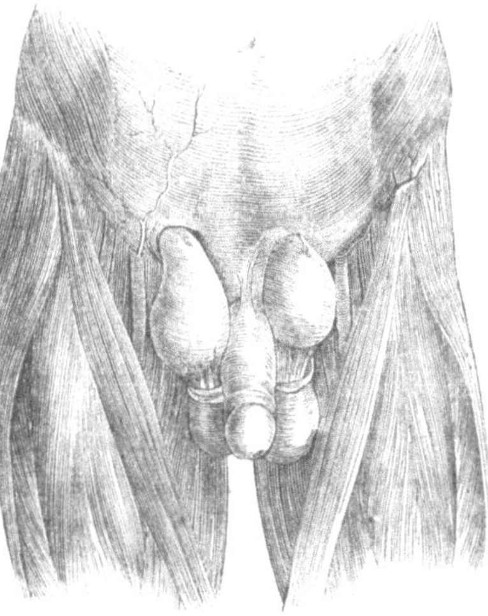

Zwei Leistenbrüche, ein äußerer rechtsseitiger und ein innerer auf der linken Seite des Cadavers gelegener. Der Verlauf der A. epigastrica ist auf beiden Seiten angedeutet. Man sieht auch die A. epigastrica externa der rechten Seite. Die Fasern des Cremaster laufen beim äußern Leistenbruch vornen am Bruchsack herunter, während sie der andern Seite, bei dem innern Leistenbruch, hinter dem Bruchsack sich hinziehen.

unterlegt, oder dünn und in nächster Verbindung mit dem Bauchfell befindlich getroffen werden. Ferner ist noch als sehr wichtig hervorzuheben, daß beim äußern Leistenbruch die Teile des Samenstranges, und zwar namentlich die Venen und Nerven, anstatt einen Strang miteinander zu formieren, sich fächerförmig auf dem Bruchsack auszubreiten pflegen.

Die einklemmende Stelle bei den Leistenbrüchen kann an verschiedenen Stellen ihren Sitz haben. Beim äußern Leistenbruch kann es der hintere oder der vordere Ring sein, wo die Einklemmung stattfindet; freilich ist es in vielen Fällen keiner von beiden, sondern der Bruchsackhals. Bei tief liegendem Bruchsackhals genügt es zur Hebung einer Einklemmung nicht, daß man den ganzen Leistenkanal gespalten hat, sondern es muß dann der Bruchsack noch möglichst vorgezogen und sein Hals bloßgelegt und erweitert werden.

Von außen, bei unverletzter Haut, ist es im Fall der Einklemmung nicht immer möglich, den äußern Leistenbruch von dem innern sicher zu unterscheiden; man muß deshalb bei einer Leistenbruchoperation den Schnitt so einrichten, daß er weder in dem einen noch in dem andern Fall eine Arterie verletzen kann; d. h. man muß im Zweifelsfalle weder nach innen noch nach außen schneiden, sondern gerade nach oben, parallel mit der Epigastrica. Wo man es gewiß mit einem äußern Leistenbruch zu thun hat, wird man nach außen schneiden, und wenn man sicher ist, einen innern vor sich zu haben, müßte nach innen zu die Erweiterung vorgenommen werden.

Schenkelring und Schenkelbruch.

Der Schenkelring (im weitern Sinn) wird dadurch gebildet, daß unter dem Lig. Poupartii, zwischen diesem und dem Schambein, medianwärts vom Ileopsoas, ein Raum bleibt, in welchem die Arteria und Vena cruralis ihren Verlauf haben. Neben der Vene, nach innen von ihr, gehen die Lymphgefäße durch; dieser kleine dreieckige Raum zwischen der Schenkelvene, dem Poupartschen Band und dem Schambein wird durch eine, bald fester, bald lockerer gewebte Faserschichte geschlossen, welcher J. Cloquet den Namen Septum crurale gegeben hat. Durch eine Lücke in diesem Septum (Schenkelring im engern Sinn) kommen die Schenkelbrüche hervor (Figg. 52 bis 57). Das Septum crurale ist also die eigentliche Pforte für den Schenkelbruch, und die Lücke im Septum bildet gewöhnlich den Sitz der Einklemmung dieser Brüche; hieraus ergiebt sich die große Wichtigkeit dieses Teiles für die chirurgische Anatomie, und es muß daher dem Septum crurale eine ausführliche Darstellung gewidmet werden.

Man darf sich das Septum crurale nicht als eine regelmäßige Faserlage oder als eine förmliche Membran vorstellen, sondern nur als ein Netzwerk von allerlei Fasern, welche teils dem Leistenband und der Fascia transversalis des Bauches, teils der Plica von der Schenkelfascie, teils der Fascia ileopectinea sich anreihen.

Bei manchen Individuen ist das Septum crurale stark entwickelt und so fest, daß man kaum den Finger von außen in den Bauchraum hineindrücken kann; bei vielen ist es so schwach, daß der Finger mit ganz leichtem Druck bis zum Bauchfell eindringt. Bei letzteren wird die Bildung eines Schenkelbruchs um so leichter erfolgen können. Auch die Größe des Raumes für das Septum crurale ist bei den einzelnen Individuen sehr verschieden. Bei Weibern ist es bedeutend größer als bei Männern; hieraus hat man die größere Häufigkeit des Schenkelbruches bei den Weibern abgeleitet.

Fig. 52.

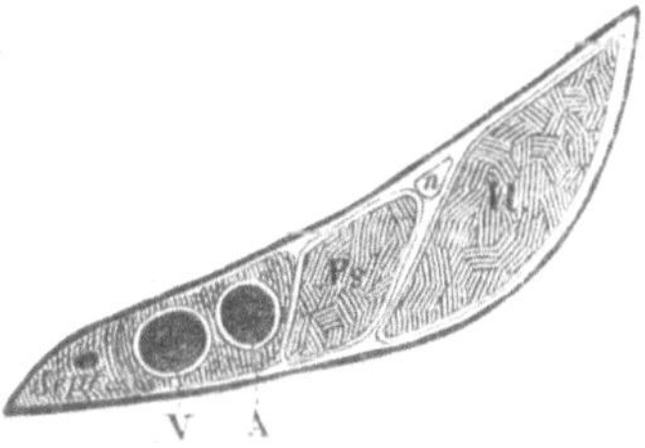

Schematischer Durchschnitt des Raums zwischen dem vordern Beckenrand und dem Poupartschen Band. Man sieht im Durchschnitt den Illacus, Psoas, den N. cruralis, alle drei von der Fascia iliaca bedeckt; ferner die Arterie und Vene, das Septum mit einem kleinen Loch für die Lymphgefäße.

Nächst dem Septum crurale ist besonders die Plica falciformis und ihre Insertion ans Leistenband von großer Wichtigkeit für den Schenkelring und Schenkelbruch. (Fig. 57.) Die Plica schließt sich dem Leistenband und dem Septum crurale an, und an der Außenseite des Schenkelringes bildet sie dann, zumal wenn sie breit entwickelt ist, gleichsam einen zweiten Bogen, unter dem die Schenkelbrüche durchpassieren müssen. Angenommen, die Lücke im Septum wäre weit und die Plica straff gespannt, so könnte die Plica das Einklemmungsorgan für den Schenkelbruch darstellen. In manchen Fällen von Anomalie der Plica, wenn sie z. B. einen sehr steilen Verlauf hat, ist es leicht begreiflich, daß die Plica für sich ohne das Septum zum einklemmenden Teil werden mag.

Will man das Septum crurale genauer studieren, so muß man das Poupartsche Band nebst der Plica ganz wegnehmen. Man erkennt alsdann jene Partie des Septum crurale, welche die Engländer das Hey'sche Ligament oder auch das tiefe Ligament nennen. Es sind querlaufende Fasern, die sich vom Schambein herüberspannen; ein Teil derselben geht auch über die Schenkelgefäße mit weg und setzt sich an die Fascia lata an; ein anderer Teil geht zwischen der V. cruralis und den Lymphgefäßen nach der Fascia ileopectinea. Diese letzteren Fasern sind es, welche vorzugsweise den Schenkelbruch einengen, sich aber auch leicht dehnen oder durch stumpfe Ge walt zerreißen lassen.

Die gewöhnlichen Schenkelbrüche treten also wie gesagt durch ein Loch im Septum, und nicht, wie früher gelehrt worden ist, zwischen dem Septum und der Vene durch. Zwischen dem Bruch und der Vene befindet sich demnach immer ein Teil der Septumfasern. Daher wird auch die Schenkelvene von dem Bruch nicht komprimiert, und nur in ganz seltenen Fällen ist eine Erweiterung der Saphena oder eine Ödem des Beines, durch Schenkelbrüche veranlaßt, beobachtet worden. —

Fig. 53.

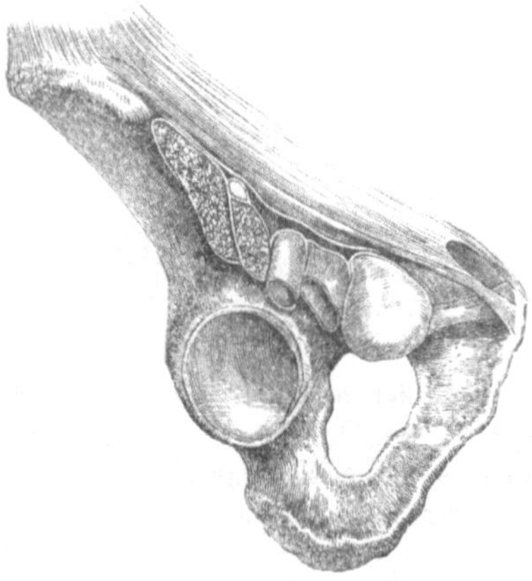

Präparat eines Schenkelbruches. Man sieht nach außen von dem Bruchsack die V. und A. cruralis, den Psoas und Iliacus und den N. cruralis, sämtlich im Durchschnitt.

So einfach an sich die Anatomie des Schenkelringes ist, so hat sie doch durch die komplizierte Darstellung und Benennung große Schwierigkeit für das Verständnis erhalten. Zur bessern Übersicht folgt hier eine Reihe von Definitionen für die verschiedenen gebräuchlichen Benennungen.

Schenkelring: der dreieckige Raum zwischen dem Gimbernatschen Band und der Gefäßscheide. Einige Autoren, z. B. Malgaigne, bezeichnen die ganze Lacuna vasorum, also den Raum zwischen dem Gibernatschen Band und dem Psoas als Schenkelring.

Schenkelkanal: der Raum neben der Schenkelvene,

vom Poupartschen Band bis zur Vena saphena. Er hat nach vornen die oberflächliche Platte der Fascia lata, nach hinten das Schambein und die den M. pectineus überziehende Fascia iliopectinea, nach innen das Gimbernatsche Band, nach außen die Vena cruralis.

Plica falciformis: der mediale Rand des ans Poupartsche Band sich ansetzenden, oberflächlichen Blattes der Fascia lata. Die Schenkelfascie bildet hier einen bald mehr, bald weniger vorspringenden Bogen, der vom Gimbernatschen Band anfangend (oberes Horn) sich nach außen wendet und um die Eintrittsstelle der Vena saphena herum sich wieder etwas einwärts krümmt (unteres Horn).

Fig. 54.

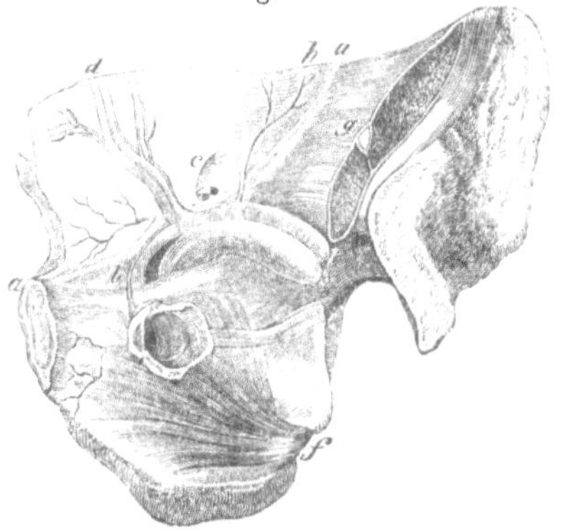

Ansicht des Schenkelringes sowie auch des hintern Leistenringes und der Hernia obturatoria von hinten her. *a. a.* Lig. Poupartii. *b.* Lig. Gimbernati. *c.* Eingang des Leistenkanals. *d.* A. und V. epigastrica. *e.* A. und V. obturatoria. *f.* M. obturator internus. *g.* N. cruralis. *h.* A. circumflexa ilei.

Fovea ovalis: die vertiefte Stelle, welche von der Plica falciformis umgeben und durch die dünne Lamina cribrosa bedeckt ist, und wo die oberflächlichen Lymphdrüsen des Schenkels um den Eintritt der Vena saphena herum liegen.

Lamina cribrosa: das oberflächliche Blatt der Fascia lata, welches die Schenkelgefäße unter dem Poupartschen Band deckt; es heißt so wegen der Maschen und Löcher, wodurch kleine Venen und Lymphgefäße, auch Fettpartien durchdringen (Fig. 57).

Ligamentum Gimbernati: der vordere, lateralwärts gerichtete Teil der Schambeininsertion des Poupartschen Bandes.

Ligamentum pubicum Cooperi: ein Teil der Fascia ileopectinea und des Septum crurale, welcher auf dem Schambein liegt; nach innen hängt er mit dem Gimbernatschen Band und nach oben und hinten mit der Fascia transversa zusammen.

Cruralscheide. Unter diesem Namen begreifen A. Cooper und andere englische Autoren den Teil der Schenkelfascie (das oberflächliche Blatt), der die Schenkelgefäße unterhalb des Poupartschen Bandes zudeckt (Fig. 56). Innerhalb dieser Scheide

Fig. 55.

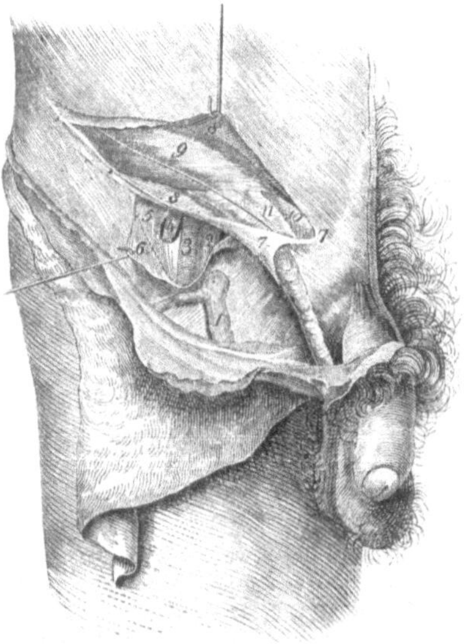

Man sieht hinter dem durchschnittenen Obliquus externus den untern Rand des Obliquus internus und den Nervus ilioinguinalis; hinter dem letztern den Samenstrang. Unter dem Poupartschen Band ist das oberflächliche Blatt der Fascia lata abgetrennt und zur Seite gezogen. Man erkennt den Durchgang der Vena saphena durch dieses Blatt. Ins tiefe Blatt der Fascia ist ein Loch geschnitten, um den N. cruralis zeigen zu können. 1. Vena saphena. 2. V. cruralis. 3. A. cruralis. 4. N. cruralis. 5. Fascia lata. 6. Oberflächliches, nach außen umgeschlagenes Blatt der Fascia lata. 7. 7. Schenkel des Leistenrings. 8. 8. Innere Seite des Obliquus externus. 9. Obliquus internus. 10. Innere Seite des Obliquus internus. 11. Fascia transversa.

haben die Cruralgefäße noch ihre besondere Scheide. Die Cruralscheide der Engländer ist also die äußere oder die Cruralscheide im weitern Sinn.

Fascia propria des Schenkelbruches (Cooper). Die Schenkelbrüche haben eine eigentümliche Art von Fascie, in welcher der Bruchsack eingebettet ist; das Eigentümliche dieser Fascie besteht in der glatten Beschaffenheit ihrer innern Auskleidung, in der geringen Verwachsung, welche zwischen der Schenkelbruchfascie und dem subserösen Gewebe des Bruchsackes gebildet ist. Man begreift diese Formation nur dann, wenn man die verschiedene Entstehung der Schenkel- und der äußeren Leistenbrüche miteinander vergleicht. Die äußeren Leistenbrüche sind fast immer angeboren, das Peritoneum des Leistenbruchsackes ist angewachsen, es hat seine natürlichen, ursprünglichen, sehr intimen Verbindungen mit dem Samenstrang, es ist eben mit demselben verwachsen. Das Peritoneum des Schenkelbruchsackes dagegen ist nicht fest verwachsen mit dem umgebenden Gewebe, sondern nur eingebettet, der Sack ist also leicht stumpf auszuschälen. Der Bruchsack liegt oft mit einer so glatten, sogar glänzenden Außenfläche, aus subserösem Fett und einem feinen bindegewebigen Überzug bestehend, in seinem Bette, der Fascia propria, daß er schon hundertmal von den operierenden Chirurgen für eine Darm- oder Netzpartie gehalten wurde. Es ist schon manches Unglück aus der Unkenntnis dieser Verhältnisse entstanden.

Fig. 56.

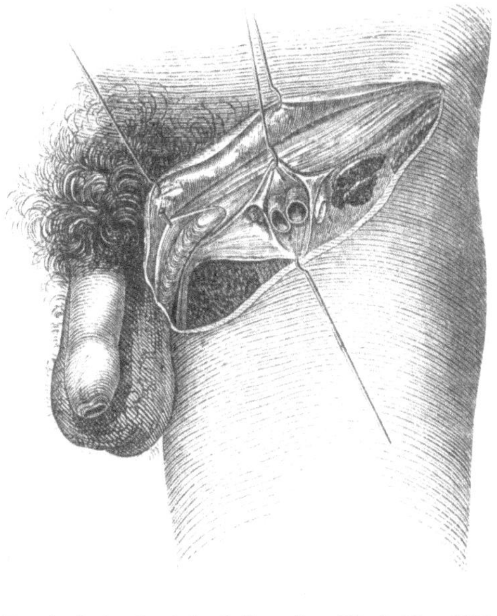

Durchschnitt des Schenkelkanals. Die beiden Blätter der Fascia lata sind auseinandergezogen.

Am innern Eingang des Schenkelringes entspringt aus der A. cruralis die Epigastrica, um von hier nach oben in der Richtung nach dem Nabel hin zu verlaufen; die Obturatoria zieht sich, wenn sie, wie dies manchmal geschieht, aus der Cruralis oder der Epigastrica kommt, direkt nach hinten und innen, am Schambein hin, zum Foramen obturatorium;

nur ausnahmsweise verläuft sie so, daß sie einen Bogen um den Eingang des Schenkelkanals herum beschreibt.

Will man die Brucheinklemmung im Schenkelring durch einen erweiternden Schnitt aufheben, so hat man sich an die Lage der Schenkelvene uud der Epigastrica interna, an den Samenstrang und an die Anomalien der Obturatoria zu erinnern. Freilich ist die Gefahr einer Arterienverletzung in allen Fällen sehr gering, weil die Arterien tiefer liegen und man also vor Verletzung sicher ist, wenn man das Knopfmesser nicht allzutief einführt. Bei einem medianwärts geführten Schnitt vermeidet man die Gefäße am sichersten; es ist deshalb alter Brauch, das Lig. Gimbernati einzuschneiden. Der Schnitt gewährt freilich nur wenig Erweiterung des Raumes. Will man bei einem männlichen Kranken nach oben schneiden, so muß man, ehe das Poupartsche Band getrennt wird, den Samenstrang vorher bloßlegen und nach oben ziehen lassen. Gewöhnlich ist übrigens, wie schon oben bemerkt wurde, eine Ausdehnung der engen Stelle nach außen hin mit dem Finger oder mit einem stumpfen Haken das ratsamste.

Fig. 57.

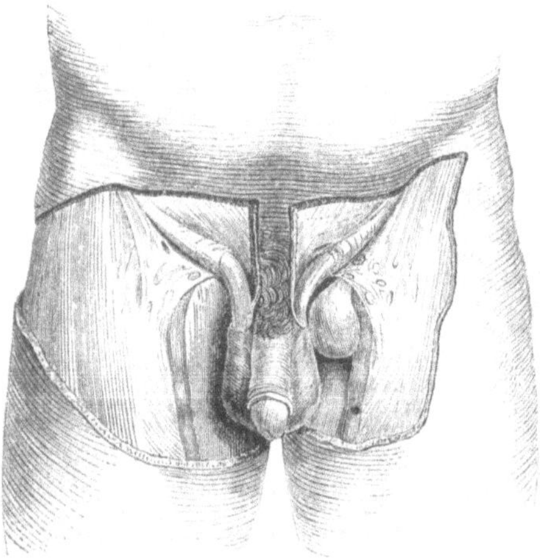

Ansicht der Schenkelbruchgegend nach Wegnahme von Haut, Fascia superficialis und Lymphdrüsen. Links ein Schenkelbruch hinter der Plica falciformis hervorkommend; in der Fascie sind die Löcher (vergrößert) zu sehen, welche ihr den Namen Lamina cribrosa verschafften. Man erkennt die Stelle, wo sich die Vena saphena hinter die Fascie begiebt.

Nabelring.

Der Nabelring besteht aus einer Lücke, welche die Fasern der Linea alba zwischen sich haben, um die obliterierten Nabelgefäße durchzulassen. Bei Neugeborenen und in den ersten Lebenswochen ist er noch weit; er schließt sich aber alsbald, während außen die Nabelnarbe sich bildet. Kommt die Schließung des Ringes nicht zu rechter Zeit zustande, so sieht man die Nabelbrüche der kleinen Kinder entstehen, indem das dehnbare Bauchfell eine Ausstülpung, meist in der Form eines Fingerhutes, erleidet. Die Brüche dieser Art sind ein ziemlich unschuldiges Übel; die meisten derselben verschwinden in den ersten Lebensjahren von selbst, und Einklemmung pflegt hier nicht vorzukommen.

Die angeborenen Nabelbrüche, meist Nabelschnurbrüche genannt, sind teils aus mangelhafter Obliteration des Bauchfellfortsatzes, der in der frühern Fötalperiode nach außen geht, teils aus mangelhafter Formation der Bauchwand zu erklären. Ihre Bruchpforte zeigt infolge des Auseinanderweichens der drei Nabelgefäße eine dreieckige Form, während die gewöhnlichen Nabelbrüche eine rundliche und die Brüche der Linea alba eine rautenförmige Pforte besitzen.

Erworbene echte Nabelbrüche kommen vorzüglich bei sehr fettleibigen Frauen vor. Ein solcher Nabelbruch kann aber leicht verwechselt werden mit einem in nächster Nähe entstandenen Bauchbruch, wie diese öfters in der Linea alba zu beobachten sind.

Bei der Operation eines eingeklemmten Nabelbruches wird man sich an folgende anatomische Momente erinnern müssen: 1) Das Bauchfell des Bruchsackes ist sehr dünn und pflegt an der Bruchpforte so fest angewachsen zu sein, daß ein äußerer Bruchschnitt nicht wohl ausführbar ist. 2) Nach oben und rechts wird man wegen des Lig. teres hepatis, das zuweilen Gefäße enthält, nicht einschneiden. 3) Das gewöhnlich verwachsene Netz wird im obern Teile des Bruches zu erwarten sein (vgl. S. 113). Bei mäßiger Füllung des Magens liegt das Colon ungefähr in Nabelhöhe. Es ist also auch nächst dem Netz zum Vorfall in Nabelbrüche disponiert, und es pflegt wenigstens straff gegen den Nabel hinfixiert zu sein, wenn es sich um Netzverwachsung im Nabelbruch handelt. Dann spannt sich das Mesocolon ähnlich einem zweiten Diaphragma quer durch die Bauchhöhle, und es kommt oberhalb desselben zu einer Einengung von Magen und Colon (Fig. 58), zu einer Einengung, welche die übelsten Magenbeschwerden und hartnäckige Stuhlverstopfung zur Folge haben kann.

Die Linea alba ist bei manchen dickleibigen Individuen sehr in die Breite gezogen und erschlafft oder geschwunden, so daß die Bauchhaut zwischen den auseinandergewichenen Mm. recti durch die Eingeweide in Form eines mehr oder weniger konvexen Hügels oder auch eines großen Sackes vorgetrieben wird. Die kleineren, mehr circumscripten Bauchbrüche folgen gewöhnlich einem der Gefäße, welche die Linea alba in der Nähe des Nabels durchbohren; diese kleine rautenförmige Öffnung erweitert sich in der Regel wohl unter dem Einfluß eines Fettknotens, der bei seiner Vergrößerung weiter vorwärts rückt und das Bauchfell nachzieht. Zum Nabelring hin ziehen die drei Blasen-Nabelbänder und das Lig. teres hepatis (vgl. S. 98). In seltenen Fällen findet man noch einen fünften, aber quer durch die Bauchhöhle zum Dünndarm hin verlaufenden Strang am Nabel inseriert: das Diverticulum Meckelii, der Rest des fötalen Ductus omphalo-mesentericus.

II. Bauchhöhle.

Bauchfell. Netz. Leber. Gallenblase. Milz. Pankreas. Magen. Dünndarm. Dickdarm. Nieren. Aorta abdominalis. Arteria iliaca.

Man teilt den Bauchhöhlenraum gewöhnlich in drei Gegenden: Ober-, Mittel- und Unterbauchgegend. In der Oberbauchgegend liegt der Magen, nach unten vom Magen das Colon transversum, zur Seite rechts die Leber nebst Gallenblase, links die Milz, hinten Pancreas und Duodenum, noch weiter hinten Aorta und Vena cava, seitlich davon die Nebennieren und die oberen Enden der Nieren. — In der Mittelbauchgegend liegt das Netz, der Querdarm mit seinem häufig nach unten hängenden Bogen, der Dünndarm, rechts das Colon ascendens, links das C. descendens; hinter dem Bauchfell die Nieren mit den Ureteren. — In der Unterbauchgegend liegen die Blase, der Uterus mit den Eierstöcken, der Samenstrang, die Arteria iliaca, der M. psoas und iliacus, die Flexura iliaca, endlich hinter den Dünndarmwindungen der Anfang des Mastdarmes.

Das Bauchfell ist mit der Bauchwand nur lose verwachsen, so daß es leicht davon weggedrängt werden kann. Diese Eigenschaft des Bauchfelles benutzt man bei manchen

Operationen, z. B. bei Unterbindung der Iliaca. Die Nabelgegend macht eine Ausnahme; dort sitzt das Peritoneum etwas fester auf der hintern Aponeurose des geraden Bauchmuskels auf, so daß man es nicht so leicht abpräparieren kann. Neben der Verschiebbarkeit zeichnet sich das Bauchfell auch durch Ausdehnbarkeit aus; beides kommt zur Geltung bei der Formation der Bruchsäcke, indem diese teils der Verschiebung, teils der lokalen Dehnung des Bauchfelles ihren Ursprung verdanken.

Einige der Baucheingeweide liegen zum Teil außerhalb des Bauchfelles, so daß man sie aufsuchen kann, ohne das letztere zu verletzen; es ist dies der Fall bei dem Duodenum und Pancreas, ferner bei dem Coecum (wenigstens nicht selten), bei dem Colon ascendens und descendens, und bei der Blase. Zuweilen trifft man solche nur halb vom Bauchfell überzogene Eingeweide (vgl. S. 119) sogar in einem Bruchsack liegend.

Fig. 58.

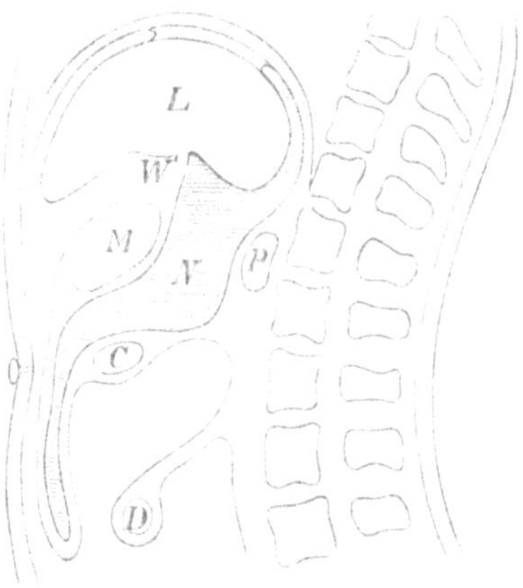

Schematische Darstellung der Topographie des Netzbeutels *(N)*. Man erkennt sein Verhältnis zu Leber *(L)*, Magen *(M)*, Colon *(C)* und Pancreas *(P)*. Bei *W* ist angedeutet, daß der Netzbeutel durch eine Öffnung im Lig. hepatico-gastricum (Foramen Winslowii) mit dem Hauptbauchfellraum in Verbindung steht.

Das Netz besteht in einer Falte des Bauchfells, in welche von hinten her ein zweiter Bauchfellbeutel, die Bursa omentalis, eingeschoben ist. Es ist also ursprünglich aus vier Blättern zusammengesetzt; dieselben verwachsen aber noch vor der Geburt, während die Bursa omentalis wie ein zwischen Leber, Magen, Colon und Pancreas eingeschalteter großer Schleimbeutel bestehen bleibt (Fig. 58). Die Lage des Netzes ist gewöhnlich so, daß es den größten Teil des Dünndarms vornen zudeckt. Bei Kindern reicht es kaum bis zum Nabel, und auch manche Erwachsene haben nur ein sehr kleines Netz, während bei anderen fast die ganze Masse der Därme vom Netz überdeckt ist.

Je mehr das Colon transversum einen Bogen nach abwärts beschreibt, desto weiter reicht auch das Netz herab. Von der rechten Grenze des Netzes hängt zuweilen ein isolierter zungenförmiger Fortsatz, das Omentum colicum Halleri, in die Bruchpforte hinein. Vermöge seiner Weichheit und Nachgiebigkeit

Fig. 59.

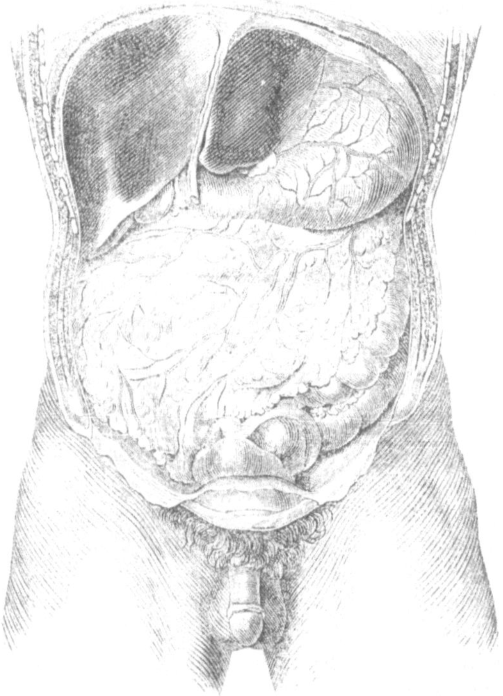

Die vordere Bauchwand samt den die Oberbauchgegend deckenden Rippen weggenommen und das Zwerchfell von seiner vordern Insertion abgetrennt. Man erkennt in der Oberbauchgegend den stark gefüllten Magen und die Leber mit ihrem Lig. suspensorium, Lig. teres und der Gallenblase; in der Mittelbauchgegend ist fast Alles vom Netz bedeckt; in der Unterbauchgegend sieht man die Blase mit ihrem halb vom Bauchfell überzogenen Teil über das Schambein vorragen.

ist nämlich das Netz fähig, in enge Bruchsäcke hineinzuschlüpfen; es faltet sich dann in verschiedener Weise in den Bruchsäcken zusammen und nimmt nicht selten eine birnförmige, knopfartige u. dergl. Form an. Die Nabelbrüche und Bauchbrüche enthalten vorzugsweise Netz, da bei ihnen die Gedärme erst hinter dem letztern sich hereindrängen können.

Infolge des Zusammenhanges, in welchem der Magen mit

dem Netz steht, können durch die Verziehungen und Verwachsungen des Netzes zuweilen Magenbeschwerden entstehen (vgl. S. 111). Wenn das Netz strangförmige Verwachsungen eingeht, oder wenn sich, wie zuweilen geschieht, Löcher in seinem Gewebe bilden, so kann dadurch die Bedingung zu einer Darmeinklemmung gegeben werden

Fig. 60.

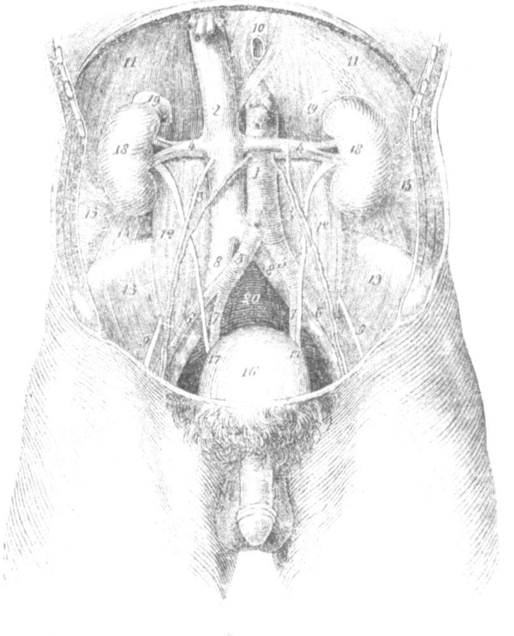

Die vordere Hälfte der Bauchwand samt den Eingeweiden weggenommen, um die an der hintern Bauchwand liegenden Teile sichtbar zu machen. 1. Aorta mit den abgeschnittenen Ursprüngen der A. coeliaca, der Mesenterica superior et inferior. 2. Vena cava, oben die abgeschnittenen Lebervenen. 3. Vena et A. spermatica (um der Deutlichkeit willen stärker als natürlich). 5. A. iliaca communis. 6. A. iliaca externa. 7. A. iliaca interna. 8. Vena iliaca communis. 9. N. cruralis. 10. Oesophagus, abgeschnitten. 11. Zwerchfell. 12. Psoas. 13. Iliacus. 14. Quadratus lumborum. 15. Transversus abdominis. 16. Blase. 17. Harnleiter. 18. Niere. 19. Nebenniere. 20. Aushöhlung des Kreuzbeins; das Rectum weggeschnitten.

Die **Leber** wird fast ganz von den Rippen bedeckt; sie ist ans Zwerchfell befestigt und steigt bei den Atembewegungen und beim Wechsel von liegender zu aufrechter Körperstellung mit diesem auf und ab, so daß ihr unterer Rand bald mehr, bald weniger mit dem Rand der Rippen übereinstimmt.

Ihr linker Lappen bedeckt einen Teil des Magens, ihr rechter ist über die Flexura coli dextra hergelagert. Ihre Befestigung hat die Leber am mittlern Teil des Zwerchfelles, wo auch die große Hohlader, nachdem sie die Lebervenen aufgenommen, durch das For. quadrilaterum durchtritt. Der untere Rand der Leber ist durch das Lig. teres gegen den Nabel hin fixiert. (Vgl. S. 98.) Nach oben grenzt die Leber vermittelst des Zwerchfelles an die Pleura und Lunge; ein pleuritisches Exsudat drängt die Leber herab; ein Leberabsceß kann sich gegen die Brusthöhle hin entleeren. Oben und hinten bleibt ein Teil der Leber vom Bauchfell unbedeckt. (Fig. 58.) Wenn die Leber sich krankhaft vergrößert, so kann sie einen großen Teil der Baucheingeweide überlagern. — Die brüchigweiche Textur der Leber macht es erklärlich, daß öfters Rupturen derselben durch einen Stoß auf die Bauchwand entstehen, ohne daß die Bauchwand selbst eine Trennung erfährt.

In dem Ausschnitt am Rand des rechten Leberlappens ragt die Gallenblase (Fig. 59) hervor; ihr kolbenförmiges Ende ist der vordern Bauchwand zugekehrt, ihre vordere Fläche liegt an der Leber, ihre hintere entspricht der Flexura coli dextra. Wenn ein Gallenblasenschnitt notwendig wird, so muß man am Außenrand des Rectus eindringen; die Blasenwand wird dann gewöhnlich zunächst nur in die Bauchwunde eingenäht, und erst nach einigen Tagen, wenn das Peritoneum ringsum verwachsen ist, durch einen zweiten Schnitt geöffnet.

Der Ductus choledochus, und mit ihm die Leberarterie und die Pfortader, verlaufen im Lig. hepato-duodenale hin. Hinter diesen drei Gefäßen vermittelt das Foramen Winslowii die Verbindung zwischen dem eigentlichen Bauchfellsack und der Bursa omentalis. (Fig. 58.)

Die Milz liegt zwischen Magen und Zwerchfell, hinter der zehnten und elften Rippe. Sie ist durch eine Falte des Bauchfells, Lig. gastrolienale, befestigt. An ihrem Hilus hinter dem Magen herum verlaufen die zu und abführenden Gefäße. Nach hinten und unten grenzt die Milz an die im retroperitonealen Bindegewebe eingebettete linke Niere.

Wenn die peritonealen Befestigungsfalten der Milz sich verlängern, ist dieselbe einer ziemlichen Lageveränderung fähig. Bei Wunden der Bauchwand kann sie vorfallen. Bei der Bewegung des Zwerchfells wird sie hin und hergeschoben. Bei einem Erguß in die Brusthöhle kann die Milz durch das nach unten sich wölbende Zwerchfell so herabgetrieben werden, daß sie am Rippenrande fühlbar wird.

Das Pankreas liegt hinter der großen Magenkurvatur und quer vor dem ersten Lendenwirbel. Es ist von unten her bedeckt vom Netz und vom Colon transversum. Seine Vorderfläche ist beinahe ganz von dem hintern Blatt der Bursa omentalis überzogen. Hinten liegt es der Aorta, der Cava inf. und der Pfortader auf und hinter und parallel mit ihm zieht die A. und V. lienalis. Der Kopf des Pankreas reicht bis zum Duct. choledochus. Eine Verletzung des Pankreas, selbst ein teilweiser Vorfall desselben ist, wenn auch nur in ganz seltenen Fällen, ohne gleichzeitige Darmverletzung beobachtet worden. Um das Pankreas bloßzulegen, muß in die Mitte des Lig. gastro-colicum ein Schnitt gemacht werden. (Fig. 58.)

Der Magen nimmt die Oberbauchgegend ein; seine rechte Seite ist von der Leber und den Rippen, seine linke Seite nur von den Rippen und der Bauchwand bedeckt; die Cardia befindet sich links hinter und neben dem Processus ensiformis des Brustbeins, der Pylorus verbirgt sich rechts hinter dem Lobulus quadratus der Leber. Die große Kurvatur des Magens ist dem Colon transversum zugekehrt und zieht sich mit dem großen Netz gegen den Nabel herunter. Nach oben grenzt der Magen ans Zwerchfell und an die Leber, seitlich an die Milz und an das Duodenum, nach unten an das Colon transversum und nach hinten an das Pankreas und die Aorta. Er ist befestigt ans Zwerchfell durch die Cardia, an das Duodenum durch den Pylorus und das Lig. gastroduodenale, an den Querdarm durch die vordere Platte des großen Netzes, an die Leber durch das Lig. hepatico-gastricum (kleine Netz). Doch ist er nicht so fest mit den Nachbarorganen verbunden, daß er nicht in manchen Fällen einer ziemlichen Dislokation fähig wäre. So z. B. beim Zwerchfellbruch, wo er sich in die Brusthöhle hereinzusenken vermag. — Besonders an der großen Kurvatur des Magens verlaufen große Gefäße, die Aa. gastro-epiploicae dextra et sinestra; man muß deshalb bei einem Magenschnitt möglichst in der Mitte zwischen beiden Kurvaturen bleiben.

Der Dünndarm besitzt, mit Ausnahme seines Anfangs, des Zwölffingerdarms, ein Mesenterium, an welchem er frei flottiert. Vermöge seiner großen Beweglichkeit hat er viel

Neigung zum Prolabieren durch eine Bauchwunde und zum Hineingleiten in einen Bruchsack; letzteres namentlich dann, wenn die betreffende Schlinge leer ist. Ebenso zeigt der Dünndarm eine gewisse Geneigtheit zu Verschlingungen und Invaginationen. — Wenn eine Darmschlinge außen vorgefallen ist, so hat man kein sicheres Zeichen, woran man erkennen könnte, welches der obere oder untere Teil derselben sei, daher der Vorschlag, bei queren Trennungen des Darms das obere Stück in das untere hineinzustülpen, sich unausführbar zeigt. Ist der Darm getrennt, so kann man an den Kerkringschen Klappen erkennen, ob man es mit dem Jejunum oder Ileum zu thun hat. — Als ein Überbleibsel des foetalen Ductus omphalo-mesentericus ist das Diverticulum Meckelii zu betrachten, eine gewöhnlich keulenförmige Ausbuchtung des Dünndarms, welche bei manchen Individuen, und zwar ungefähr ein Meter weit vom untern Ende des Dünndarms gefunden wird und zuweilen durch Verwachsung oder Knotenbildung zur Darmeinklemmung führt. — Das Ende des Dünndarms ist durch eine Klappe, die Valvula Baughinii, vom Dickdarm getrennt; fremde Körper können an dieser Stelle ein Hindernis ihrer Weiterbeförderung erfahren.

Der Dickdarm ist ausgezeichnet durch seine starken in drei Bündel geteilten Längsmuskelfasern, die sogenannten Taeniae, und durch die Einschnürungen und Ausbuchtungen (Haustra), die er besitzt; ebenso durch die kleinen Fettanhänge, Omentula. Man bemerkt am Dickdarm eine ganz eigentümliche Verbindung mit dem Peritoneum: ein Teil desselben ist nur unvollständig vom Bauchfell überzogen und ziemlich fest durch dasselbe angeheftet, so das Colon ascendens und descendens; das Colon transversum mit dem Netz ist schon freier, noch freier, wenigstens bei vielen Individuen, das Coecum; die Flexura iliaca endlich besitzt ein fast ebenso vollständiges Mesenterium wie der Dünndarm. Die Stellung des Dickdarms im Verhältnis zum Bauchfell ist übrigens vielen Variationen unterworfen; dieselben erklären sich aus den Lageveränderungen, welche besonders das Coecum und die Flexura iliaca während der Fötalzeit erleiden; es tritt nämlich beim Fötus eine Art Descensus dieser Teile nach unten ein, ähnlich dem Descensus des Hodens, und dieser Ortswechsel kann mannigfach modifiziert und gestört werden. So sieht man das Coecum bald mehr seitlich, bald mehr medianwärts, bald höher, bald tiefer nebst seinem Wurmfortsatz gelegen, bald ganz, bald auch nur halb vom Bauchfell überzogen; ebenso sind das Colon ascendens und descendens in sehr variablem Grade auf ihrer hintern Seite mit einem Peritonealüberzug versehen. Während in der Regel zwischen Darmbein und Rippen das hintere Drittel oder Viertel der Darmwand ohne serösen Überzug ist (Fig. 48), so sieht man ausnahmsweise auch hier eine vollständige Umhüllung des Darms durch das Bauchfell, so daß sich sogar eine Art kurzen Mesenteriums bildet. Die Stelle, wo man früher bei der Colotomie nach Callissen und Amussat, in ängstlicher Vermeidung des Bauchfells, auf das Colon eindrang, entspricht dem äußern Rand des Quadratus lumborum. Zur Erkennung des Darms dient die Längsrichtung der Taeniae (Fig. 61), auch wohl die Längsrichtung der in ihn eintretenden Mesenterialgefäße. In neuerer Zeit pflegt man übrigens bei Unwegsamkeit des Rectums nicht mehr diese extraperitoneale hintere Colotomie zu wählen, sondern man legt den künstlichen After gewöhnlich über dem linken Lig. Poupartii an, wobei man dann nach Eröffnung des Bauchfells die Flexur in die Bauchwunde einnäht.

Die Flexura iliaca ist bald höher oben, bald weiter unten auf der linken Darmbeinschaufel angeheftet und in verschiedenem Grade beweglich. Das Colon transversum sieht man oft einen ziemlich starken Bogen nach unten beschreiben; gewöhnlich liegt es genau in Nabelhöhe. Die Fälle, wo das Coecum oder ein Teil der Flexur ohne Bauchfellüberzug in einem Leistenbruch liegen, müssen wohl angeborene Brüche sein; es erklärt sich die Anomalie aus den in der Fötalzeit eingetretenen Hindernissen oder Modifikationen einer normalen Verschiebung des Bauchfells.

Im Zusammenhang mit dem Descensus des Coecums und der Flexur bilden sich zuweilen jene Bauchfelltaschen, welche man Fossa subcoecalis und intersigmoidea genannt hat; auch diese zeigen große Variationen. Sie erhalten einige Wichtigkeit durch das Faktum, daß schon Einklemmung in ihnen gesehen worden ist.

Neben den Anomalien des Coecums verdienen noch die Verschiedenheiten in der Lage und Formation des Processus vermiformis besondere Erwähnung. Man hat den Fortsatz bis zu 15 cm lang gesehen. Wenn er so lang ist, kann er in einen Bruch, besonders leicht in einen rechtsseitigen Leistenbruch, dislociert werden. Da dieser Fortsatz bei manchen Individuen eine Klappe besitzt, welche einen eingedrungenen Fremdkörper nicht wieder herausläßt, so wird der Processus vermiformis öfters zum Sitz einer perforierenden Verschwärung. Hier mag dann viel auf die Lage des Fortsatzes ankommen; ist derselbe, wie man ihn gewöhnlich be-

Fig 61.

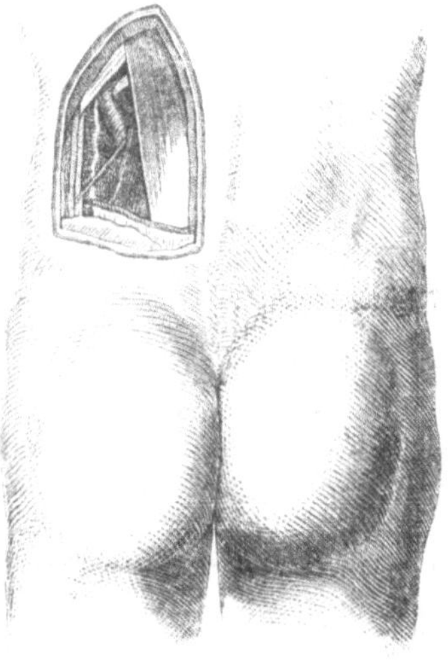

Fig. 62.

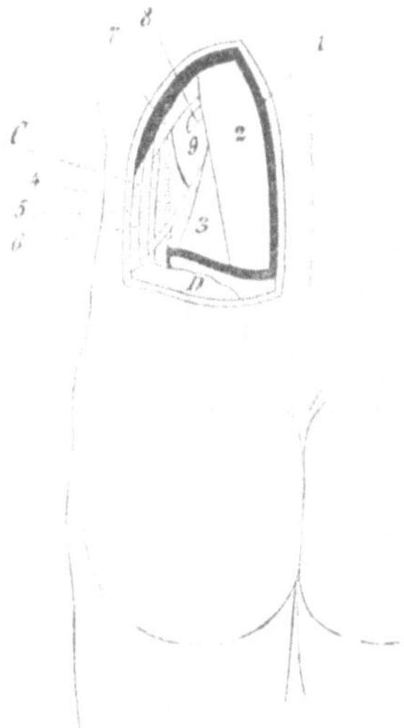

Fig. 62 zeigt: 1. Latissimus dorsi. 2. Sacrolumbalis. 3. Quadratus lumborum. 4. Obliquus ext. 5. Obliq. int. 6. Transversus. 7. Costa XI. 8. Costa XII. 9. Niere. *C.* Colon descendens, der N. iliohypogastricus läuft darüber weg. *D.* Darmbein.

schreibt, ganz frei, oder herabhängend ins kleine Becken, so kann ein Beckenabsceß oder diffuse Peritonitis entstehen. Liegt der Fortsatz angewachsen in der Darmbeingrube, so wird sich eher ein retroperitonealer Absceß daselbst bilden. Befindet sich das Coecum samt dem Wurmfortsatz in der Lumbalgegend gelegen, so wird bei Perityphlitis ein Lumbalabsceß zu erwarten sein.

Die Nieren liegen in der Ober- und Mittelbauchgegend, zu beiden Seiten der Wirbelsäule, vor den beiden letzten falschen Rippen und dem Quadratus lumborum. Die rechte Niere ist von der Leber und dem Colon ascendens, die linke, etwas höher liegend, ist von Milz und Colon descendens bedeckt. Sie sind von einer fettreichen Kapsel umgeben, aus welcher sie mit dem Finger ausgeschält werden können. Nach oben stehen sie mit den Nebennieren in Berührung, und letztere wiederum grenzen an das Zwerchfell an. Am Hilus renalis treten die Gefäße in die Niere hinein, und hinter den Gefäßen kommt der Harnleiter heraus, der vor dem Psoas und der Arteria und Vena iliaca hin, mit den letzteren sich kreuzend, zum Rande der Beckenhöhle und unter der Plica Douglasii zur Blase hingelangt (Fig. 60). — Zuweilen hat die Niere eine anomale Lage, z. B. vor der Symphysis sacroiliaca, oder sie ist mobil, besonders im rechten Hypochondrium, oder beide Nieren sind miteinander in der Mittellinie verschmolzen und liegen in Hufeisenform vor der Aorta; die Fälle dieser Art können große diagnostische Schwierigkeiten bereiten. Die bewegliche Niere (Wanderniere) ist schon oft für einen Tumor gehalten worden.

Die Aorta abdominalis steigt an der vordern Fläche der Wirbelsäule bis zum vierten Lendenwirbel herab, wo sie sich dann in die beiden Iliacae teilt (Fig. 60). Die Organe, welche auf ihr aufsitzen, sind die Cardia des Magens, das Pankreas, das Duodenum, die Mesenterial-Lymphdrüsen und Gangliengeflechte und die Wurzel des Mesenteriums. Ihre Zweige sind teils für die Eingeweide bestimmt (A. coeliaca, mesenterica superior et inferior, renalis, spermatica), teils für die Bauchwandungen, wie da Aa. phrenicae et lumbales. Bei mageren oder schlaffbauchigen Personen kann man die Aorta durch die Bauchdecken durch komprimieren und so den Puls unterhalb aufheben.

Die Arteriae iliacae ziehen von ihrer in der Höhe des Promontoriums gelegenen Ursprungsstelle gegen die Symphysis sacro-iliaca herab, um sich in die Iliaca externa und interna zu gabeln. Die Iliaca dextra kreuzt sich mit der Vena iliaca dextra, und zwar so, daß die Arterie vor der Vene hin und über sie weggeht (Fig. 60). Die rechte Arteria iliaca liegt also an ihrem obern Ende nach innen, weiter unten aber nach außen von der Vena iliaca dextra. Die Iliaca interna ist fürs Becken bestimmt; die externa geht, auf ihrer Innenseite von der gleichnamigen Vene begleitet am innern Rande des Psoas zum Schenkelring hin. Ein kleiner Nerv, der Spermaticus externus, liegt gewöhnlich auf dieser Arterie. Zuweilen macht die Iliaca externa einen Bogen in das Becken hinab, der ihre Unterbindung erschweren kann.

Um die Iliaca communis zu unterbinden, bedarf es eines Schnittes, welcher von der Spitze der zwölften Rippe bis oberhalb der Spina ant. sup. ossis ilei hinreicht und die drei Bauchmuskeln einen nach dem andern durchtrennt (vgl. S. 97). Das Bauchfell und zusammen mit ihm die A. spermatica int. und der Ureter werden zur Seite geschoben; am innern Rand des Psoas trifft man dann auf die großen Gefäße. Derselbe Schnitt dient dazu, wenn man nur einen der beiden Äste der Iliaca, die Il. externa oder interna, in der Nähe ihres Ursprungs bloßlegen will.

Fig. 63.

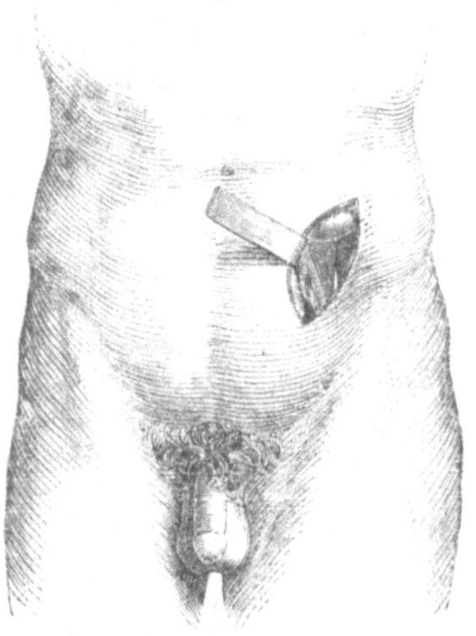

Die Unterbindungsstelle für die A. iliaca. Das Bauchfell ist durch einen breiten Haken nach innen gezogen. Man sieht die Teilung der Iliaca communis in ihre beiden Äste. Am Rand des Psoas ist der N. cruralis eine kleine Strecke weit angedeutet. (Dieser Nerv soll übrigens bei der Operation nicht zu Gesicht kommen, denn er bleibt hinter der Fascia iliaca liegen.)

Handelt es sich um die Iliaca externa in ihrem untern Verlauf, so kann ein Schnitt neben dem Lig. Poupartii hin gemacht werden; natürlich wird man sich aber dabei so weit nach außen halten, daß die A. epigastrica und der Samenstrang nicht Not leiden, und man wird vom Lig. Poupartii etwa 2 cm entfernt bleiben, um die A. circumflexa ilei nicht zu verletzen. Das Bauchfell reicht nicht bis zum Poupartschen Band, sondern schlägt sich etwas oberhalb zur Bauchwand herüber. Zwischen dieser Umschlagsfalte des Bauchfells und dem Leistenband, in dem

Bogros'schen Spaltraum hat man auf die Arterie einzudringen.

Der Plexus lumbalis liegt hinter dem Psoas; die Nerven desselben kommen teils hinter dem Muskel, teils zwischen seinen Bündeln hervor. Nach außen, über dem M. iliacus hin, ziehen sich drei relativ unwichtige Hautnerven, der Ileohypogastricus, Ileoinguinalis und Cutaneus femoris anterior externus gegen das äußere Ende des Poupartschen Bandes hin; mehr gerade nach unten laufen der Cruralis, der Lumbo-inguinalis und der Genitocruralis, ersterer zwischen Psoas und Iliacus, letztere ziemlich in der Linie der Arteria iliaca externa gelegen; nach innen vom Psoas kommt der Obturatorius und nach innen und hinten die Verbindung mit dem Sakralgeflecht zu liegen.

Lymphdrüsen finden sich eine große Anzahl im Hintergrunde der Bauchhöhle. Besonders zahlreich trifft man dieselben im Mesenterium sowie am Rand des Beckens längs den großen Gefäßen hin gelagert. An den Glandulae iliacae kommen zuweilen Drüsenabscesse vor, die ein chirurgisches Einschreiten nötig machen. Man fühlt die Geschwulst über dem Leistenband, bedeckt von den drei Bauchmuskeln. Wenn eine Drüseneiterung hinter dem Schenkelring richtig erkannt worden ist, so kann ihr am besten durch Bloßlegung und Erweiterung des Septum crurale neben der Vene hin ein Ausweg verschafft werden.

Außer den oben (S. 119) angeführten Fossae subcoecalis und intersigmoidea verdient noch die Fossa duodeno-jejunalis Erwähnung. Es ist dies eine Bauchfelltasche, welche sich bei vielen Menschen am obern Ende der Wurzel des Mesenteriums findet. Dieselbe kann Dünndarmschlingen in sich aufnehmen (Hernia Treitzii) und dann beträchtliche Ausdehnung gewinnen.

FÜNFTE ABTEILUNG.

Becken.

Wandung des Beckens. Mastdarm. Männliche Urin- und Geschlechtsorgane. Weibliche Geschlechtsteile.

I. Wandung des Beckens.

Beckenknochen, Weichteile der Beckenwand, Beckenbrüche.

Beckenknochen.

Das Becken hat die Wirbelsäule zu tragen, dem Schenkelknochen und seinen Muskeln als Stützpunkt zu dienen und den Beckeneingeweiden Schutz und Befestigung zu gewähren. Die topographischen Verhältnisse des Beckens erhalten hierdurch eine große Mannigfaltigkeit.[1] Durch das Kreuzbein wird zunächst die Stellung bestimmt, welche das Becken zur Wirbelsäule einnimmt. Vermöge der Beweglichkeit der unteren Lendenwirbel kann das Becken in größerer oder geringerer Inklination zur Wirbelsäule gestellt werden. Die Hüftgelenksbeugung und die Inklination zwischen Becken und Wirbelsäule kompensieren sich gegenseitig in der Art, daß die Lordose, das ist die satteltiefe Haltung der Bauchwirbel, zur Inklination des Beckens und, umgekehrt, die Beugecontraktur des Hüftgelenks zur Lordosenstellung der Bauchwirbel zwingen.

Die Verbindung der drei Knochen, welche miteinander den Ring des Beckens bilden, ist sehr fest und doch zugleich elastisch. Vermöge dieser festen Verbindung sind nur bei großer

[1] Die Teile, welche außen am Becken gelegen sind, werden in der siebenten Abteilung (untere Extremität) besprochen. Die Topographie der vorderen Bruchpforten ist in der Abteilung „Bauch" abgehandelt.

Gewalt Zerreißungen in der Symphysis sacro-iliaca oder pubica möglich.

Im kindlichen und jugendlichen Körper besteht jede Beckenhälfte aus drei Teilen, indem das Schambein, Sitzbein und Darmbein durch knorpelige Verbindung zusammengefügt sind. In der Hüftpfanne kommen die drei Knochen zusammen und bilden dort eine Y-förmige Knorpelfigur.

Das Steißbein nebst seinen Wirbeln ist durch starke Gelenkbänder an das Kreuzbein angefügt; seine Funktion besteht darin, daß es den Beckenausgang schließen hilft und der After-Muskulatur zur Befestigung dient.

Fig. 64.

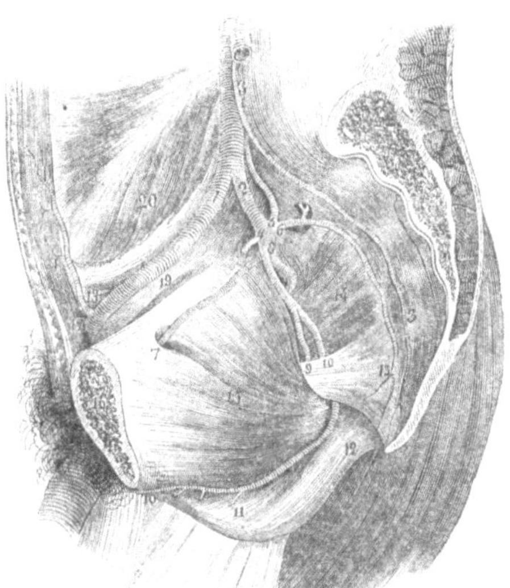

Innere Ansicht der innern Beckenwand. 1. Iliaca externa. 2. Il. interna. 3. Sacralis media. 4. Umbilicalis (abgeschnitten). 5. Iliolumbalis. 6. Sacralis lateralis. 7. Obturatoria. 8. Glutaea superior. 9. Ischiadica. 10. 10. Pudenda. 11. Ramus ascendens ischii. 12. Lig. tuberoso-sacrum. 13. Lig. spinoso-sacrum. 14. M. pyriformis. 15. M. obturator internus. 16. Schambein. 17. Rectus abdominis. 18. Epigastrica. 19. Psoas. 20. Iliacus.

Weichteile der innern Beckenwand.

Am sogenannten großen Becken sind es der Iliacus und Psoas, am kleinen Becken der Obturator internus und pyriformis, die zur Begrenzung und seitlichen Auskleidung der Beckenhöhle beitragen. Der Levator ani, der Hauptmuskel der innern Beckenwand, bildet in Form eines Trichters den Boden und den Schluß der Beckenhöhle. Eine Aponeurose, die Fascia pelvis, überkleidet diese Partien und legt sich zwischen die Muskeln und die Einweide. Sie besitzt in der Mittellinie die entsprechenden Lücken für den Durchgang der Harnröhre, der Scheide und des Mastdarms. Seitlich sind Lücken, durch welche die Gefäße, die Obturatoria, Ischiadica, Glutaea, Pudenda, hindurchtreten. Die Ligg. spinoso-sacrum und tuberoso-sacrum tragen zur Schließung des Beckenausgangs und zur Befestigung und Unterstützung der im Becken gelegenen Organe wesentlich bei.

An der seitlichen Innenwand der Beckenhöhle, in der Gegend Symphysis sacroiliaca, zieht sich ungefähr 3 cm lang, die A. iliaca interna s. hypogastrica hinab. Nach außen von ihr liegt der N. obturatorius und rechts auch die Vena hypogastrica; die linke V. hypogastrica liegt mehr hinten. Vor der Arterie läuft der Ureter. (Über ihre Unterbindung vergleiche man S. 122). Sie teilt sich in elf Zweige: Iliolumbalis, Sacralis lateralis, Umbilicalis, Obturatoria, Glutaea, Ischiadica, Vesicalis inferior, Deferentialis, Uterina, Hämorrhoidalis media, Pudenda communis. Ein Teil dieser Arterien verläßt das Becken, um sich zu den Schenkelmuskeln zu begeben, so die Obturatoria, die Ischiadica und Glutaea. Die Glutaea superior tritt oberhalb und die Glutaea inferior nebst der Ischiadica unterhalb des M. pyriformis durch die Incisura ischiadica zum Becken hinaus. Die Obturatoria verläuft an der Beckenwand nach vorn bis zum Foramen obturatorium (vgl. Fig. 54 u. 64); die Iliolumbalis begiebt sich hinter dem Psoas zur Darmbeingegend; die Pudenda communis biegt sich um das Lig. spinoso-sacrum herum, um sogleich wieder in die Beckenhöhle hereinzutreten und dann in der Perinäal- und Schambogengegend die Höhle wieder zu verlassen. Die A. umbilicalis zieht beim Foetus hinter der vordern Bauchwand zum Nabel in die Höhe; beim Erwachsenen dagegen verödet dieses Gefäß und wird zum Lig. vesicae laterale (vgl. S. 86), und nur ein kleinerer Zweig der Arterie, die Vesicalis superior, bleibt bestehen.

Die ziemlich zahlreichen Lymphdrüsen der innern Beckenwand entsprechen in ihrer Lage der A. hypogastrica. Die am obern Rand des kleinen Beckens gelegenen Lymphdrüsen, welche die Iliaca externa begleiten, sind noch zahlreicher.

Die Nerven, welche der Wandung des Beckens angehören, sind: der N. obturatorius, der sich vom Plexus lumbalis aus, am äußern Rand der Beckenhöhle, unter der Linea innominata hin, zum eirunden Loch begiebt; ferner die fünf Sakralnerven welche sich zum Plexus sacralis und pudendus miteinander vereinigen. Diese letzteren werden durch ihre Lage in den Löchern und Vertiefungen des Kreuzbeins einigermaßen vor Druck geschützt. Aus dem Plexus sacralis treten der Glutaeus superior (mit der A. glutaea), der Glutaeus inferior und Cutaneus femoris posterior (mit der A. ischiadica), und der Ischiadicus (ebenfalls in

Fig. 65.

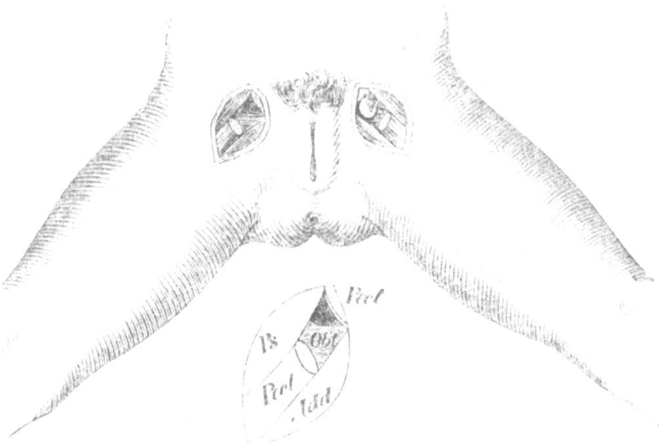

Fensterschnitt, der die Gegend der Hernia obturatoria bloßlegt; rechts das Foramen, links ein Bruch hervorkommend. Die vier Muskeln, Psoas, Pectineus (teilweise excidiert), Adductor longus, Obturator externus (über ihm die Bruchpforte), sind hier schematisch angedeutet.

der Nähe der A. ischiadica) zur Rückseite des Beckens. Der N. pudendo-haemorrhoidalis sendet zwei Nervi haemorrhoidales und den N. pudendus, letzterer die A. pudenda begleitend, zu den äußeren Geschlechtsteilen. Von den Nn. coccygei erhält der Levator ani seine Nervenzweige. Die Zweige des Sympathicus stehen in vielfacher Verbindung mit den für die Beckeneingeweide bestimmten Nerven-Geflechten.

Beckenbrüche.

Es giebt drei Stellen am Becken, wo dasselbe so unvollständig geschlossen ist, daß zuweilen Brüche hinaustreten. Diese drei Stellen sind: 1) das Foramen obturatorium, 2) das Foramen ischiadicum und 3) die Lücke in der Mitte des M. levator ani, welche der Perinäalgegend entspricht. Außerdem giebt es noch Mastdarmbrüche und Scheidenbrüche, welche einen Vorfall an einem dieser Teile voraussetzen.

Der Bruch des eirunden Lochs, Hernia obturatoria, kommt in der oberen und lateralen Ecke dieses Lochs, medianwärts von der Arterie und dem Nerv gleichen Namens, aus dem Becken hervor. Der Bruchsack liegt zwischen dem obern und untern Bündel des M. obturator externus und ist bedeckt vom M. pectineus, sofern er nicht diesen Muskel zur Seite geschoben oder atrophisch gemacht hat. Nach innen vor dem Bruch liegt der M. adductor longus, nach außen befindet sich der Psoas nebst den Schenkelgefäßen. Um einen Bruch dieser Art bloßzulegen, wird man also zwischen der Vena femoralis nebst der Saphena einerseits und dem Adduktor longus andererseits die Fascia pectinea und den M. pectineus spalten müssen. Die A. obturatoria und den N. obturatorius wird man nicht zu sehen bekommen, da sie, bedeckt von dem Bruch, hinter demselben zu den Adduktoren hingehen. Eine Erweiterung der Bruchpforte mit dem Messer wird nach innen zu geschehen müssen, damit die eben genannten Gefäße und Nerven nicht verletzt werden.

Die Hernia ischiadica kann oberhalb oder unterhalb des M. pyriformis herauskommen, gewöhnlich geschieht es unterhalb; die Bruchpforte liegt dann in dem Winkel, welchen die A. ischiadica und pudenda miteinander bilden. Außen angekommen ist der Bruch nur noch vom Glutaeus bedeckt. Entwickelt er sich noch weiter, so kommt er am untern Rand des Glutaeus unter die Haut zu liegen.

Die Perinäalbrüche entstehen durch Ausstülpung des Bauchfelles in den Raum zwischen Prostata und Rectum oder beim Weib, zwischen Vagina und Rectum.

II. Mastdarm.

Der Mastdarm liegt in seinem obern Verlauf etwas nach links, auf der linken Seite des Promontoriums; er wendet sich von hier in die Aushöhlung des Kreuzbeins und steigt mitten auf dem Kreuzbein und Steißbein zum After herab. Durch einen am Kreuzbeinrand geführten Schnitt und zumal wenn man ein Stück vom Kreuzbein wegnimmt, kann man den Mastdarm ganz gut freilegen. Die obere Partie des Mastdarms ist vornen vom Peritoneum überzogen, an der hintern Seite ist er von Bindegewebe umgeben und durch dieses in seiner Lage befestigt. Beim Manne grenzt ans Rectum der Boden der Blase nebst den Samenbläschen und der Prostata, ferner die Pars nuda urethrae und ganz unten der Bulbus urethrae; beim Weibe wird die vordere Wand der untern Partie des Rectums nur durch eine dünne Bindegewebeschichte von der Vagina getrennt. Es ist von Wichtigkeit, sich zu merken, daß das Bauchfell auf der Vorderseite des Mastdarms beim Mann bis zur obern Grenze der Samenbläschen, beim Weibe bis zum untern Ende des Uterus herabreicht. Wenn man bei der Mastdarmexstirpation mehr als 8 cm über den Anus in die Höhe gehen muß, so wird man also die Bauchfelltasche eröffnen.

Der rings von den Wandungen des Beckens entspringende M. levator ani, bildet eine trichterförmige Öffnung, welche den untern Teil des Mastdarms eng umschließt und genau mit dem After und mit dem Sphincter externus ani verbunden ist. Durch den Levator ist der unterste Teil des Rectums vorzugsweise befestigt; hat man den Levator rings abgeschnitten, so läßt sich das Rectum zollweit vorziehen. Der Sphincter ani externus besteht aus halbkreisförmigen Fasern, die hinten vom Steißbein entspringen und sich vorn in der Gegend des Bulbus urethrae mit den Perinäalmuskeln in Verbindung setzen. In dem Raum zwischen dem Levator ani einerseits und dem Sitzbein andererseits, zu beiden Seiten des Afters, findet sich eine starke Anhäufung von Fett, die öfters zum Sitz von Abscessen wird. Man nennt diesen Raum die Mittelfleischgrube, Fossa ischiorectalis.

Die Arterien und Venen des Mastdarms sind die drei Haemorrhoidales; die oberste gehört dem Pfortadersystem an, die mittlere den Vesikalgefäßen, die untere der Pudenda communis. Die A. haemorrhoidalis externa bildet den ersten Ast der A. pudenda. Die Nerven des Mastdarms kommen von den Sakralnerven und vom Geflecht des Sympathicus.

Die Lymphgefäße des Mastdarms sammeln sich zunächst in den hinter dem Rectum gelagerten Lymphdrüsen, um von da dann weiter zu den Gl. coeliaciae zu ziehen. Ganz nahe am After oder außerhalb desselben gelegene entzündliche Affektionen oder Geschwülste pflegen zur Infiltration der Leistendrüsen zu führen; man wird also bei Schwellung der letzteren nicht nur die Beine und die Geschlechtsteile, sondern auch die Anusgegend durchsuchen.

In der äußern Schicht der **Muskelhaut** des Mastdarms finden sich die Längsfasern, in der innern die Ringfasern. In der submukösen Schichte trifft man noch ein besonderes Stratum von Längsfasern, welche nur zur Spannung oder Lageerhaltung der Schleimhaut dienen (Sustentator mucosae). Die Schleimhaut des Rektums ist im leeren Zustand durch starke Längsfalten ausgezeichnet. Am untern Ende befinden sich kleine buchtige Querfalten, an denen sich zuweilen fremde Körper einbohren. Schwellen diese Schleimhautfalten an, so kommen sie in Form knotiger Geschwülste zum Anus heraus. Man thut aber Unrecht, wenn man jede solche Anschwellung als Hämorrhoidalknoten bezeichnet; eigentlich gebührt der letztere Namen nur den varikösen Venengeschwülsten des Mastdarms.

Außer dem Sphincter externus, der zu den animalen Muskeln gehört, besitzt das Rectum einen Sphincter internus, welcher nichts anderes ist als das letzte und stärkste Bündel der muskulären Ringfasern. Man hat auch in neuerer Zeit von einem noch weiter oben befindlichen dritten Sphincter gesprochen, welcher den Eingang des Rectums von dem S-romanum abschließen soll. Das Wahre an dieser Ansicht ist wohl nur dies, daß sich dort einige stärkere Ringfaserpartieen finden, und daß bei den meisten Menschen das Rectum sich gewöhnlich ganz leer findet, indem die Fäces erst beim Stuhlgang in das Rectum hereinrücken. Sowie die Kothmassen in das Rectum eindringen, entsteht dann der Stuhldrang. Es giebt aber viele gesunde Menschen, bei denen das Rectum so abgestumpft ist, daß es lange Zeit angefüllt bleiben kann, ohne daß sich Stuhldrang einstellt.

Seine Befestigung verdankt der Mastdarm besonders dem Peritoneum (Mesorectum), dem Levator ani und den Bindegewebsfasern, durch welche er mit dem Kreuzbein ziemlich genau zusammenhängt. Eine Dislokation des ganzen Mastdarms, ein **Vorfall** desselben, tritt deshalb nicht leicht ein. Was man gewöhnlich Mastdarmvorfall nennt, verdient diesen Namen nicht;

es ist ein Vorfall der angeschwollenen Schleimhaut, oder auch wohl (besonders bei Kindern) eine Invagination der Flexura iliaca in das Rectum hinein. Eigentliche Vorfälle des Mastdarms sind nur selten anzutreffen; entsteht aber ein solcher, dann können in der Bauchfellausstülpung Darmschlingen nachrücken, so daß es zum Mastdarmbruch kommt.

Von Wichtigkeit ist es, die Richtung des Mastdarms genau im Gedächtnis zu haben: er folgt im ganzen dem Sacrum, die Analpartie ist aber wieder etwas mehr nach hinten gekehrt (vgl. Fig. 67 u. 75). In der Gegend, wo sich das Bauchfell anlegt, zeigt die vordere Mastdarmwand eine nach innen vorspringende Falte, die Plica transversalis, an welcher sich der eingeführte Finger zuweilen aufgehalten findet. — Der Mastdarm ist bei den meisten Erwachsenen so weit, daß man zum Zweck des Betastens der Umgebungen in der Chloroformnarkose die ganze Hand einführen kann.

Es verdient noch erwähnt zu werden, daß sich bei manchen Menschen einige Centimeter nach hinten und oben vom Anus eine leichte trichterförmige Hauteinstülpung zeigt, eine Anomalie, welche auf fötaler Entwickelungsstörung beruht.

III. Männliche Urin- und Geschlechtsorgane.

Hoden und Samenstrang. Blase. Perinäalgegend. Harnröhre. Penis.

Hoden und Samenstrang.

Der Hoden ist von einer mehrfachen, der Bauchwand gleichwertigen Hülle umgeben: Haut nebst Dartos, Tunica vaginalis communis mit den ihr aufgelagerten Schlingen des Cremaster, Tunica vaginalis propria und Albuginea. Hinten und oben am Hoden befindet sich der Kopf des Nebenhodens, hinten und unten geht der Schwanz des Nebenhoden ins Vas deferens über. Indem das Vas deferens mit den Gefäßen und Nerven zu einem Strang zusammentritt und alle diese Teile von einer lockern Fascie, die von der innern und äußern Bauchmuskelfascie ausgeht, zusammengehalten und von den Schlingen des Cremaster umsponnen werden, bildet sich der Samenstrang. Dieser begiebt sich durch den Leistenkanal (vgl. S. 100) in die Bauchhöhle hinein, um sich dann am hintern Leistenring wieder in seine einzelnen Teile aufzulösen; d. h. das Vas deferens geht mit der A. deferentialis nach unten in das kleine Becken, während die A. und V. spermatica int. und der N. sperm. ext. hinauf zur Nierengegend ziehen (Fig. 60).

Vermittelst des Cremaster, ferner durch die Fascie des Samenstranges, zum Teil auch durch die kontraktilen Fasern des Dartos, wird der Hoden in seiner Lage erhalten und am allzuweiten Herabhängen gehindert. Der Samenstrang ist auch seitlich durch fibröse Fasern an die Schenkelfascie und an die Wurzel des Penis etwas befestigt, wodurch er vor allzustarker Verschiebung geschützt wird.

Die Samengefäße sind so zusammengeordnet, daß sie innerhalb des Hodens einen Knäuel bilden, der von der Albuginea umhüllt und durch die scheidewandartigen Fortsetzungen der letztern in Abteilungen gebracht wird.

Die Albuginea des Hodens ist von ziemlich straffer Textur, sie erlaubt dem Hodengewebe keine bedeutende und namentlich keine sehr rasch sich vergrößernde Anschwellung; der Nebenhoden besitzt vermöge seiner weichern Textur eine weit größere Fähigkeit zu rascher Vergrößerung und zu entzündlicher Geschwulst. Am Kopf des Nebenhodens findet sich gewöhnlich ein kleines Cystchen, ein Residuum des Wolffschen Körpers, welches den Namen Hydatide von Morgagni bekommen hat. Hoden und Nebenhoden werden von der serösen Tunica vaginalis umfaßt; mitten zwischen dem Hoden und Nebenhoden hat die seröse Höhle eine kleine Ausbuchtung, indem sich eine Falte der Serosa zwischen beiden Teilen hineinerstreckt; hinten und innen, am Mesorchium, haben die beiden Organe keinen serösen Überzug. Die seröse Scheidenhaut besitzt eine große Ausdehnungsfähigkeit, wie man bei der Hydrocele beobachtet. Es kommen übrigens manche angeborene Varietäten an der Scheidenhaut vor, die sich aus dem Descensus testiculi und aus dem während der Fötalzeit bestehenden Zusammenhang der Scheidenhaut mit dem Bauchfell erklären.

Die äußere Seite der Tunica vaginalis propria bekommt eine Verstärkung von der Fascie des Samenstrangs her, mittels dieser grenzt sie an die Dartos, aus welcher der Hoden leicht stumpf losgelöst und zum Prolabieren gebracht werden kann. Man benützt den letztern Umstand bei der Castration.

Die Haut des Hodensackes besitzt kein subkutanes Fettgewebe, sondern statt dieses die Dartos, welche gleich der Haut in der Mittellinie eine Raphe bildet. Die Dartos und die Haut sind in hohem Grade ausdehnbar, ebenso sind sie auch sehr fähig zur Zusammenziehung, Runzelbildung und Verschrumpfung; die Dartos besitzt eine auffallende Kontraktionsfähigkeit, welche sie der Anwesenheit glatter Muskelfasern verdankt.

Der Samenstrang setzt sich zusammen aus dem Vas deferens, der Arteria spermatica interna (von der Aorta, in der Nierengegend entspringend), der Spermatica externa (von der Epigastrica), der Arteria deferentialis (von der hypogastrica), den Verschlingungen der Vena spermatica interna (Plexus pampiniformis), dem Nervus spermaticus externus (vom Lumbalplexus) und internus (vom Sympathicus). Zu diesen kommt noch die Habenula, der obliterierte Vaginalkanal. Alle diese Teile werden durch Bindegewebe zusammengehalten und sind umgeben von einer Fascie, die mit der äußern und innern Bauchmuskelfascie zusammenhängt.

Fig. 66.

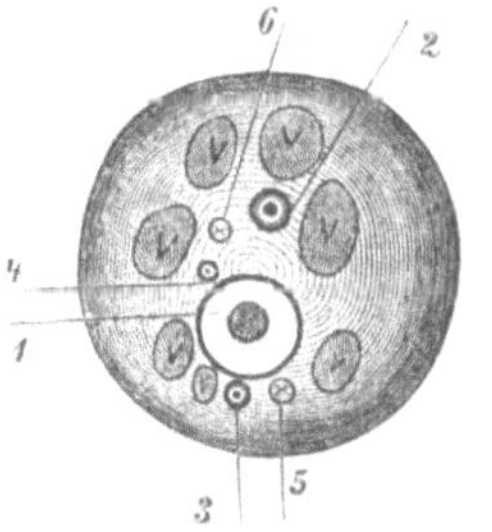

Querdurchschnitt des Samenstranges. 1. Vas deferens. 2. A. spermatica. 3. A. deferentialis. 4. Sperm. externa. 5 u. 6. Nerven.

Während des Durchgangs durch den Leistenkanal giebt der M. obliquus internus eine Anzahl Fasern (Cremaster) an den Samenstrang ab; dieselben gehen mit vielen individuellen Variationen bis zum Hoden herab. Im obern Teil des Samenstrangs findet sich häufig fetthaltiges Bindegewebe, dessen Vermehrung einen Fettbruch vorzutäuschen vermag.

Die Lage des Samenstrangs bringt es mit sich, daß Anschwellungen oder Geschwülste in demselben einem Leistenbruch ziemlich ähnlich sehen können. Der Samenstrang erfährt auch manche Lageveränderung oder Verschiebung seiner Teile bei den Leistenbrüchen, gewöhnlich aber bleibt er hinter und medianwärts vom Bruch liegen.

Die Ursache, warum die Venen des Samenstranges, und zwar namentlich die des linken Samenstranges, zuweilen der Erweiterung (Varicocele) unterworfen sind, ist nicht recht bekannt. Thatsache ist nur, daß der Krampfaderbruch in wärmeren Ländern häufiger vorkommt, als in unserm gemäßigten Klima. In der linken V. spermatica ist eine Rückstauung des Blutes leichter möglich, als in der rechten, weil die letztere direkt in die Cava, jene aber in die linke V. renalis einmündet. (Fig. 60.)

Blase.

Die Blase liegt hinter der Schambeinfuge und der untern Bauchwand; ihr oberer und hinterer Teil wird vom Bauchfell überzogen, nach unten und hinten grenzt sie an die Samenbläschen und den Mastdarm, ihr unterster Teil endlich wird von dem Levator ani getragen. Den relativ festen Punkt der Blase bildet der Blasenhals, der erstens unmittelbar und dann auch noch durch Vermittlung der Prostata an den Schambogen angeheftet ist (Ligamenta pubovesicalia, puboprostatica, ischioprostatica). Auf der hintern Seite wirkt in ähnlicher Art die Fascia rectoprostatica, welche den Blasenhals an die Beckenfascie befestigt. Auch die Gegend hinter dem Blasenhals, der Boden der Blase, ihre Verwachsung mit dem Rectum und mit dem untersten Ende des Bauchfells, liegen noch ziemlich fest, doch ist eine Verschiebung dieses Teiles, je nach dem Grad der Anfüllung des Rectums, nicht ausgeschlossen. Der nach oben und vorn gekehrte Teil der Blase ist viel beweglicher; er kann bei Urinretention bis zum Nabel in die Höhe steigen, um nach der Entleerung hinter der Symphyse zusammenzusinken. Diese Verschiebbarkeit beruht teils auf dem Peritonealüberzug, teils auf der Schlaffheit des Bindegewebes, das sich am vordern Teil der Blase befindet. Mit dem untern vordern Teil der Bauchwand wird die Blase durch das Peritoneum, durch die obliterierten Nabelarterien und den Urachus (vgl. S. 98) in Kontakt erhalten. Die letzteren Verbindungen, die man bei den einzelnen Individuen verschieden lang trifft, geben wohl den Erklärungsgrund, warum häufig bei Urinretentionen die Blase einen deutlich sichtbaren Vorsprung am Bauch bildet; wäre die Blase nicht örtlich hier befestigt, so würde sie eher die Därme zurückdrängen, als daß sie eine solche lokale Ausdehnung der Bauchwand hervorbrächte.

Unter Cavum Retzii versteht man den Bindegewebesspaltraum, welcher sich zwischen der Vorderwand der Blase einerseits und dem Schambein und der untern Bauchwand andererseits befindet. In diesem weitmaschigen Bindegewebe können sich Entzündungsprozesse der Nachbarorgane schnell ausbreiten und zu Abscessen führen, welche dann die Blase mehr oder weniger umlagern.

Fig. 67.

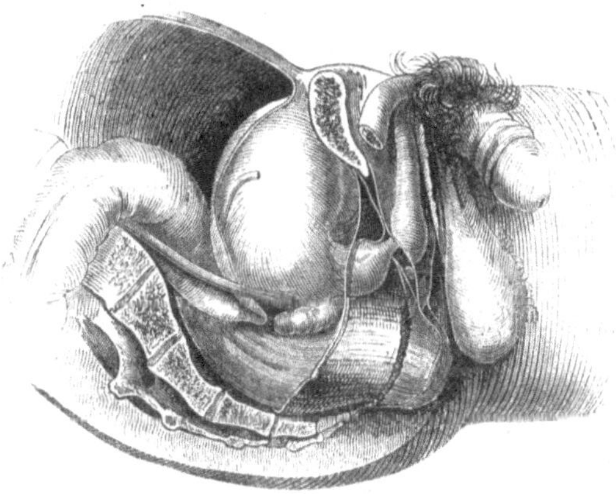

Durchschnitt des Beckens von vornen nach hinten, um die Lage der Blase und Harnröhre zu zeigen.

Fig. 68.

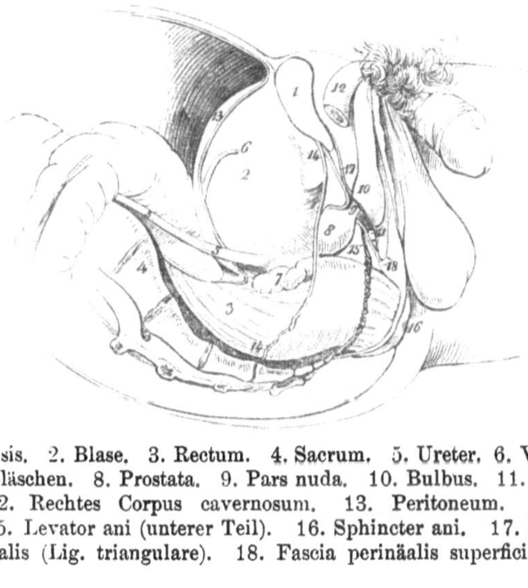

1. Symphysis. 2. Blase. 3. Rectum. 4. Sacrum. 5. Ureter. 6. Vas deferens. 7. Samenbläschen. 8. Prostata. 9. Pars nuda. 10. Bulbus. 11. Cowpersche Drüse. 12. Rechtes Corpus cavernosum. 13. Peritoneum. 14. Fascia pelvis. 15. Levator ani (unterer Teil). 16. Sphincter ani. 17. Fascia perinealis (Lig. triangulare). 18. Fascia perinäalis superficialis.

Für den obern Steinschnitt sowie für den Blasenstich ist die Beweglichkeit der Blase nach oben sehr wichtig, denn man braucht eine Verletzung des Bauchfells nicht zu befürchten, wenn man bei gefüllter Blase operiert und noch dazu die gefüllte Blase durch Ausstopfen des Mastdarms in die Höhe drängt. Im kindlichen Alter erstreckt sich die Blase verhältnismäßig noch höher hinauf als bei Erwachsenen, so daß man den obern Steinschnitt bei Kindern noch leichter machen kann.

Die Nähe der Symphysis erklärt die leichte Teilnahme der Blase an den Frakturen der Schamknochen; die Nähe des Mastdarms am Blasenhals macht die häufig eintretende Urinretention nach einer Operation am Mastdarm begreiflich.

Der Blasenhals und der Boden der Blase besitzen sehr komplizierte anatomische Verhältnisse. Die Ureteren, die Samenbläschen samt den Vasa deferentia und ihren Ausführungsgängen, die Prostata, die Verbindung mit dem Mastdarm am Ende des Peritoneums, die Stellung des Levator ani, der Venenplexus am Blasenhals, die Vesikalarterien, die Nerven, an denen vorzugsweise der Blasenhals reich ist, die fibrösen und muskulösen Fasern, welche vom Schambogen zum Blasenhals gehen und ihn befestigen, die tiefe Perinäalaponeurose, welche den Blasenhals von der oberflächlichern Schichte des Perinäums abgrenzt, endlich die eigentümliche Verbindung von elastischen und kontraktilen Fasern am Sphinkter der Blase und am Trigonum: alle diese Umstände machen die Topographie des Blasenhalses zu einem schwer zu übersehenden Teil der Anatomie.

Mit dem Blasenhals ist die Prostata aufs engste verbunden, sie hilft den Blasenhals bilden; die Fasern des Blasenmuskels inserieren sich an ihr, und sie trägt vermöge ihrer Elastizität und Kontraktilität zur Schließung des Blasenhalses bei. Die Fasern, welche die Schließung der Blase besorgen, sind kontraktile, dem Sphincter ani internus analoge Ringfasern; vor dem Blasenhals, an der Prostata und Pars nuda liegen die Muskelpartien, die man Transverus profundus oder Compressor urethrae genannt hat, und welche auch zur Verschließung der Blase beitragen können.

Der Blasenhals ist vermöge seiner Nerven der Sitz des Harndranges; der Druck des angesammelten Urins auf denselben, ebenso eine Berührung oder entzündliche Reizung des Blasenhalses erzeugt das Bedürfnis zu harnen.

Die nächsten Umgebungen des Blasenhalses sind folgende: vornen kommen die großen Venen des Penis unter dem Schambogen hervor, sie helfen dann zu beiden Seiten der Blase den Plexus Santorini bilden; hinter dem Blasenhals liegen die Ureteren, von deren Einmündungsstellen aus sich das Trigonum vesicale zum Anfang der Urethra erstreckt. Nach innen von den Ureteren liegen die Samenbläschen und noch mehr medianwärts das Vas deferens (Fig. 67 u. 72); die Samen-Ausführungsgänge ziehen sich schief durch die Prostata, um

Fig. 69.

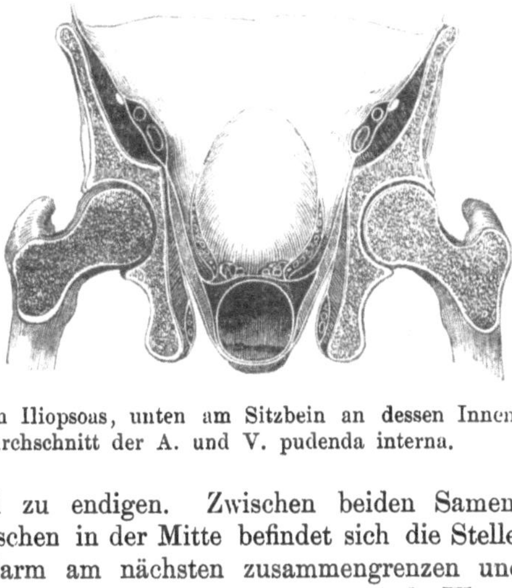

Frontaldurchschnitt des Beckens; Ansicht der Blase von hinten; die Samenbläschen sind unten durchschnitten; ebenso zu beiden Seiten der Blase die Venen des Plexus vesicalis. Man erkennt die Fascien, welche den Obturator internus und den Levator ani einhüllen; ebenso die Fascie zwischen der Blase und dem querdurchschnittenen Mastdarm. Oben sieht man die durchschnittene A. und Vena femoralis und den N. cruralis nebst dem Iliopsoas, unten am Sitzbein an dessen Innenseite befindet sich der Durchschnitt der A. und V. pudenda interna.

auf dem Samenhügel zu endigen. Zwischen beiden Samengängen und Samenbläschen in der Mitte befindet sich die Stelle, wo Blase und Mastdarm am nächsten zusammengrenzen und nur durch eine dünne Bindegewebschichte getrennt sind. Weiter nach hinten und oben kommt sodann das Ende des Bauchfells, wo es sich vom Mastdarm zur Blase herüberschlägt. Diese Stelle ist bald etwas tiefer, bald höher gelegen. Beim Erwachsenen ist in der Regel noch ein ziemlicher Raum von dem Rand der Prostata bis zum untern Ende des Peritoneums; beim Kind geht das Bauchfell verhältnisweise weiter herab, bis zur Prostata. Dieser Umstand ist beim Steinschnitt wohl zu erwägen. Zu beiden Seiten wird der Blasenhals nebst der Prostata von dem Levator ani umfaßt, und die obere Fascie desselben ist ziemlich fest mit dem Blasenhals verbunden.

Perinäalgegend.

Die Teile, welche den Blasenhals von unten her, in der Perinäalgegend bedecken, sind in der Chirurgie von der größten Wichtigkeit, da man von dieser Seite aus gewöhnlich den Harnröhren- und Blasenschnitt unternimmt. Die Hauptstelle, welche hier in Betracht kommt, ist der Raum zwischen dem After und dem Bulbus urethrae; zwischen diesen beiden Partieen muß man beim Perinäalsteinschnitt auf die Pars nuda und prostatica urethrae eindringen.

Es liegen folgende Teile in der Perinäalgegend: vornen der Bulbus urethrae mit dem ihn bedeckenden M. bulbocavernosus; seitlich davon die beiden Wurzeln der Corpora cavernosa, bedeckt von den Mm. ischio-cavernosi. Ungefähr in der Spalte zwischen Bulbo- und Ischiocavernosus läuft hinten die Arteria superficialis perinäi nach vornen.

Etwas weiter hinten als der Bulbus entspringen von beiden Seiten her die Mm. transversi perinäi, und vom Anus her schließt sich der Sphincter ani dem Bulbocavernosus an. Bedeckt von diesen trifft man die Pars nuda urethrae und die Prostata vom transversus perinäi und vom Levator ani umgeben. Eine dem Levator ani sich anschließende Muskelpartie umfaßt die Pars nuda und bildet so den Compressor urethrae. In derselben Tiefe mit dem letztern Muskel liegen zwei kleine Drüsen, welche in die Pars nuda urethrae ausmünden, die Gl. Cowperi. Die Prostata ist hinten noch von einer dünnen Fascie zugedeckt. Präpariert man noch weiter, so gelangt man zum Boden der Blase, und rechts und links zu den Samenbläschen (Fig. 72). Alle diese Teile können nur dadurch sichtbar gemacht werden, daß man die Verbindung zwischen Sphincter ani und Bulbocavernosus durchschneidet oder beide Muskeln zusammen wegnimmt und den Bulbus nach vornen, den Anus aber nach hinten drängt.

Zur Seite der Perinäalgegend, halb verborgen hinter dem Rand des Sitz- und Schamknochens liegt die Arteria pudenda, begleitet vom N. pudendus. Eine ziemlich starke Scheide bedeckt die Arterie und befestigt sie an dem innern Rand des Knochens. Die Arterie sendet zuerst einen Ramus hämorrhoidalis externus zum Anus, weiter vornen kommt der Ramus superficialis perinäi heraus, noch weiter vornen entspringt die Arteria bulbi, und ganz in der Tiefe, in der Nähe des Schambogens, die A. corporis cavernosi und die Dorsalis penis. — Zu beiden Seiten des Anus, zwischen ihm und dem Sitzbein, finden sich die Fossae ischiorectales, gefüllt mit Fett und nach oben begrenzt vom Levator ani.

Die Perinäalmuskeln haben, wie fast alle Muskeln, einen bindegewebig sehnigen Überzug, so auch die Bulbocavernosi,

Fig. 70.

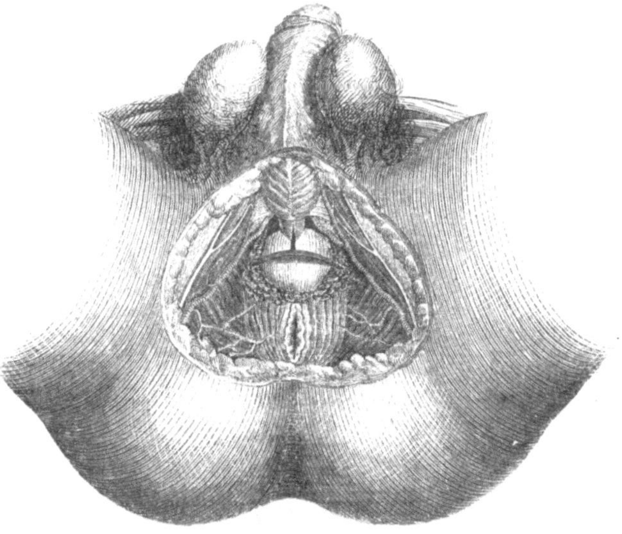

Die Perinäalgegend freipräpariert, der vordere Teil des Sphinkter und Levator ani sind weggeschnitten und in die Pars nuda urethrae und Prostata sind Einschnitte gemacht, wie sie beim Bilateral-Steinschnitt vorkommen. Der Bulbus urethrae ist vom M. bulbocavernosus bedeckt, seitlich sieht man die mittlere Perinäalaponeurose, hinter welche der Hauptast der A. pudenda sich begiebt. Zweige des Nervus pudendus erscheinen vorwärts und nach der Seite gezogen, am Rand der Mm. ischiocavernosi.

Ischiocavernosi und der Levator ani. Diese Überzüge hat man nun Fascia superficialis, media, superior genannt, sie sind aber kaum wichtig genug, um eine solche besondere Unterscheidung zu verdienen. Deutlicher und bedeutender, als alle diese feinen Fascien ist die fibröse Befestigung der Pars nuda und des Bulbus unter dem Schambogen, das Lig. triangulare urethrae oder Lig. bulbi. Die sogenannte untere Mittelfleischfascie ist so schwach entwickelt, daß man sie kaum vom übrigen subkutanen Bindegewebe unterscheiden kann. Als mittlere Fascie hat man eine ziemlich dünne Ausbreitung von Fasern beschrieben, welche, vom Lig. bulbi ausgehend, sich der untern Seite des Le-

Fig. 71.

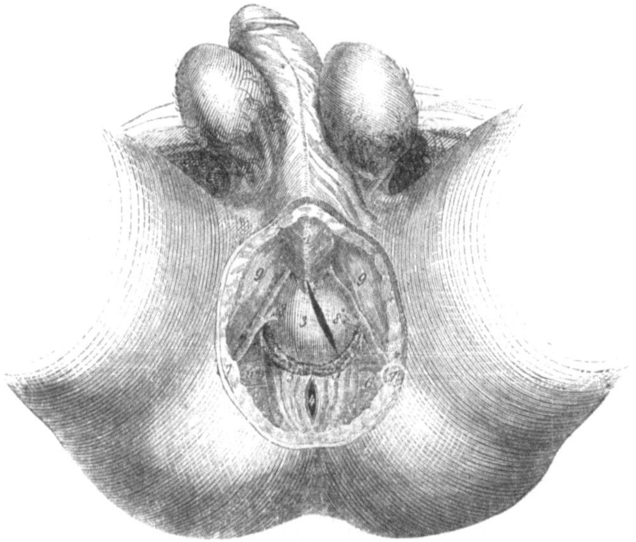

1. Bulbus. 2. Pars nuda. 3. Prostata. 4. Anus. 5. Sphincter ani, vorn weggeschnitten. 6. Levator ani. 7. A. pudenda. 8. A. superficialis und Transversa perinäi, am Ursprung abgeschnitten. 9. Mm. ischiocarnosi.

vator ani anschließt (Fig. 69). Die obere Aponeurose endlich, sonst auch Fascia pelvis genannt, dient der obern Seite des Levator ani als Bedeckung und Befestigung. Dieselbe überzieht die Muskeln (Pyriformis, Obturator internus, Coccygeus, Levator ani), welche den trichterförmigen Boden der Beckenhöhle bilden helfen, und schließt somit, einem Diaphragma ähnlich, die Beckenhöhle von der Mittelfleischgegend ab. Die Prostata ist hinten in eine grubige Ausbuchtung dieser Fascie, Fascia prostatae, aufgenommen.

Für die Urinabscesse und für die Urininfiltration haben die Muskeln und Fascien der Perinäalgegend eine große Bedeutung. Die Urinabscesse dieser Gegend pflegen relativ klein und gespannt zu bleiben, solange sie hinter der Fascia prostatae oder hinter den Muskeln dieser Gegend, besonders dem Bulbocavernosus, in ihrer Entwickelung gehemmt sind; ist

Fig. 72.

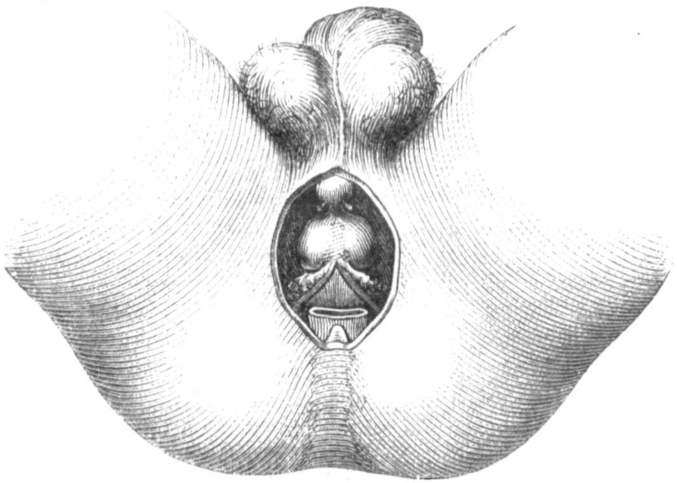

Die Haut und die Muskeln der Perinäalgegend nebst dem Ende des Mastdarms sind weggenommen. Man erkennt den Bulbus nebst den Cowperschen Drüsen, die Prostata mit Samenbläschen und Vas deferens, weiter hinten den Boden der Blase. Über dem abgeschnittenen Ende des Rectums ragt die Steißbeinspitze hervor.

aber die untere Fascie der Perinäalmuskeln durchbrochen, z. B. am vordern Ende des Bulbocavernosus, so kommt es leicht zu rascher und weit verbreiteter Infiltration oder Versenkung im Bindegewebe. Das Bindegewebe des ganzen Damms und Hodensacks, des Schambergs, der Inguinalgegend und der innern Schenkelseite, auch der Hinterbackengegend kann auf diese Weise von Urininfiltration ergriffen werden; und es ist manchmal eine wahre Lebensfrage durch frühzeitiges Einschneiden der Harninfiltration zuvorzukommen.

Die Topographie der Prostatagegend kam in früheren Jahren, als man noch den Seitensteinschnitt zu machen pflegte, häufig in Frage. Dieser Schnitt (Fig. 71) fällt so ziemlich in eine Linie, die parallel ist mit dem aufsteigenden Sitzbein und mit dem M. ischiocavernosus. Zu weit nach innen würde der Mastdarm, zu weit nach außen würde die A. pudenda getroffen werden können. Fängt man den Schnitt zu weit nach vornen an, so trifft man den zu Blutungen leicht geneigten Bulbus, führt man ihn zu weit nach hinten, so kommt man über die Prostata-Aponeurose hinaus, und es ist damit vielleicht die Urininfiltration in das zwischen Blase und Rectum gelegene Zellgewebe erleichtert.

Harnröhre.

An der Harnröhre unterscheidet man eine Pars prostatica, Pars nuda und Pars spongiosa. Die ganze Länge derselben kann beim Erwachsenen auf 15 bis 20 cm geschätzt werden; bei manchen Individuen ist aber die Harnröhre auffallend länger, und bei allen kann durch die Erektion sowie durch Anziehen des Gliedes eine Verlängerung hervorgebracht werden.

Den Anfang der Harnröhre bildet die P r o s t a t a, indem das Gewebe dieser Drüse einen breiten und ziemlich festen, dabei aber doch elastischen und ausdehnbaren Ring um den Blasenhals und die Harnröhrenschleimhaut herum bildet. Die Pars prostatica urethrae ist etwa 3 cm lang. Die Breite der Prostata erstreckt sich am weitesten nach hinten und außen hin; man kann in dieser Richtung (beim Seitensteinschnitt) den Blasenhals wohl 2 cm weit einschneiden, ohne über die Prostata hinauszukommen. — Unmittelbar vor dem Blasenhals erhebt sich in der Prostata das Caput gallinaginis mit den Samenausführungsöffnungen, seitlich von demselben sind die Ausführungsgänge der Prostatadrüse selbst. Eine feine Schichte von Drüsengewebe erstreckt sich bei vielen Individuen noch in die Blase hinein, mitten im Trigonum der Blase; durch Hypertrophie dieser Schichte entsteht der sogenannte mittlere Lappen der Prostata, der vermöge seiner klappenartigen Wirkung zur Urinretention führen kann.

Der vordere Teil der Prostata ist ziemlich fest an den

absteigenden Schamknochen angefügt; auch der Levator ani legt sich eng an die Prostata an, und ein Teil der Muskelfasern des Levator ist an ihr befestigt. Im Innern zeigt die Pars prostatica urethrae unmittelbar vor dem Blasenhals eine leichte Ausbuchtung; der Katheter kann hier einen Aufenthalt erfahren, und man fühlt oft das rasche schnappende Hinübergleiten des Katheters über diese Stelle.

Fig. 73.

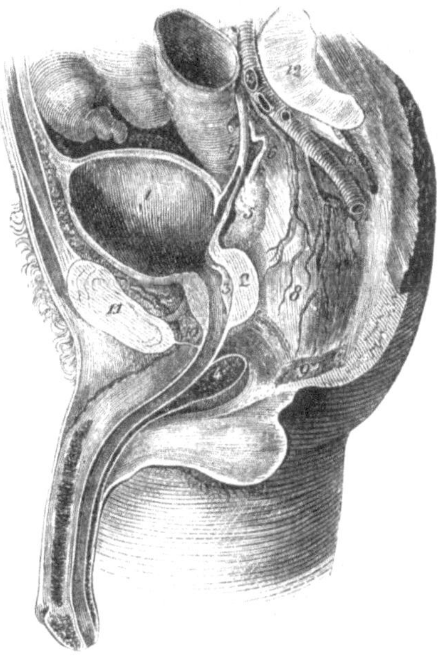

1. Blase. 2. Prostata. 3. Samenhügel. 4. Bulbus. 5. Samenbläschen. 6. Samengang. 7. Harnleiter. 8. Mastdarm. 9. Sphincter ani. 10. Lig. triangulare nebst Vena dorsalis penis. 11. Symphysis. 12. Synchondrosenfläche des Kreuzbeins. 13. A. iliaca externa der linken Seite abgeschnitten. 14. Iliaca interna sinistra. 15. N. ischiadicus.

Beim Fötus findet man, als Rest der Müllerschen Gänge und als Analogon des Uterus den **Sinus prostaticus**, mitten im Samenhügel gelegen und auf ihn ausmündend. Ein Rudiment desselben ist auch bei Erwachsenen noch anzutreffen. Wahrscheinlich sind einige Fälle von divertikelartigen Ausbuchtungen, die man an der Pars prostatica urethrae in dieser Gegend angetroffen hat, aus diesem Sinus prostaticus zu erklären.

Die **Pars nuda urethrae** besteht aus einer dünnen, die Schleimhaut umgebenden Schichte von spongiösem Gewebe, um dieses herum sind die Muskelfasern befindlich, welchen man den Namen Compressor urethrae, Constrictor urethrae u. s. w. gegeben hat. Diese Fasern können die Urethra verengen und etwas nach oben heben; sie scheinen für die Entleerung der Urethra und für die Ausspritzung des Samens mitzuwirken. — Die Pars nuda liegt gerade unter und hinter dem Schambogen; sie bildet die Stelle, wo sich die Urethra um den Schambogen herumkrümmt, und wo man folglich auch mit dem Katheter einen Bogen beschreiben muß. Nach oben und vornen ist die Pars nuda durch das Lig. bulbi befestigt; dieses Ligament verengt den Eingang in die Pars nuda etwas und kann so vielleicht zum Hindernis für den Katheter werden. — Beim Medianschnitt wird die Pars nuda samt ihren Muskeln gespalten.

In die Pars nuda urethrae münden die Ausführungsgänge der Glandulae Cowperi. Es sind dies zwei erbsengroße Schleimdrüschen, welche in dem M. transversus perinaei prof. eingebettet liegen.

Am Bulbus urethrae besitzt das spongiöse Gewebe der Harnröhre eine Anschwellung; auch das Lumen der Harnröhre ist hier, zumal bei alten Individuen, etwas weiter und die Wand ausdehnbarer. Der Bulbus ist es, wo die Krümmung der Harnröhre nach hinten beginnt, wo am häufigsten ein falscher Weg mit dem Katheter gemacht wird, und wo durch Zusammenschrumpfen und Verhärtung der Schleimhaut und des spongiösen Gewebes am häufigsten Strikturen vorkommen.

Penis.

Der Penis besteht der Hauptmasse nach aus den beiden Corpora cavernosa penis und aus dem unpaaren Corpus cavernosum urethrae. Letzteres, in seinem hintern Verlauf die Urethrae von unten her umlagernd, ist an der Spitze des Penis zum Rücken desselben in die Höhe gekrempelt und bildet so die Eichel. An der obern Harnröhrenwand grenzt die Schleimhaut fast unmittelbar an die fibröse Scheide der Corpora cavernosa, unten und vornen ist das cavernöse Gewebe viel dicker und mehr entwickelt und vermöge seiner Weichheit ausdehnbar; es folgt daraus, daß man sich im Penis mit dem Katheter mehr an die obere Wand halten muß, wenn man sicher sein will, sich in keiner Falte zu verirren. An der obern Seite besitzt die Schleimhaut zuweilen Follikel, Lacunae genannt, mit so weiter Öffuung, daß sich ein dünner Katheter darin fangen kann.

Auf dem Rücken des Penis verlaufen die Arteriae dorsales

nebst den Nerven, und in der Mitte die unpaare Vena dorsalis (Fig. 74). Die dünne Fascia penis, eine Fortsetzung der Fascie des M. bulbocavernosus und des Lig. suspensorium penis, hüllt diese Teile samt dem Gliede selbst ein.

Bei der Amputation des Penis können dreierlei Arterien eine Blutung machen, die Arteriae corporis cavernosi urethrae oder die der beiden Corpora cavernosa penis oder die Arteriae dorsales. Wenn man den Penis in der Nähe seiner Wurzel amputiert, so muß man den Stumpf vorher fixieren, damit nicht das Unterbinden der Gefäße durch Zurückweichen des Stumpfes erschwert werde. Die Blutung aus dem Schwellkörper stillt man am besten durch tieffassende versenkte Nähte.

Fig. 74.

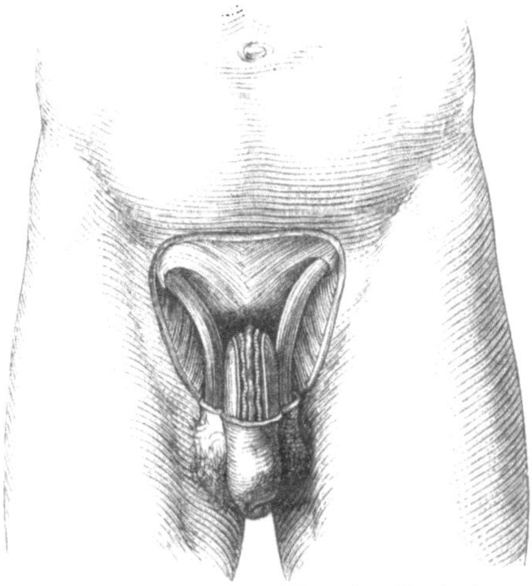

In dieser schematischen Figur ist die Stellung der mittlern Vene am Penis, nach außen die Arterie und der Nerv des Penisrückens dargestellt.

Die Wurzel des Penis ist vom Scrotum bedeckt und oben mittels des Lig. suspensorium an die Symphyse angeheftet. Der vordere Teil des Penis hängt im schlaffen Zustand vornen herab und muß zum Zweck des Katheterisierens nach oben gehalten werden.

Auf das Ende der Corpora cavernosa ist die Eichel aufgesetzt, bestehend aus spongiösem Gewebe, das mit dem Corpus cavernosum urethrae zusammenhängt und sich von der Mündung der Harnröhre her umschlägt und ausbreitet. Hinter der Urethralöffnung in der Eichel besitzt die Harnröhre eine leichte Erweiterung (Fossa navicularis); die Öffnung selbst ist wieder etwas enger, und bei vielen Individuen ist sie so unverhältnismäßig eng, daß beim Eindringen des Katheters ihr dünner faltenartiger Rand umgeklappt oder nach innen gedrängt wird. Soll ein stärkerer Katheter gebraucht werden, so ist man öfters zum Einkerben dieses Saumes genötigt.

Die Haut des Penis, welche sehr ausdehnbar ist und kein subkutanes Fett enthält, bildet am Rand der Eichel das Präputium. Dasselbe ist durch sein Frenulum an die Unterseite der Eichel befestigt. In der Enge und Länge der Vorhaut kommen eine Menge individueller Verschiedenheiten vor, welche bei der Phimose und Paraphimose von Wichtigkeit sind.

IV. Weibliche Geschlechtsteile.

Blase und Harnröhre. Schamlippen. Scheide. Gebärmutter. Eierstock.

Weibliche Blase und Harnröhre.

Die weibliche Blase hat hinter sich die Vagina und den Uterus; der Gebärmutterhals und der oberste Teil der Vagina liegen unmittelbar an der Blase an (Fig. 76); sie sind durch eine ziemlich dünne Schichte von Bindegewebe mit der Blase verwachsen; man hat also nur die vordere obere Wandung der Vagina einzuschneiden, um auf die Blase zu kommen. Der Blasenhals wird von der Vagina getragen. Diese Nähe der Vagina, die geringe Dicke der Wandung zwischen der Blasen- und Vaginalhöhle befördert die Entstehung von Kommunikationsfisteln zwischen beiden Höhlen. Sowie eine größere Perforation der Scheidewand entsteht, so hat man ein Zusammenwachsen der beiderseitigen Schleimhäute und damit die Entstehung einer permanenten (lippenförmigen) Fistel zu fürchten. Es ist dies ein Grund, den Steinschnitt nicht an dieser Stelle vorzunehmen, obgleich er hier am wenigsten verwundend sein würde.

Die Blasensteinzertrümmerung ist beim Weib erleichtert durch die Weite der Urethra und durch die leichte Einführung der Instrumente. Dagegen wird sie wieder dadurch kompliziert, daß neben dem Instrument der Urin rasch abfließt, und ferner dadurch, daß die weibliche Blase zu beiden Seiten des Mutterhalses je eine Vertiefung zeigt, ein Umstand, der zuweilen das Aufsuchen des Steines erschwert.

Die weibliche Urethra, läuft $2^1/_2$—3 cm lang, in gerader

Linie nach unten und vornen, um sich im Vorhof am Eingang der Scheide zu öffnen. Die Öffnung befindet sich unterhalb der Clitoris und vor dem sogenannten Scheidenwulst. Sie ist von kleinen Falten umgeben; auch innerlich zeigt sich die Urethralschleimhaut gefaltet; wenn diese Falten anschwellen, so sieht man sie prolabieren. Das äußere Ende der Urethra ist etwas enger als ihr Anfang am Blasenhals.

Die weibliche Urethra ist ziemlich ausdehnbar; man benützt diesen Umstand zur Digitaluntersuchung des Blaseninnern und zur unblutigen Entfernung der kleineren Blasensteine. Bei Retroversion des Uterus wird die Urethra nach innen gezogen, beim Prolapsus der vordern Scheidenpartie wird sie öfters mitsamt der Blase nach unten dislociert. Es kann dies soweit gehen, daß sie, statt von der Blase aus nach unten und vornen zu verlaufen, eine von unten nach oben und vornen gehende Richtung erhält.

Fig. 75.

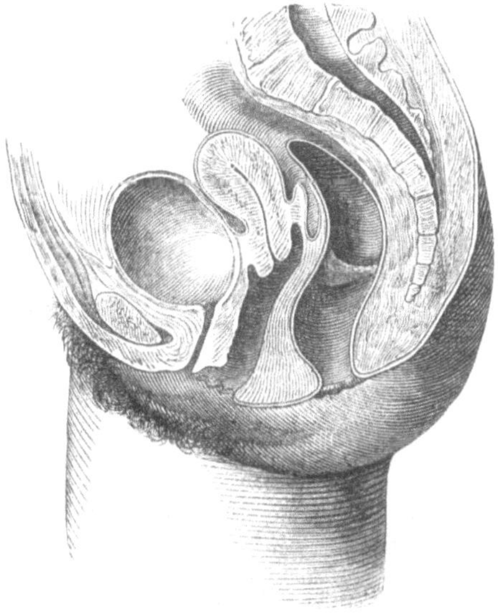

Äußere Scham.

Die äußere Scham wird gebildet von den großen und kleinen Schamlippen, der Clitoris, dem Vestibulum, endlich nach hinten vom Perinäum.

Vom Schamberg zum Damm ziehen sich die großen Schamlippen herab, bestehend aus einer Hautfalte, die mit Fett ausgefüllt ist. Hinten vereinigen sie sich durch eine feine, scharfrandige Kommissur und gehen so über ins Mittelfleisch; innen sind sie von Schleimhaut ausgekleidet und verbinden sich mit den kleinen Schamlippen, welche aus einer lappigen und sehr ungleichmäßig hohen Schleimhautfalte mit einer gefäßreichen Zwischenschichte bestehen. Im vordern und obern Teil der Schamspalte liegt die Clitoris; dieselbe setzt sich aus zwei von den Sitzbeinen herkommenden Schwellkörpern zusammen und erhält von den beiden kleinen Schamlippen aus eine Art Präputium.

Der Raum zwischen den kleinen Schamlippen und zwischen dem Eingang der Vagina wird Vorhof, Vestibulum, genannt. Der hinterste Teil dieser Gegend, nahe dem Perinäum, heißt Fossa navicularis. Zwischen dieser Grube und dem Mittelfleisch liegt das Schamlippenbändchen, das bei der ersten Geburt einzureißen pflegt. Hinter der Schleimhaut des Vorhofs findet sich zu beiden Seiten ein Wulst von spongiösem Erektilgewebe (Vorhofzwiebel); über denselben legt sich der zur willkürlichen Verengerung der Scheide dienende Constrictor cunni; nach außen, am Knochen verläuft die Arteria pudenda nebst den Nerven, deren Lage und Verteilung der männlichen Organisation ganz entsprechend ist. (Vgl. Figg. 64 u. 70 und S. 194.) Seitlich nach hinten im Vorhof, noch vor dem Scheideneingang, liegen, als das Analogon der Cowperschen Drüsen des Mannes, die Bartholinischen Drüsen mit ihrem etwa 5 mm langen Ausführungsgang, der seitlich im Vorhof, noch außerhalb des Hymens ausmündet. Wenn sich dieser Ausführungsgang entzündet, so kann man öfters den Eiter deutlich aus ihm herausdrücken. Wenn die Drüse vereitert, so entsteht ein tiefliegender Schamlippenabsceß.

Das Perinäum besteht aus Haut und Schleimhaut, aus den Insertionen des Sphincter ani und des Constrictor cunni, womit sich der Transversus perinäi und Levator ani verbinden, und aus einer Anhäufung von Fett. Der Durchschnitt des Perinäums in der Mittellinie giebt eine dreieckige Form (Fig. 75), vornen die Schleimhaut des Vorhofs (der Fossa navicularis), hinten die des Rectums, unten die äußere Haut. — Wenn der Damm einreißt und der Riß nicht durch erste Vereinigung wieder zusammenheilt, so werden durch das Einschrumpfen der granulierenden Wunde die Haut und die Vorhofschleimhaut gegeneinander gezogen; zugleich entsteht durch den Zug der Narbe eine Verlängerung der Schamlippen nach hinten, und es bleibt eine Erweiterung der Schamspalte zurück. Der Sphincter ani bildet hier gleichsam den festen Punkt; da er vermöge seiner Befestigung am Steißbein nicht durch die Narbe dislociert werden kann, so müssen die Schamlippen dem Zug der Narbenkontraktion dorthin folgen und nach hinten rücken.

Das Mittelfleisch ist in hohem Grade ausdehnbar, wie man dies besonders bei den Geburten beobachtet. Man hat es eine Ausdehnung bis zu zehn Centimeter erhalten sehen. Ohne diese wäre die Möglichkeit einer Geburt des Kindskopfes durch ein Loch im Mittelfleisch durch (Partus perinäalis) nicht zu begreifen.

Scheide.

Die Vagina, aus Schleimhaut und einem submukösen Erektilgewebe bestehend, hat nach vornen von sich die Blase und Urethra, nach hinten den Mastdarm, seitlich grenzt sie unmittelbar an die Wandungen des Beckens an, ausgenommen die Stelle, wo der Levator ani sich an sie anlegt. Am Eingang der Vagina befindet sich das Hymen, oder es sind als Rest davon die Karunkeln wahrzunehmen. Eine vordere und hintere Reihe quer liegender Runzeln bilden sich an der Vaginalwand; die vordere Partie dieser Runzeln, Arbor vitae genannt, ist beträchtlicher. Der hinter der Urethralmündung gelegene Teil der vordern Vaginalwand, der oft einen sehr merklichen Vorsprung in die Scheide hinein macht, heißt Scheidenwulst. Bei vielen Frauen findet man auch einen sehr deutlich ausgesprochenen hintern Scheidenwulst. — Die Urethra, der untere Teil der Blase bis hinter das Trigonum, auch seitlich noch die Ureteren (Fig. 76) liegen nahe unter der vordern Vaginalwand, hinten grenzt der Mastdarm sehr nahe an, indem nur ein kurzfaseriges Bindegewebe zwischen beiden Kanälen eingeschaltet ist; oben und hinten, am Vaginalgewölbe, trifft man hinter der Vagina das Bauchfell, welches sich hier zuweilen noch eine kurze Strecke weit zwischen Vagina und Mastdarm herab erstreckt. Alle diese Teile können leicht von der Vagina aus verletzt und perforiert werden.

Im leeren Zustand liegt die vordere und die hintere Wand der Vagina nahe aneinander, so daß sie sich berühren. Es geschieht dies teils vermöge der Elastizität der Vagina, teils vermöge des Drucks der übrigen Beckeneingeweide. Wenn die Vagina ihre Elastizität verliert, wenn ihr Gewebe sich erschlafft und verlängert, oder wenn die Verbindungen der Vagina mit der Beckenwand und dem Bauchfell nachgeben, so kann sich die Blase nach unten und vorn herabsenken (Cystocele) oder die vordere Mastdarmwand (Rectocele), oder es kann die Gebärmutter sich herabsenken und die Vagina um sich her umstülpen (Prolapsus uteri). Die große Mehrzahl der sogenannten Muttervorfälle sind Vorfälle der untern vordern Partie der Scheide; wenn sich das Übel weiter entwickelt, so senkt sich die Blase, dann der Muttermund, zuletzt und sekundär auch die hintere Vaginalwand herab.[1]

An ihrem obern Ende bildet die Vagina ein Gewölbe, das den Mutterhals umfaßt, und in welches der Muttermund nach hinten zu hereinragt. Das Vaginalgewölbe ist vermöge seiner schlaffen Verbindung ziemlich verschiebbar, es ist so eingerichtet, das es sich den leichteren Lageveränderungen der Gebärmutter nicht widersetzt; bei beträchtlichen Lageveränderungen wird die Vagina häufig gezerrt und verlängert, wodurch sich dann auch die Form des Vaginalgewölbes in verschiedener Weise ändert.

Uterus.

Die Gebärmutter liegt im Eingang des kleinen Beckens, aufgehängt zwischen den Blättern des breiten Mutterbandes, welches die vordere Gebärmutterseite zum größten Teile und die hintere vollständig überzieht. Der verhältnisweise feste und weniger verschiebbare Teil der Gebärmutter ist der Hals derselben, welcher mit der Blase und Vagina in Verbindung steht. Seitlich, nach hinten, hat der Hals der Gebärmutter seine befestigenden Muskelfasern (Retractor uteri), die im Lig. latum zur Seitenwand des kleinen Beckens hinziehen. Der obere Teil der Gebärmutter ist viel beweglicher; er wird nur durch die beiden Mutterbänder und durch das Lig. teres, das sich seitlich vom obern Rand des Uterus zum Leistenkanal erstreckt, einigermaßen in seiner Lage erhalten. Im obern Rande des Lig. latum verläuft die Tuba Fallopii; auf seiner Hinterseite, unterhalb der Trompete liegt das Ovarium. Der Raum hinter dem

---

[1] Ich habe diesen Mechanismus in meiner Abhandlung vom Jahre 1851 im Archiv für phys. Heilkunde zuerst dargestellt.

Mutterband und der Gebärmutter, zwischen der letztern und dem Rectum, heißt der Douglas'sche Raum. Die Arterien für die Gebärmutter kommen von der Seite her, in der Douglasschen Falte und im Lig. latum, es sind Zweige der Aa. vesicales und spermaticae.

Man unterscheidet an dem Uterus den Körper, den Mutterhals und die Vaginalportion mit dem Muttermund. Der Körper birgt eine rundlich dreiseitige, von vorn nach hinten breitgedrückte Höhle; in die beiden obern Winkel münden die Trompeten ein. Die Höhle des Mutterhalses ist leicht spindel-

Fig. 76.

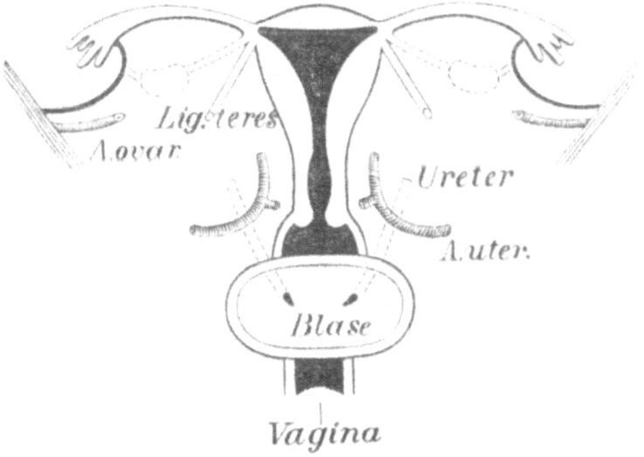

Schematische Darstellung der zu den inneren weiblichen Geschlechtsteilen tretenden Bänder und Gefäße. Die A. ovarii (Sperm. int.) begiebt sich im Lig. infundibulo-pelvicum zum Eierstock hin. Man erkennt ferner das Lig. ovarii, das Lig. infundibulo-ovaricum und das Lig. teris uteri. Die A. uterina kreuzt sich ganz dicht neben dem seitlichen Scheidengewölbe mit dem Ureter, welch letzterer bald darauf in das unterste Blasensegment einmündet. Die durch das Lig. latum durchscheinenden Eierstöcke sind der Übersichtlichkeit halber etwas klein gehalten. Von der Blase ist nur das hintere und untere Segment im Durchschnitt wiedergegeben.

förmig; zwischen dem Hals und Körper findet sich eine leichte Verengung, der innere Muttermund. Die ganze Höhle des Uterus hat etwa eine Tiefe von 5—6 cm; bis zu dieser Tiefe kann man also bei normalem Bau mit der Uterussonde eindringen. Die Schleimhaut der Cervicalportion ist gefaltet und mit Schleimdrüsen reichlich ausgestattet. Diese Drüsen werden zuweilen zu Retentionscysten (Ovula Nabothii). Dort sind auch die Schleimpolypen am häufigsten.

Die Vaginalportion ragt zapfenförmig in die Scheide hinein, indem diese sich mit einem breiten Ansatz um den Gebärmutterhals herumlegt. Man unterscheidet am Muttermund eine vordere und hintere Lippe; erstere ragt etwas weiter vor als die letztere. Bei Jungfrauen bildet die Öffnung der Gebärmutter eine enge Querspalte; bei Frauen, die geboren haben, wird sie mehr rundlich und hat oft eine narbigt unebene Beschaffenheit. Ein gewisser Grad von Offenheit des Muttermundes scheint zur Befruchtung nötig zu sein; Verengung des Muttermundes kann Sterilität erzeugen.

Eierstock.

Die Eierstöcke liegen nach hinten und außen von der Gebärmutter in einer hintern Aussackung des breiten Mutterbands. Sie sind mit der Tuba durch eine Bauchfellfalte, die Ala vespertilionis, und mit dem Uterus durch das Lig. ovarii in Verbindung. Ihre zahlreichen kleinen Arterien kommen aus einem Plexus, der durch die A. uterina und die Spermatica gebildet wird. Ebenso verhält es sich mit den Venen.

Die follikuläre Struktur der Ovarien scheint die Ursache, warum sie zu krankhafter Cystenbildung eine besondere Neigung haben. Es ist dann in der Regel der Fledermausflügel zur Umhüllung und zum Stil der Cystengeschwulst verwendet; auch die Tube kommt meistens in die Wand der Eierstockcyste zu liegen, wobei sie dann eine beträchtliche Verziehung und Verlängerung erfährt. Vermöge der Lage des Eierstocks begreift man leicht, daß die Balggeschwülste desselben auf die Gebärmutter einen Druck oder Zug ausüben können; man beobachtet häufig, daß die Gebärmutter durch solche Geschwülste nach oben gezogen wird (Recession des Uterus), oder daß sie eine schiefe Lage durch dieselben erhält. Auch bei Verlagerung des Ovariums in einen Bruchsack (vgl. S. 102) erleidet der Uterus eine Verziehung nach der betreffenden Seite.

Der Nebeneierstock, ein Rudiment des Wolffschen Körpers, liegt seitlich nach oben vom Eierstock im Lig. latum eingebettet; zuweilen trifft man auch hier pathologische Cystenbildung.

SECHSTE ABTEILUNG.

Obere Extremität.

Vordere Schulter- und Achselgegend. Schlüsselbein. Schulterblatt, hintere Schultergegend. Schultergelenk. Oberarm. Ellenbogengegend. Vorderarm. Handgelenk. Handwurzel. Mittelhand. Finger.

Vordere Schultergegend, Achselgegend.

Im obern Teil der Schultergegend liegen unter der Haut das Schlüsselbein und das Akromion nebst den zu diesen Knochen gehörigen Muskeln, sämtlich von einer ziemlich dichten Fascie überzogen. Die hauptsächlichsten Muskeln der obern Schultergegend sind der Cucullaris, der Pectoralis major und der Deltoideus. Diese drei bedecken miteinander den größten Teil der obern Schultergegend. Von hinten und unten her kommt der Latissimus dorsi, welcher den untern Winkel und den äußern Rand des Schulterblattes zudeckt. Unten begrenzen der Latissimus dorsi und Pectoralis major die Achselhöhle, in der sich mehrere Lymphdrüsen, die Arteria und Vena axillaris nebst dem Plexus brachialis befinden. Noch tiefer in der Achselhöhle trifft man das Schultergelenk.

Die Gefäße und Nerven der Achselgegend ziehen sich von der ersten und zweiten Rippe her, zuerst auf dem M. serratus, dann auf den Subscapularis aufliegend, zur innern Seite des M. coracobrachialis hin. Unmittelbar hinter dem Schlüsselbein sind sie vom Subclavius bedeckt; in ihrem ganzen Verlauf geht der Pectoralis major über sie her, und an der äußern Seite des Thorax auch noch der Pectoralis minor, so daß sie hier von einer doppelten Muskelschichte überlagert sind.

Die V. cephalica verläuft unter der Haut in der Linie zwischen Pectoralis und Deltoideus zum Schlüsselbein hin. Sie tritt in der vordern Schultergegend hinter die oberflächliche und in der Nähe des Schlüsselbeins hinter die tiefe Muskelfascie, um in die V. subclavia einzumünden.

Die V. axillaris (Fig. 80) liegt am oberflächlichsten in der Achselhöhle. Bei erhobenem Arm findet man sie dicht hinter dem die Achselhöhle ausfüllenden, gewöhnlich sehr reichlichen Fettpolster. Die Vene ist hier so vielfach ver-

Fig. 77.

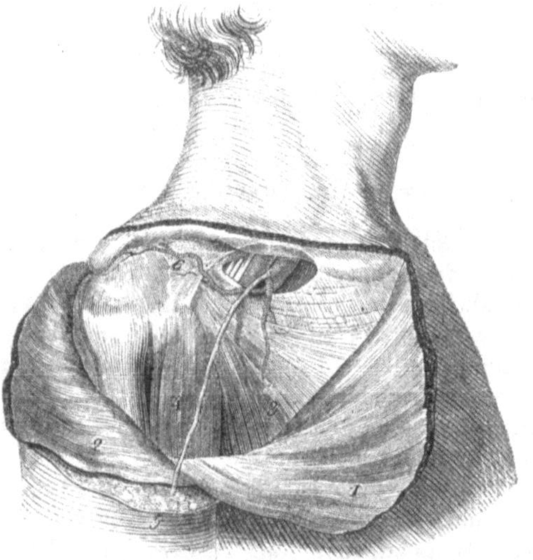

Die tiefere Schichte der vordern Schultergegend durch Abtrennen und Zurückschlagen des Pectoralis und Deltoideus bloßgelegt. Über der Subclavia auch die Fascia clavi-pectoralis durch Ovalschnitt weggenommen. 1. Pectoralis major. 2. Deltoideus. 3. Pectoralis minor von der Fascie bedeckt. 4. Coracobrachialis und Biceps. 5. Vena cephalica. 6. A. thoracico-acromialis.

zweigt (V. thoracica longa und V. subscapularis), daß man, z. B. bei der Unterbindung der Arterie, Not hat, ohne Verletzung an dem venösen Plexus vorbeizukommen. Daher die Regel, am vordern Rand der Achselhöhle, den Venenplexus hinten und unten liegen lassend, in die Tiefe zu dringen.

Die A. subclavia tritt zwischen den beiden Mm. scaleni, dem anticus und medius, hervor nach außen, begleitet von den Nervenstämmen des Plexus brachialis. Sie kreuzt sich dann mit der ersten Rippe und läuft hinter dem Schlüsselbein, nur durch den kleinen M. subclavius von demselben getrennt, über die Spitze des Thorax herüber zur Achselgegend. (Vgl. S. 62.)

Unterhalb des Schlüsselbeines ist die A. subclavia so gelegen, daß die Vene etwas oberflächlicher und medianwärts, die Nerven nach außen und um ein weniges tiefer sich befinden (vgl. auch Fig. 34). Im weitern Verlauf, besonders hinter dem Pectoralis minor und in der eigentlichen Achselhöhle, ist die Arterie sehr eng von den Nerven umgeben, und die zwei Wurzeln des Nervus medianus bilden eine Gabel um die Arterie (Fig. 80). Am Ende der Achselhöhle, wo der Arm beginnt, wird die Arterie wieder freier, und der Nervus medianus läuft hier gewöhnlich über sie her.

Fig. 78.

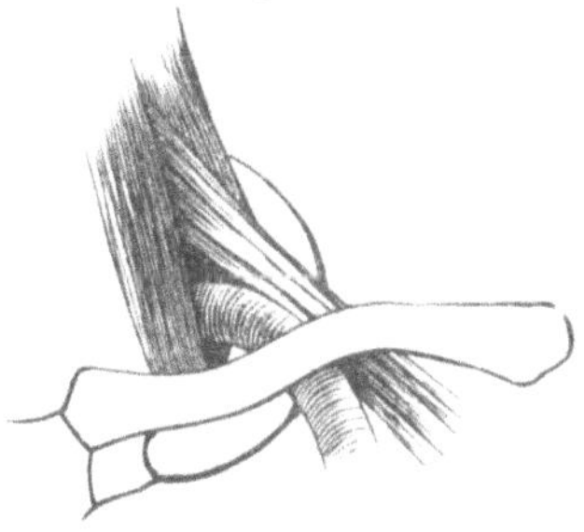

Schematische Darstellung des Bogens der A. subclavia, wie sie zwischen dem M. scalenus anticus und medius nebst dem Nervenplexus herauskommt und sich hinter dem Schlüsselbein um die erste Rippe herumbiegt.

Wenn man die Subclavia unterhalb des Schlüsselbeins unterbinden will, dann hat man sie in der Grube, welche von letzterem, vom Pectoralis major, vom Deltoideus und in der Tiefe lateralwärts von dem Pectoralis minor begrenzt wird, in der nach Mohrenheim benannten Grube, aufzusuchen (Fig. 34). Dabei ist zu berücksichtigen, daß die Vena cephalica (Fig. 85) in diesem Muskelschlitz hin verläuft, und in der Tiefe hat man einen beträchtlichen Zweig der Subclavia, die A. thoracico-acromialis zu vermeiden; die letztere wendet sich um den obern Rand des Pectoralis minor und versorgt die der Mohrenheimschen Grube benachbarten Muskeln. Bei fettreichen Individuen muß man sich manchmal durch Durchschneidung des Pectoralis major und minor Raum schaffen.

Ein Hauptzweig der Axillaris ist die A. subscapularis (Fig. 79). Die Ader entspringt in der Gegend des Rands vom M. subscapularis, und spaltet sich sogleich in einen Ramus circumflexus (Circumflexa scapulae), der unter dem Triceps zur hintern Seite des Schulterblatts geht, und in einen Ramus descendens, der seitlich und hinten am Thorax herabläuft. Gemeinschaftlich mit der Subscapularis oder neben ihr entspringt die Mammaria externa (Thoracica longa), welche bei Exstirpation der Brustdrüse vorzüglich die Blutung verursacht.

Die letzten Zweige der Axillaris sind die beiden Circumflexae humeri, welche schon mehr dem Arm angehören und sich, die eine stärkere hinten, die andere vornen um den Hals

Fig. 79.

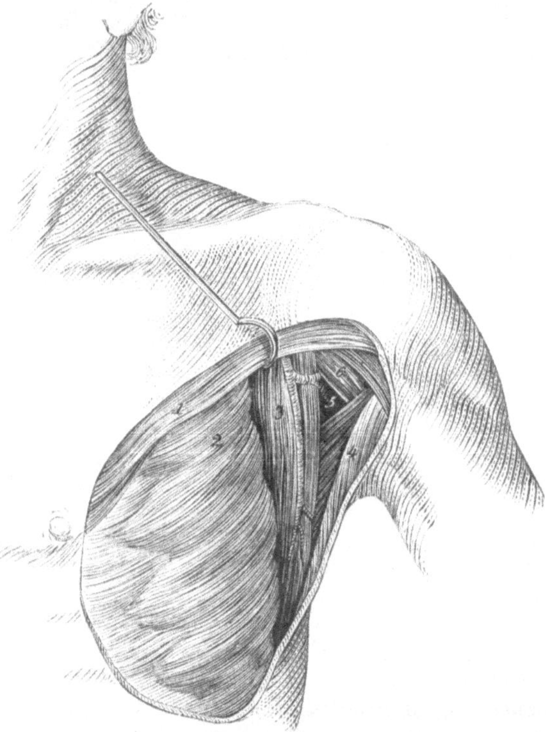

Die A. subscapularis durch Wegnahme der Haut und der Muskelfascie bloßgelegt. 1. Pectoralis. 2. Serratus. 3. Subscapularis. 4. Latissimus nebst dem Teres major. 5. A. circumflexa scapulae. 6. Triceps; weiter außen befindet sich die Gefäßscheide und der M. coracobrachialis.

des Oberarms herumschlagen. Bei einer Resektion des Oberarmkopfes muß man sich genau an den Knochen halten, damit diese Gefäße nicht verletzt werden.

Die Nerven des Plexus brachialis spalten sich zum Teil schon oberhalb des Schlüsselbeins ab; diese Zweige laufen gerade nach unten, um sich in die Muskeln der vordern Schultergegend, den Pectoralis, Serratus, Subscapularis, zu begeben. Die eigentlichen Armnerven bilden einen Plexus, der bis in

Fig. 80.

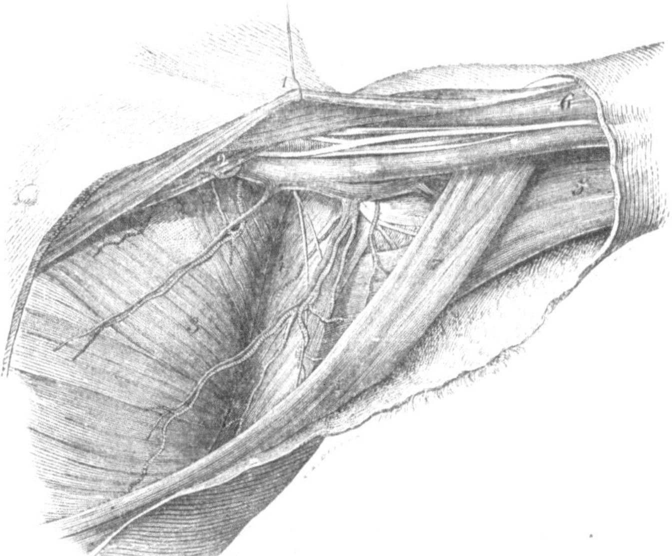

Die Achselgegend von vorne her betrachtet. 1. Der M. pectoralis, hinaufgezogen. 2. Pectoralis minor. 3. Serratus magnus. 4. Subscapularis. 5. Triceps. 6. Biceps. 7. Latissimus dorsi mit dem Teres major vereinigt. Man sieht die A. axillaris großenteils bedeckt vom N. medianus. Nach unten sieht man die A. und V. thoracicae und die A. subscapularis sich verzweigen. Ebenso den N. subscapularis und axillaris.

die Achselhöhle reicht und sich erst hier in die einzelnen Armnerven auflöst. Der Medianus und Musculocutaneus wenden sich nach vornen, der Ulnaris und die Cutanei mehr nach innen, und der Axillaris und Radialis nach hinten. Der Axillaris, der die A. circumflexa posterior begleitet, verzweigt sich hauptsächlich im M. deltoideus, er versieht aber auch die hintere Schultergegend mit Gefühlsnerven. (Fig. 81.)

Die Lymphdrüsen der Achselhöhle sind sehr zahlreich, (8—12); sie stehen sowohl mit den Lymphgefäßen des Thorax und der Brustdrüse wie mit denen des Arms im Zusammenhang. Mehrere dieser Drüsen liegen so tief und so nahe bei der Arterie und Vene, daß man bei Verwachsung derselben im Herausnehmen sehr vorsichtig sein und möglichst stumpf operieren muß.

Schlüsselbein.

Das Schlüsselbein kann in seinem ganzen Verlauf unter der Haut gefühlt werden. Man sollte daraus den Schluß ziehen, daß Brüche des Schlüsselbeines sehr leicht zu erkennen seien; es kommen aber doch, zumal bei rhachitischen Kindern, Fälle genug vor, wo eine Schlüsselbeinfraktur nicht sogleich erkannt wird, wenn sie nämlich ohne Zerreißung des Periosts und nur mit sehr geringer Dislokation verbunden auftritt. Die S-förmige Krümmung des Schlüsselbeines erleichtert die Entstehung von Frakturen bei einem Fall auf die Schulter oder auf die vorgestreckte Hand. Durch die Schwere des Armes und des Schulterblattes wird alsdann die Dislokation des äußern Stückes sehr begünstigt. Diesen Momenten müssen hauptsächlich die Verbände beim Schlüsselbeinbruch zu begegnen suchen.

Die Muskeln, die sich am Schlüsselbein inserieren, sind: der Cleidomastoideus und Cucullaris nach oben, der Subclavius nach unten und hinten, der Pectoralis major und der Deltoideus nach vornen und unten. Hinter dem Sternalende des Schlüsselbeins liegt die Vereinigung der Vena subclavia mit der Jugularis interna; der Anfang der Vena subclavia zieht sich zunächst hinter dem obern Rand des Knochens hin; die Jugularis externa steigt am Hals nahe bis zum Schlüsselbein herab; nahe unter dem Schlüsselbein mündet die Vena cephalica, welche zwischen Deltoideus und Pectoralis heraufkommt, in die Subclavia ein. Häufig sieht man einen anastomosierenden Ast zwischen Cephalica und Jugularis externa über das Schlüsselbein hergehen. Vermöge der Nähe der Arteria transversa scapulae und colli (Fig. 33) könnten auch diese beiden Adern bei einer Wunde oder Operation am Schlüsselbein mitverletzt werden.

Das Schlüsselbeingelenk besteht aus dem Gelenkkopf und der ziemlich flachen Grube des Brustbeines, welche im Verhältnis zu dem breiten Kopf des Schlüsselbeines einen nur geringen Umfang hat. Beide Knochen werden durch eine doppelte Gelenkskapsel, mit einem Zwischenknorpel zwischen beiden Kapseln, in Verbindung erhalten. Einige fibröse Faserpartien, Lig. interclaviculare und costoclaviculare, verstärken das Gelenk. Die Insertion des Sternocleidomastoideus bedeckt das Gelenk von vorn, der Sternohyoideus und Sternothyreoideus helfen es von hinten her bedecken. Über die Verengerung der obern Brustappertur durch Luxation des Schlüsselbeines nach hinten (vgl. S. 88).

Der äußere Teil des Schlüsselbeines ist an der Wurzel des Processus coracoideus befestigt durch eine breite Bandmasse, die man Lig. trapezoideum und conoideum genannt hat. An seinem äußern Ende besitzt das Schlüsselbein eine flache, längliche, nach außen und hinten sehende Gelenksfläche, die sich mit der entsprechenden Fläche am vordern Rand des Akromion verbindet. Eine straffe Kapsel umgiebt dieses Gelenk, in welchem sich zuweilen auch ein Zwischenknorpel findet. Von oben und hinten schließt sich der Cucullaris, vornen der Deltoideus dem Schulterblattgelenk an; beide tragen zur Befestigung desselben bei. Das Gelenk liegt unmittelbar unter der Haut und Fascie, es grenzt an die Sehne des M. supraspinatus und den obersten Teil des Oberarmgelenks. (Fig. 82.)

Schulterblatt, hintere Schultergegend.

Das Schulterblatt ist fast überall von Muskeln überzogen, nur der Akromialteil desselben liegt unbedeckt unter der Haut; drei Muskeln, der Subscapularis, Supraspinatus und Infraspinatus überziehen seine Flächen; an seinem äußern Rand finden sich der lange Kopf des Triceps, der Teres major und minor und der Latissimus dorsi. Letzterer überdeckt auch den untern Winkel; den obern hintern Teil überdeckt der Cucullaris, indem er sich an der Spina scapulae und dem Akromion inseriert. Zwischen diesen beiden Muskeln sieht man den Infraspinatus liegen: die einzige Stelle, wo die Fläche des Schulterblattes nur von einer Muskelschichte bedeckt wird.

An dem hintern und obern Rand des Schulterblattes inserieren sich die Rhomboidei, der Levator anguli scapulae, der Omohyoideus und von der vordern Brustseite her der Serratus anticus. Am Akromion entspringt nach außen der Deltoideus, am obern Rand der Gelenkgrube der lange Kopf des Biceps (Fig. 83.) Am Processus coracoideus setzen sich der Pectoralis minor, der Biceps und Coracobrachialis an, bedeckt vom Pectoralis major und vom vordern Teil des Deltoideus.

Fig 81.

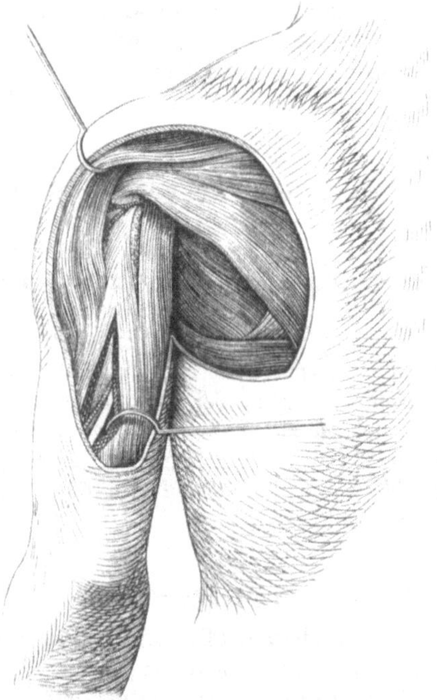

Die hintere Schultergelenksgegend frei präpariert. Deltoideus in die Höhe geschoben, um die Circumflexa posterior zwischen dem Oberarm und dem langen Kopf des Triceps zu zeigen. Der äußere Kopf des Triceps eingeschnitten, um den N. radialis nebst der ihn begleitenden Arterie zu Gesicht zu bringen.

Die Arterien des Schulterblattes kommen teils von der Halsgegend her, indem sich die Transversa scapulae längs dem Schlüsselbein hin zur Incisura scapulae, die Transversa colli aber unter dem Cucullaris zum hintern Rand des Schulterblattes begiebt, teils sind es mit den letztern anastomosierende Zweige der A. subscapularis (Circumflexa scapulae, Fig. 79 u. 80).

Die Nerven der Schulterblattmuskeln stammen aus dem obersten Teil des Plexus brachialis: die einen treten vom Hals aus zur hintern und obern Seite des Schulterblattes (Dorsalis scapulae, Suprascapularis), die anderen, als Nn. pectorales und subscapulares, gehen hinter dem Schlüsselbein herab.

Das Schulterblatt besitzt eine ziemlich ausgedehnte Verschiebbarkeit am Thorax, indem es besonders Drehungen zu machen imstande ist, wodurch der untere Winkel mehr nach vornen oder hinten gewendet wird. Erstere Bewegung ist sehr wichtig für das senkrechte Erheben des Armes, welches beinahe zur Hälfte durch Drehung des Schulterblattes mit seinem untern Winkel nach vornen zustande kommt. — Wenn die vorderen Schulterblattmuskeln, namentlich der Serratus, gelähmt sind, dann entsteht beim Versuch den Arm zu erheben, eine merkwürdige Verschiebung und Abhebung des Schulterblattes nach hinten. — Bei Ankylose des Schultergelenks vermehrt sich die Anstrengung der Schulterblattmuskeln, indem der Kranke die fehlende Aktion des Schultergelenks durch um so stärkere Bewegung des Schulterblatts zu ersetzen sucht.

Schultergelenk.

Das Schultergelenk zeigt eine große Freiheit und Vielseitigkeit der Bewegungen; deshalb ist es aber auch unter allen Gelenken am meisten der Luxation ausgesetzt. Die Grube für den runden Oberarmkopf ist länglich und verhältnisweise klein; der Kopf, der noch durch seine Tubercula vergrößert wird, ragt daher auf allen Seiten über die Gelenkgrube hinaus. An der obern Hälfte des Gelenks bilden der Processus coracoideus und das Akromion, verbunden durch das Lig. coracoacromiale, eine Art von Dach über das Gelenk (Fig. 84), unten ist dasselbe frei und nur von Muskeln geschützt. Die Muskeln, die das Gelenk umgeben (Fig. 83), sind zunächst: vornen der Subscapularis, oben den Biceps (caput longum) und Supraspinatus, hinten der Infraspinatus und Teres minor, unten der lange Kopf des Triceps. Diese alle liegen unmittelbar auf der Gelenkskapsel auf und inserieren sich mit und neben derselben am Knochen. Der Biceps geht sogar durch die Gelenkkapsel hindurch. Etwas entfernter bedecken das Gelenk: oben der Deltoideus, vornen

Fig. 82.

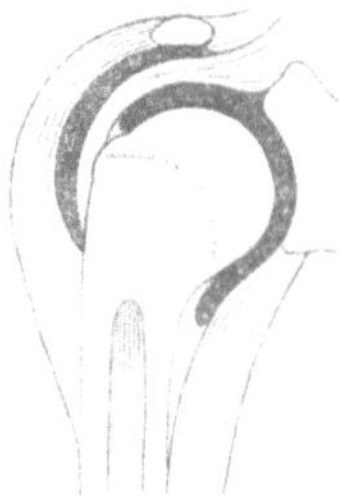

Dieser Frontalschnitt der Schulter soll die Ausdehnung der Gelenkkapsel, die Epiphysenlinie des Oberarmkopfs und den subdeldoldalen Schleimbeutel veranschaulichen. Der Supraspinatus verstärkt die obere Wand der Kapsel. Von unten und hinten her legt sich der Triceps an die letztere an.

der kurze Kopf des Biceps nebst dem Coracobrachialis, noch weiter nach vornen der Pectoralis major, nach hinten und unten der Latissimus dorsi nebst dem Teres major. Der Plexus brachialis sammt den großen Gefäßen geht vornen über den

Fig. 83.

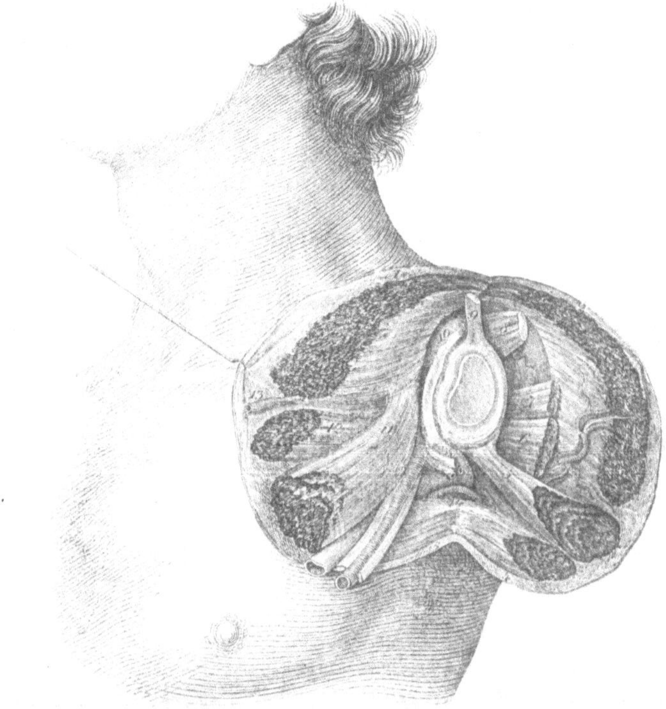

Die Schultergelenksgegend nach Auslösung des Oberarmes durch den seitlichen Lappenschnitt. 1. 2. Beide Hälften des Deltoideus. 3. 4. Beide Hälften des Latissimus dorsi. 5. Triceps. 6. Teres minor. 7. Infraspinatus. 8. Supraspinatus. 9. Sehne des Biceps. 10. Subscapularis. 11. Biceps und Coracobrachialis. 12. Pectoralis major. 13. Vena cephalica. 14. Circumflexa scapulae. Die Circumflexa humeri nebst dem Nervus axillaris weiter oben durchschnitten.

untersten Teil des Gelenks hin. Bei erhobenem Arm fühlt man die Arterie auf dem Gelenkkopf pulsieren. Hart um den Hals des Oberarmknochens herum läuft die A. circumflexa posterior nebst dem N. axillaris, um sich im Deltoideus auszubreiten.

Mehrere Schleimbeutel liegen am Schultergelenk: einer befindet sich zwischen dem Akromion und den die Gelenkkapsel verstärkenden Sehnen der Mm. supraspinatus, infraspinatus und subscapularis (Fig. 82); derselbe reicht zuweilen, besonders wenn er zum Hygrom geworden ist, bis weit unter den Deltoideus hinunter. Ein zweiter Schleimbeutel ist zwischen den Proc. coracoideus und die Gelenkkapsel eingelagert; ein dritter, gewöhnlich mit dem Gelenk kommunizierend, liegt zwischen der Sehne des Subscapularis und dem vordern Gelenkrand.

Fig. 84.

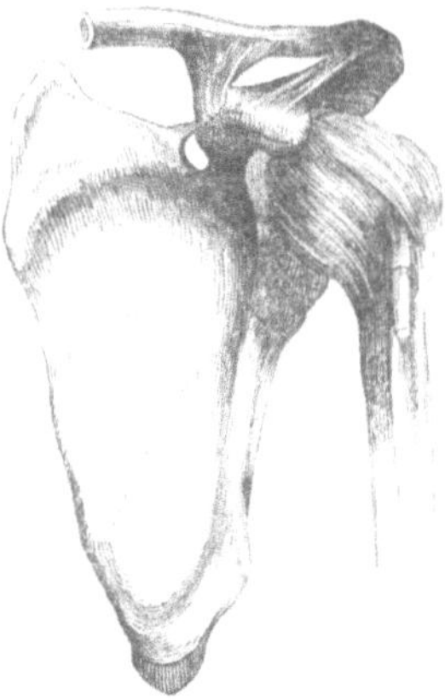

Die Bänder der Schultergelenksgegend von vornen her betrachtet. Man sieht das Lig. coraco-claviculare und coraco-acromiale. An der Basis des Proc. coracoideus die Incisura scapulae, welche der A. transversa scapulae den Durchtritt erlaubt. Zwischen dem großen und kleinen Höcker des Oberarmkopfes sieht man die durchschnittene Sehne des Biceps aus der Kapsel hervorkommen.

Die Gelenkkapsel, welche sich rings am Rand des sogenannten anatomischen Halses, über dem Tuberculum majus und und minus inseriert, wird von der Sehne des Biceps durchbohrt. Diese letztere ist in ihrer Rinne zwischen den beiden Tuberkeln durch eine fibröse Scheide befestigt, aus der man sie zuweilen bei Zerreissungen dieser Scheide dislociert werden sah. Die stärkste Faserpartie der Gelenkkapsel entspringt von der Wurzel des Processus coracoideus; man hat diesen Fasern einen eigenen Namen, Lig. coraco-humerale gegeben.

Einige Bemerkungen über die Oberarmluxationen sollen die Topographie der Schulter illustrieren.

Die gewöhnliche Form von Verrenkung des Oberarms ist die nach vornen, unten und innen, zwischen das Schulterblatt und den Subscapularis. Reißt oder schneidet man an einer Leiche die Gelenkkapsel auf der vordern Seite ein, so bedarf es nur einer geringen Gewalt, um den Gelenkkopf nach vornen und unten herauszudrücken. Damit der Gelenkkopf noch weiter innen, unbedeckt vom Subscapularis zum Vorschein komme, bedarf es einer größern Zerreißung der Kapsel und eines Einrisses des M. subscapularis. Der Gelenkkopf ist in einem solchen Fall nur noch von den Mm. pectoralis major und minor bedeckt, und bei erhobenem Arm fühlt man ihn sogar unter der Haut der Achselhöhle. Es hat sich eingebürgert, die vordere Luxation des Oberarms, je nachdem der Oberarmkopf mehr in der Achselhöhle stehen geblieben oder mehr nach dem Proc. coracoideus ausgewichen ist, in die Unterarten einer Lux. axillaris und einer Lux. subcoracoidea zu trennen. Diese Trennung hat aber keinen praktischen Werth, denn der Entstehungs-, und also auch der Einrichtungsmechanismus ist bei beiden im Wesentlichen derselbe.

Beim Einrichten dieser Verrenkungen wird man nicht vergessen dürfen, daß der Kapselriß manche Variationen zeigen, und daß der Impuls bei erhobenem oder nur abduziertem oder herabhängendem Arm eingewirkt haben kann; man darf also nicht behaupten, daß die eine oder andere Einrichtungsmethode für alle Fälle die allein richtige sein müsse, man wird vielmehr, wenn es bei der einen Methode nicht gehen will, gleich eine andere versuchen. Das Erste ist jedoch, daß man den Oberarm durch seitliches Erheben und Einwärtsdrehen an seinen Platz zu bringen sucht; dabei wird man fast immer zum Ziele gelangen, denn die große Mehrzahl der Oberarmluxationen kommen bei erhobenem Arm zu Stande.

Die Verrenkung nach hinten, zwischen den Infraspinatus und die Scapula, ist viel seltener. Durch Erheben und Anziehen nach vornen und nachfolgendes Außendrehen des Arms wird der Kopf dem hinten gelegenen Kapselriß gegenüber gestellt und zum Einschnappen gebracht.

Bei jugendlichen Individuen ist die Oberarmluxation etwas Seltenes; bei ihnen kommt es eher zu einer Epiphysenlösung. Man hat sich deshalb den Verlauf der Epiphysenlinie am Oberarmkopf zu merken (Fig. 82).

Um bei Erkrankung des Gelenkkopfs denselben zu resezieren, dringt man am besten und nächsten durch einen Längsschnitt in der Mitte zwischen Akromion und Processus coracoideus auf ihn ein. Nach der Durchtrennung des Deltoideus liegen die beiden Tubercula des Kopfes zu Tage; die Gelenkfläche ist aber noch von der Gelenkkapsel und den sie verstärkenden Sehnen der kurzen Muskeln bedeckt. Vom Tub. minus muß nun der Subscapularis, und vom Tub. majus muß der Supraspinatus, der Infraspinatus und der Teres minor abgetrennt werden. Die lange Sehne des Biceps findet man in der Vertiefung zwischen dem großen und kleinen Tuberkel des Oberarmkopfes; man kann die Sehne schonen, sie aus ihrer Scheide ablösen und durch einen stumpfen Haken zur Seite ziehen lassen, während das Kapselband nach rechts und links abgetrennt wird. Beim Abtrennen der unteren Kapselteile vom Knochen wird man sich daran erinnern müssen, daß die Aa. circumflexae um den Hals desselben herumlaufen.

Zur Exartikulation wählen wohl die meisten Operateure einen Haut- und Muskel-Lappenschnitt, welcher ungefähr den Grenzen des Deltoideus entspricht. Der seitliche Lappenschnitt mit einem vordern und einem hintern Lappen (Fig. 83) giebt auch ein ganz gutes Resultat. Der Ovalschnitt, wie der oben beschriebene Resektionsschnitt von der Gegend des Lig. coraco-acromiale anfangend, ist vielleicht bestimmt, die anderen Methoden zu verdrängen, weil man bei dieser Schnittführung die A. axillaris am besten komprimieren kann. Immer wird man darauf Bedacht nehmen müssen, daß die Art. axillaris zuletzt und möglichst weit unten durchschnitten werde, damit man rasch die Blutung bemeistern kann.

Oberarm.

Der Oberarmknochen ist überall von Muskeln umlagert; nur seitlich am Ellbogen, an den beiden Condylen finden sich zwei unbedeckt unter der Haut liegende Stellen. Am obern Teil des Oberarmes sind es der Deltoideus, der Pectoralis und Latissimus dorsi, nebst dem Biceps und Triceps, die den Knochen umgeben. Der Pectoralis major setzt sich an die Spina tuberculi majoris, der Latissimus und der Teres major an die Spina tuberculi minoris an. Mitten zwischen den Sehnen dieser beiden lauft der Biceps und der Coracobrachialis nebst Gefäßen und Nerven durch. Gegen die Mitte des Armes heftet sich der Deltoideus an; wo er aufhört, beginnt der Ursprung des Brachialis internus, der um die Sehne des Deltoideus herum sich inseriert. In der mittlern Armgegend finden sich nur zwei Muskelpartieen, vornen der Biceps und halb bedeckt von ihm der Brachialis, hinten der Triceps; beide Partien sind durch die Fascia intermuscularis voneinander geschieden (Fig. 87). In der Gegend über dem Ellbogen bemerkt man sodann die Insertionen der Vorderarmmuskeln;

Fig. 85.

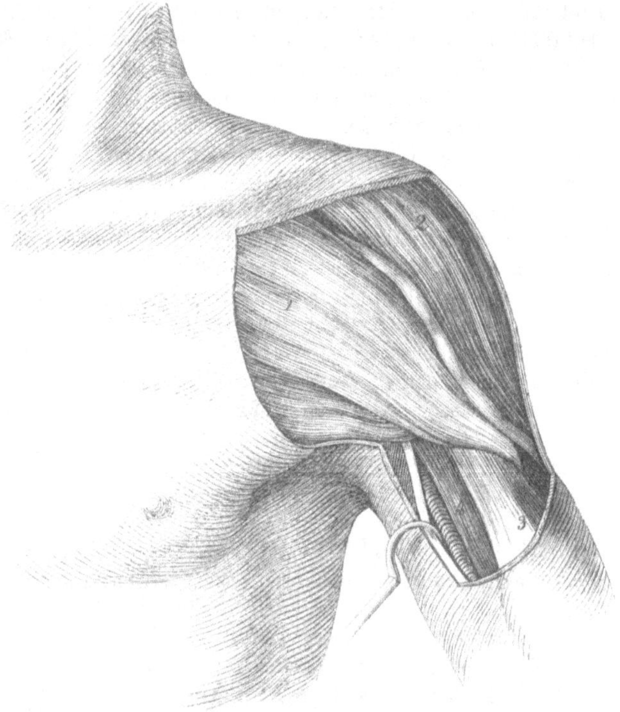

Haut und Fascie der vordern Schultergegend weggenommen. 1. Pectoralis major. 2. Deltoideus, zwischen diesen beiden die Vena cephalica. 3. Biceps. 4. Coracobrachialis, neben ihm die Arteria brachialis. Der N. medianus zur Seite gezogen.

an der Radialseite die der Supinatoren und Extensoren, an der Ulnarseite die des Pronator teres und der Flexoren; in die Lücke zwischen Pronator teres und Supinator longus begeben sich der Biceps und der Brachialis internus.

Die A. brachialis steigt von zwei Venen begleitet am Rande des Coracobrachialis und Biceps herab; anfangs ist sie bedeckt vom N. medianus; im untern Drittel des Armes liegt der Medianus auf ihrer innern Seite und etwas tiefer (Fig. 89).

In der Nähe der Sehne des Latissimus dorsi geht die A. profunda brachii ab; ein Zweig von dieser begleitet den N. ulnaris, ihr Hauptstamm zieht mit dem N. radialis bis zum Ellbogengelenk hin (Fig. 87). Außerdem sendet noch die A. brachialis nach beiden Seiten Kollateraläste zum Ellbogengelenk, die dort mit den Aa. recurrentes des Vorderarms anastomosieren.

Fig. 86.

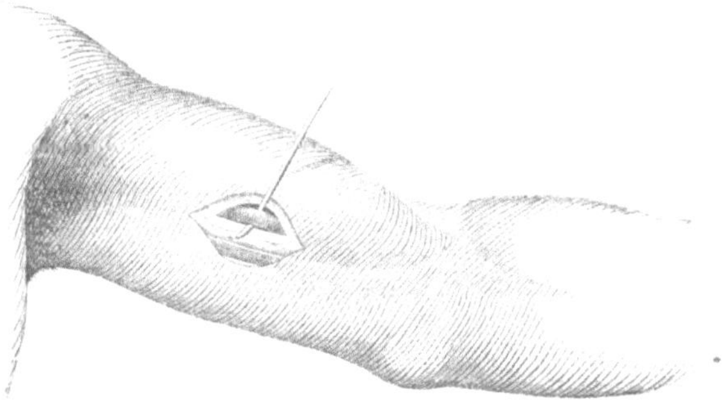

Die A. brachialis bloßgelegt und hinter dem Nervus medianus vorgezogen.

Nicht selten zeigt sich die Anomalie einer doppelten Arteria brachialis, die Verdoppelung beruht aber auf einer hohen Teilung; man findet dann einen äußern oberflächlicheren, manchmal über den Lacertus fibrosus der Bicepssehne liegenden Ast, der zur Radialis wird, und einen innern tiefern, der sich in die Cubitalis verwandelt. Bei Unterbindungen, Amputationen u. s. w. kann diese Anomalie wichtig werden.

Will man die Brachialis in der Mitte des Oberarms unterbinden, so muß man auf den Rand des Biceps einschneiden und den N. medianus zur Seite halten; hinter ihm trifft man die Arterie. Will man unten in der Ellbeuge die Unterbindung machen, so muß die (in Fig. 89 etwas zu schmal gezeichnete) Aponeurose des Biceps eingeschnitten werden; unmittelbar hinter ihr liegt das Gefäß.

Zwei Venae brachiales, bisweilen auch in der obern Armgegend nur eine, begleiten die A. brachialis. Die Vena cephalica zieht sich unter der Haut auf der äußern Seite des Biceps herauf und vorn über die Schulter hin bis zur vordern Schlüsselbeingegend (vgl. S. 153); die Basilica tritt unter der Mitte des Oberarmes durch ein Loch in der Fascie und verbindet sich mit der Vena brachialis. (Fig. 88.)

Die Nerven, welche am Arm herunterlaufen, begleiten zum Teil die Arterie, wie der Medianus und der Cutaneus medius und internus; der letztere verläßt die Arterie in der Mitte des Oberarms, um die Fascie zu durchsetzen; der Cutaneus medius tritt etwas weiter unten, begleitet von der Vena basilica, durch die Fascie. Der Cutaneus externus (Musculocutaneus) geht, nachdem er den Coracobrachialis durchbohrt hat, hinter dem Biceps zur äußern Seite des Oberarms und steigt dann an der äußern Seite des Biceps, in der Nähe der Vena cephalica herab. (Fig. 88.) Der N. ulnaris durchbohrt schon oben das Lig. intermusculare brachii und läuft zwischen diesem und dem Rand des Triceps zum innern Condylus hinab. (Fig. 91.) Der N. radialis geht hinter dem Knochen zwischen ihm und dem Triceps herum; in der Mitte des Knochens liegt er dem letztern so nahe auf, daß er bei von außen her einwirkendem Druck, z. B. wenn Jemand mit über die Stuhllehne gelegtem Arm einschläft, sehr leicht eine Lähmung erfährt. Weiter unten kommt der Nerv nach vornen zwischen den Brachialis internus und Supinator longus zu liegen und läuft bedeckt von dem letztern Muskel zur äußern und vordern Seite des Ellbogengelenks (Fig. 81 u. 90).

Fig. 87.

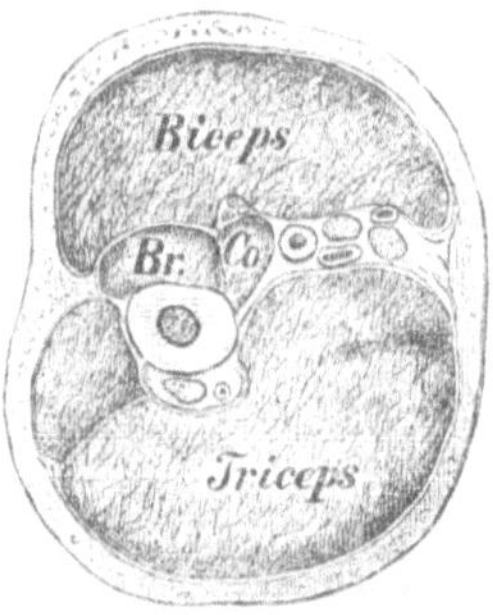

Durchschnitt des Oberarmes in der Mitte desselben; man erkennt zwischen den Muskeln die Arterien, Venen und die drei Nerven Medianus, Radialis, Ulnaris.

Ellbogengegend.

Auf der vordern Seite des Ellbogens, in der Ellbeuge, trifft man unter der Haut und über der Fascie die Venen, welche beim Aderlaß in Betracht kommen: innen die Basilica, außen die Cephalica, nach der Mitte zu die Mediana, oder auch (Fig. 88) eine Mediana basilica und cephalica, beide letzteren unter spitzigem Winkel nach unten miteinander zusammenkommend. Zwei starke Hautnerven liegen in der Nähe dieser Venen, der Cutaneus medius geht sogar in der Regel über die Mediana basilica an ihrer Vereinigung mit der Basilica weg. Freilich zeigen sich in der Lage und Verzweigung der Venen und im Verhältnis der Hautnerven zu denselben eine Menge Abweichungen. Die V. mediana basilica hat ungefähr dieselbe Richtung wie die A. brachialis und liegt öfters gerade vor ihr; zwischen beiden Gefäßen liegt nur der Lacertus fibrosus bicipitis. Für den früher so gebräuchlichen, jetzt kaum noch geübten Aderlaß hatte man aus diesen anatomischen Verhältnissen die Regel abstrahiert, daß man an der Mediana basilica nur im Notfall zur Ader lassen soll, weil man hier einer Verletzung des Nerven oder der Arterie am meisten ausgesetzt sei.

Die **Muskeln** der Ellenbeuge greifen auf der vordern Seite so ineinander, daß an der Stelle, wo der Biceps und Brachialis internus in die Tiefe gehen, um sich an den Knochen zu inserieren, die Vorderarmmuskeln von beiden Seiten her sich darüber hinlegen. Die Insertion des Brachialis an den Proc. coronoideus ulnae ist von den Flexoren und dem Pronator teres, die des Biceps an den Radius ist nebst dem Radialgelenk von den Extensoren und Supinatoren bedeckt.

Fig. 88.

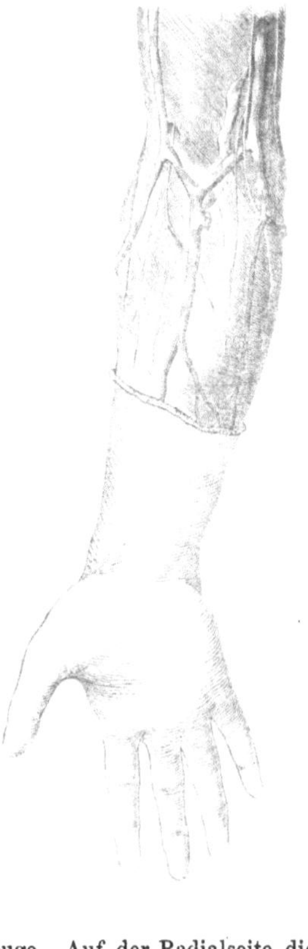

Die Venen und subcutanen Nerven der Ellenbeuge. Auf der Radialseite die Vena cephalica mit dem N. cutaneus externus, auf der Ulnarseite die Basilica und der N. cutaneus medius. Mitten die Mediana und ihre beiden Endäste, Mediana cephalica und basilica.

Am innern Condylus entspringen folgende Muskeln: Flexor carpi ulnaris, Palmaris longus, Flexor carpi radialis, Pronator teres, in der tiefern Schichte sodann der Flexor digitorum sublimis und profundus. Am äußern Condylus liegt am oberflächlichsten der Supinator longus, bedeckt von ihm der Extensor carpi radialis longus und brevis und noch tiefer der Supinator brevis, welcher letztere die Gelenkkapsel des Radius zum großen Teil überzieht.

Die Arteria brachialis liegt in der Ellenbeuge anfangs auf der Innenseite der Bicepssehne; da sich die letztere dann

Fig. 89.

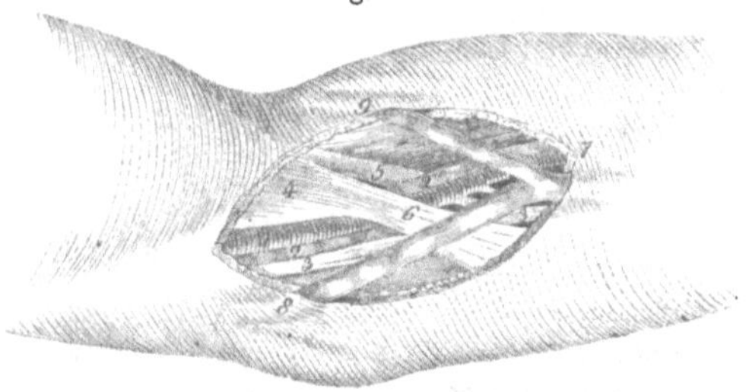

1. Arteria brachialis der linken Seite. 2. 2. Vena brachialis. 3. 3. N. medianus. 4. Biceps. 5. Sehne des Biceps. 6. Lacertus fibrosus. 7. A. radialis. 8. V. mediana basilica. 9. V. mediana cephalica.

aber spaltet, indem ihr hauptsächlichster Teil sich zum Radius in die Tiefe wendet, während ihr kleinerer Teil in den ulnaren Teil der Vorderarmfascie ausstrahlt, so läuft die A. brachialis in der Gabel zwischen diesen beiden Sehnen hindurch. Der N. medianus liegt mehr ulnarwärts (Fig. 89).

Die Arteria brachialis teilt sich dann etwas unterhalb der Linie des Ellbogengelenkes in ihre zwei Äste, in die Radialis und Ulnaris. Von diesen ist die Radialis die oberflächlichere; sie liegt, anfangs nur von der Fascie bedeckt, zwischen dieser und der Sehne des Biceps, dann verläuft sie unter dem innern Rand des Supinator longus und über die Sehne des Pronator teres hinweg zur äußern Seite des Flexor radialis (Fig. 93). Der N. radialis stößt von außen her zu ihr, um eine Strecke weit gemeinschaftlich mit ihr zu verlaufen. Die A. recurrens radialis entspringt gleich oben aus der Radialis und wendet sich hinter dem Supinator longus hinauf zu den Kollateralästen der Radialseite.

Die Ulnaris zieht sich, bedeckt von mehreren Muskeln, von dem Pronator teres, Flexor carpi radialis, Palmaris longus, Flexor digitorum sublimis, zur innern Seite des Vorderarms; sie liegt dort unter dem radialen Rand des Flexor carpi ulnaris;

Fig. 90.

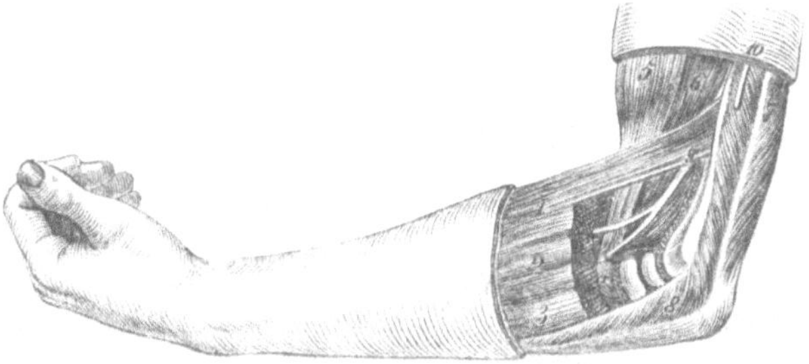

Haut und Fascie nebst den das Radiusgelenk deckenden Muskelinsertionen weggenommen, das Radiusgelenk eröffnet. 1. Supinator longus. 2. Extensor carpi radialis longus. 3. Extensor carpi radialis brevis. 4. Supinator brevis. 5. Biceps. 6. Brachialis internus. 7. Triceps. 8. Anconeus quartus. 9. N. radialis. 10. Cutaneus externus, abgeschnitten.

Fig. 91.

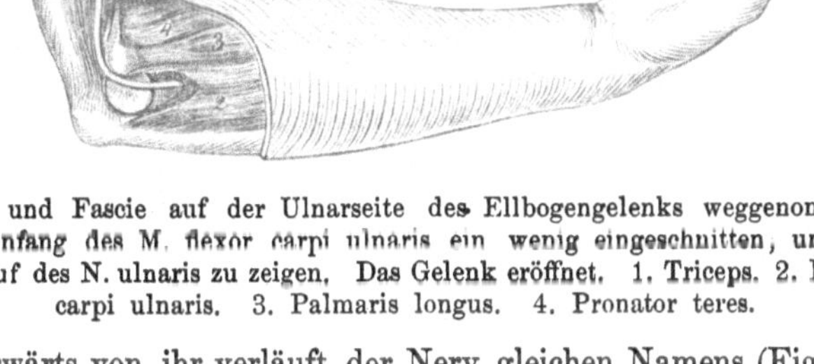

Haut und Fascie auf der Ulnarseite des Ellbogengelenks weggenommen; der Anfang des M. flexor carpi ulnaris ein wenig eingeschnitten, um den Verlauf des N. ulnaris zu zeigen, Das Gelenk eröffnet. 1. Triceps. 2. Flexor carpi ulnaris. 3. Palmaris longus. 4. Pronator teres.

ulnarwärts von ihr verläuft der Nerv gleichen Namens (Fig. 93). Zugleich mit dem Pronator teres geht auch der N. medianus über die A. ulnaris weg. Die Interossea, der größte Zweig, welchen die Ulnaris abgiebt, wendet sich sogleich in die Tiefe des Knochenzwischenraumes und sendet den einen Zweig, Interossea volaris, vornen herunter, den andern nach hinten, Interossea dorsalis, welch letztere dann wieder die Recurrens interossea abgiebt. Vornen entspringt von der Ulnaris noch eine Recurrens ulnaris, die durch den Flexor ulnaris durch zu den Aa. collaterales ulnares über dem innern Condylus in die Höhe geht.

Der Nervus medianus (Fig. 93), welcher in der obern Ellbogengegend medianwärts von der Arteria brachialis auf dem Brachialis internus herabläuft, begiebt sich hinter dem Pronator teres oder durch denselben hindurch zur hintern Seite des Flexor digitorum sublimis. Er kreuzt sich dabei mit der unter ihm weglaufenden A. ulnaris.

Der N. radialis verläuft in der Ellbogengegend hinter dem Supinator longus, sein tiefer Ast geht über den Supinator brevis, und zwar ziemlich nahe unterhalb des Radiusköpfchen weg nach hinten, sein oberflächlicher geht zur A. radialis hin und verläuft eine Strecke weit an ihrer äußern Seite. (Fig. 90, 93 u. 94.) In der untern Hälfte des Vorderarms schlägt er sich unter dem Supinator longus durch zur Dorsalseite.

Der N. ulnaris kommt am innern Rand des Triceps zum Ellbogengelenk. Er ist in der Rinne zwischen dem Condylus und dem Epicondylus internus humeri befestigt. Auch an der Basis des Olecranons ist er durch fibröse Fasern festgehalten. Von hier aus wendet er sich zur Beugeseite des Vorderarmes unter dem Flexor carpi ulnaris durch, um, bedeckt von demselben, neben und vor der A. ulnaris weiterhin zu verlaufen. Bei der Resektion des Ellbogengelenks ist eine genaue Kenntnis des Verlaufes dieses Nerven nötig, damit er aus seiner Rinne unverletzt herausgehoben werden kann. (Fig. 91.)

Zur Topographie der innern Ellbogengegend gehört auch noch die Erwähnung der oberhalb des Epicondylus int. hum. gelagerten Lymphdrüse; man kann dieselbe ganz gut durch die Haut durchfühlen, wenn sie infolge von entzündlichen Affektionen des peripheren Lymphbezirks, also der Hand und des Vorderarms, angeschwollen ist.

Auf der Rückseite des Ellbogengelenks sieht man das Olecranon und den an ihm inserierenden M. triceps. Nach innen zu erkennt man neben dem Condylus den N. ulnaris, nach außen trifft man die Extensoren des Vorderarms und den Supinator longus und brevis. Mitten zwischen Radius und Ulna liegt ein kleiner Muskel, der Anconeus quartus, der sich unterhalb des Olecranons an die Ulna ansetzt. Zwischen der Haut und dem Olecranon ist ein Schleimbeutel gelegen.

Das Ellbogengelenk wird hauptsächlich durch seine starken Seitenbänder zusammengehalten. Der Radius ist noch besonders durch das Lig. annulare an die Ulna und an den Humerus befestigt. Über die Gelenkkapsel legen sich: hinten der Triceps und Anconeus quartus, vornen der Brachialis internus und an der Radialseite der Supinator brevis. Diese Muskeln tragen zur Befestigung des Gelenkes sehr viel bei; sie spannen auch die Kapsel bei den Bewegungen.

Fig. 92.

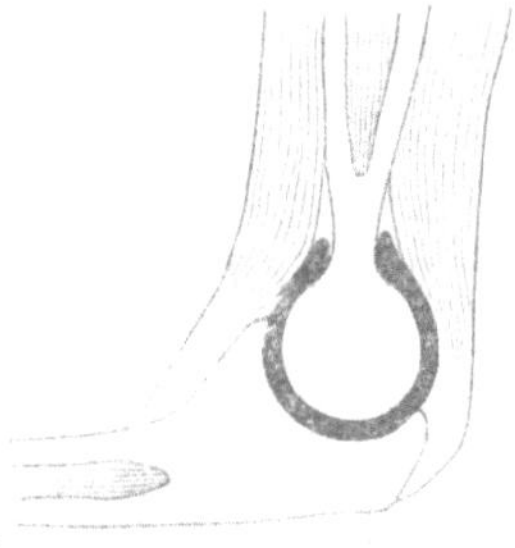

Schematischer Medianschnitt durch das Ellbogengelenk. Vor dem Gelenk ist der Brachialis internus, hinter demselben der Triceps getroffen.

Das Ellbogengelenk besitzt keine seitliche Bewegung, sondern nur Beugung und Streckung; der Radius ist für sich allein der Rotation auf der Ulna fähig, wobei aber das untere Radio-Ulnar-Gelenk an der Hand sich notwendig mitbewegen muß.

Man wird sich die Knochenformen und den Mechanismus des Ellbogengelenks genau einprägen, wenn man die so häufigen Luxationen desselben verstehen lernen will. Die häufigste Art dieser Verrenkungen nun ist die nach hinten. Dieselbe ist die Folge einer Überstreckung oder, besser gesagt, Dorsalflexion. Bei dieser gewaltsamen Bewegung sprengen die Condylen des Humerus auf der Beugeseite die Kapsel, und es gleiten die Knochen über den ihnen entsprechenden Gelenkrand hinüber; wenn nun der Verletzte seinen Arm zu beugen sucht, so wird hierdurch die Dislokation noch viel bedeutender und auffallender, indem sich durch die Beugung die dislocierten Gelenkflächen noch mehr von dem Gelenkteil des Oberarmes abwenden und nach hinten schieben. Diese Beugung kann übrigens fehlen, und die Dislokation ist dann ziemlich leicht zu übersehen und schon öfter mit einer bloßen Kontusion verwechselt worden. Im Zweifelsfall darf man nur eine Beugung vornehmen: handelt es sich um eine Luxation, so wird dieselbe durch das Hervortreten der Knochen unverkennbar. Bei der Einrichtung wird man darauf zu achten haben, daß eine Überstreckung die Luxation eingeleitet und eine Beugung sie vollendet hat; man wird also den Arm zuerst in die Stellung bringen, bei welcher der Kapselriß entstand: man wird zuerst hyperextendieren und dann ziehend flektieren.

Die Resektion des Gelenkes wird von hinten her gemacht, weil man hier keine Gefäße und Nerven zu verletzen braucht und doch das Gelenk von da aus gut übersehen kann. Die Triceps wird gewöhnlich in der Quere vom Olecranon abgetrennt. Der N. ulnaris muß geschont werden, indem man ihn zur Seite zieht; man muß ihn sorgfältig, am besten ohne ihn zu entblößen, durch viele kleine, hart auf dem Knochen geführte Schnitte aus seiner Rinne am Epicondylus und an der Ulna losmachen. Die Insertionen der Streckmuskel müssen vom Condylus radialis des Humerus abgetrennt werden. Ebenso die Insertionen der Beugemuskel vom Condylus ulnaris. Der Radiuskopf ist, da die Gelenkkapsel nur seinen Hals umgiebt, leicht wegzunehmen, ebenso das Olecranon; will man noch mehr vom Gelenkteil der Ulna absägen, so müssen zuerst die dort anhaftenden Muskeln losgeschnitten werden.

Vorderarm.

Zwischen der Haut und der Fascie verlaufen die Hautnerven und Hautvenen (Fig. 88), von denen schon oben (Ellbogengegend) die Rede war. Hinter der Fascie der Vorderseite findet man in der ersten Schichte: den Flexor carpi ulnaris, neben ihm den Nervus und die Arteria ulnaris, weiter nach der Radialseite hin den Flexor digitorum sublimis, den Palmaris longus, den Flexor carpi radialis, nach außen von diesem die Arterie und den Nerven, endlich auf der Radialseite des Armes den Supinator longus, der so gelagert ist, daß er sowohl der Volar- als Dorsalfläche des Armes angehört.

Die zweite Schichte bilden der Flexor digitorum profundus und der Flexor pollicis longus. Zwischen der ersten und zweiten Schichte der gemeinschaftlichen Flexoren und quer durch den eine Mittellage einnehmenden Pronator teres verläuft der N. medianus. In einer dritten Schichte endlich trifft man den

Supinator brevis, den Pronator quadratus, die A. interossea und das Lig. interosseum.

Auf der Dorsalseite kann man zwei Schichten annehmen. Erstens den Supinator longus, Extensor carpi radialis longus, Ext. carpi radialis brevis, Ext. communis, Ext. digiti minimi, Ext. carpi ulnaris, Anconeus quartus. In der zweiten Schichte ziehen die besonderen Muskeln des Daumen und Zeigefinger schief von der Ulnarseite zur Radialseite hin; es sind der Ext. pollicis longus und brevis, Abductor pollicis longus und Ext. indicis proprius; weiter unten gehören dieselben der ersten Schichte an. In der obern Partie des Vorderarmes ist noch der Supinator brevis nebst dem N. radialis profundus, als der tiefern Schichte und zugleich halb der Beugeseite zugehörend, anzuführen. Noch tiefer liegt dann die A. dorsalis interossea. Am untern Teil des Vorderarmes schlagen sich innen der Dorsalast des N. ulnaris und außen der N. radialis zur Rückseite herüber, jener zwischen dem Köpfchen der Ulna und dem Flexor carpi ulnaris durchgehend, der Radialis schon höher oben zwischen dem Radius und dem Supinator longus durch zum Handrücken tretend (Fig. 96 u. 98).

Die Unterbindung der **Arterien** ist am Vorderarm in der untern

Fig. 93.

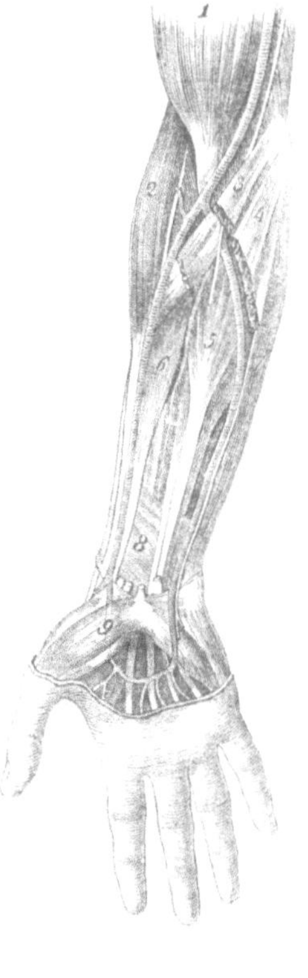

1. M. biceps. 2. Supinator longus. 3. Pronator teres (ein Teil von ihm ist weggeschnitten, um den ihn durchbohrenden N. medianus zu zeigen). 4. Flexor carpi radialis und Palmaris longus. 5. Flexor digitorum profundus, der Sublimis ist weggenommen. 6. Flexor pollicis longus. 7. Flexor carpi ulnaris. 8. Pronator quadratus. 9. Muskeln des Daumens, dahinter die A. radialis. — Der N. medianus ist in der Mitte des Vorderarmes, der Ulnaris erst in der Mittelhand abgeschnitten; den Radialis sieht man nur in der Ellbogengegend angedeutet, neben ihm biegt die A. recurrens radialis herum.

Hälfte desselben sehr leicht ausführbar, im obern Drittel ist sie etwas schwieriger. Die Ulnaris liegt hier tief hinter den Muskeln; auch die Radialis liegt oben hinter dem Rand des Supinator longus versteckt. Die Fascie ist oben derber, und die Scheide, welche die Arterie einhüllt, ist hier ziemlich stark. Beide Arterien, die Radialis und Ulnaris, haben anfangs keinen entsprechenden Nerv neben sich, sondern dieser tritt erst etwas weiter unten von der Seite her zur Arterie (Fig. 93). Je weiter unten, desto leichter wird die Unterbindung der beiden nur von dem oberflächlichen Blatt der Vorderarmfascie bedeckten Arterien. In der Nähe des Handgelenks kann die Unterbindung dadurch noch erleichtert werden, daß man die Hand in Dorsalflexion bringt; die Sehnen legen sich dann mehr an den Knochen an, und das Gefäß ist um so leichter zu sehen.

Fig. 94.

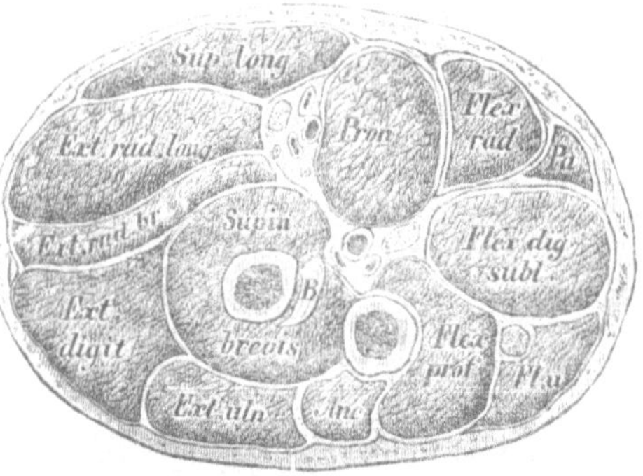

Durchschnitt des Vorderarmes unterhalb des Ellbogengelenkes in der Höhe der Biceps-Insertion.

Zu den häufigsten Arterien-Anomalien gehört, daß der Dorsalast der A. radialis sich schon einige Finger breit über dem Handgelenk nach der Rückseite hinwendet. Man erkennt diese Anomalie sehr häufig beim Pulsfühlen.

Die beiden Vorderarmknochen sind miteinander durch das Lig. interosseum verbunden; in der Mitte des Armes ist bei Supination der Knochenzwischenraum ungefähr fingerbreit. Der Ulnarknochen ist seiner ganzen Länge nach auf der innern Rückseite unter der Haut zu fühlen. Der Radius ist erst in seiner untern Partie weniger von Muskeln zugedeckt, so daß man seine Rückseite deutlich fühlt. Höchst eigentümlich ist die Lageveränderung, welche der Radius und mit ihm die Hand und ein großer Teil der Weichteile des Vorderarms bei Pronation und Supination erfahren. Es entsteht bei der Pronation eine Kreuzung der beiden Knochen, und es verändert sich nicht nur die Lage der Haut, sondern auch die ganze Form des Vorderarmes. Bei den Vorderarmbrüchen hat man diese Verhältnisse genau zu berücksichtigen: man muß solche Brüche in supinierter Stellung des Vorderarms verbinden, damit nicht durch seitliche callöse Verwachsung der beiden Knochen und durch Verkürzung des Lig. interosseum die Supination gestört werde. — Die leichte Verschiebung der Muskeln bei der Pro- und Supination ist die Ursache, warum hier und da bei Vorderarmbrüchen ein Muskel oder eine Sehne sich zwischen die Knochenenden interponiert; die Heilung der Fraktur kann hierdurch gestört und die Bildung eines widernatürlichen Gelenk befördert werden.

Fig. 95.

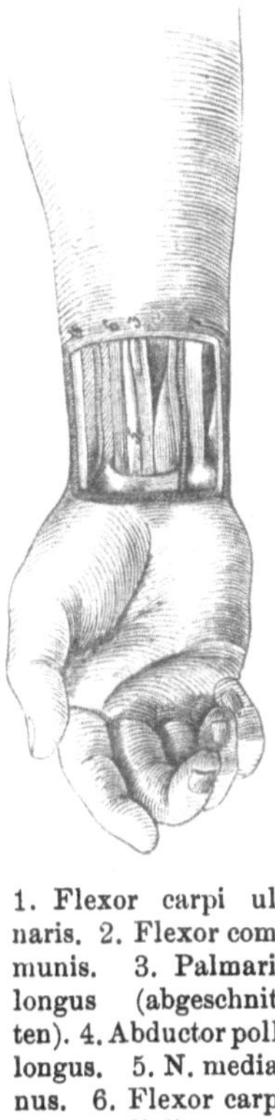

1. Flexor carpi ulnaris. 2. Flexor communis. 3. Palmaris longus (abgeschnitten). 4. Abductor poll. longus. 5. N. medianus. 6. Flexor carpi radialis.

Gegend des Handgelenks.

In der Mitte der Volarseite geht die Sehne des Palmaris longus in das Lig. volare und in die damit zusammenhängende Fascia palmaris über. Radialwärts von und etwas tiefer als diese Sehne kann man den N. medianus durchfühlen. Seitlich sieht man die A. radialis, dicht unter der oberflächlichen Fascie liegend, außerhalb des Lig. volare herabkommen; der Dorsalast der A. radialis läuft um den Radialrand des Handwurzelgelenkes herum zum Handrücken (Fig. 97). An der Ulnarseite zeigen sich neben den Sehnen des Flexor sublimis die A. ulnaris und der N. ulnaris, noch weiter nach außen und etwas oberflächlicher die Sehne des Flexor carpi ulnaris, die sich ans Os pisiforme ansetzt. Zu beiden Seiten der Volarseite der Handwurzel entstehen zwei bauchige Muskelpartien, nämlich die kurzen Muskeln für den Daumen und die für den kleinen Finger. Sie haben ihre Ursprünge an den Handwurzelknochen, am Lig. volare und am obern Teil der Mittelhandknochen.

Fig. 96.

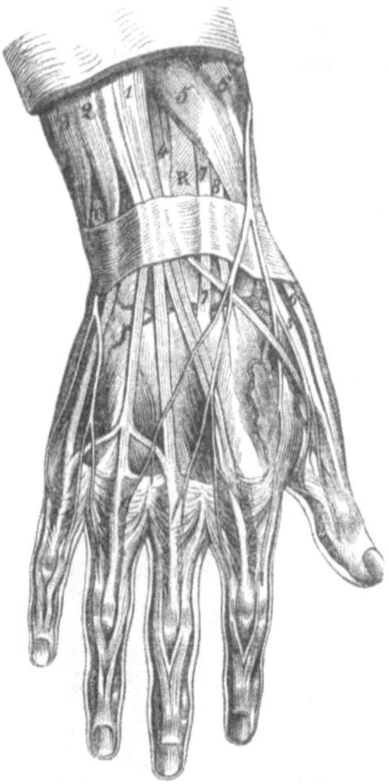

Die Haut und die subkutanen Venen nebst der Fascie sind weggenommen; in der Handgelenklinie ist der Teil der Fascie, der die Sehnen zusammenhält, stehen gelassen. Man erkennt die Verzweigungen des N. radialis und ulnaris. 1. M. extensor communis. 2. Ext. digiti minimi. 3. Ext. carpi ulnaris. 4. Ext. poll. longus. 5. Ext. poll. brevis. 6. Abductor poll. longus. 7. Ext. radialis brevis. 8. Ext. radialis longus. R. Radius. U. Ulna.

Den größten Teil der Sehnen auf der Beugeseite, nämlich die Sehnen des Flexor sublimis und profundus und des Flexor pollicis longus, nebst dem Nervus medianus, findet man bedeckt von dem Lig. carpi volare proprium, das sich vom Os naviculare und multangulum majus zum Os hamatum und pisiforme herüberspannt. Eine große gemeinschaftliche S y n o v i a l s c h e i d e umgiebt hier die Sehnen. Diese Synovialscheide ragt oben und unten eine ziemliche Strecke weit über das Ligament hinaus; es ist dies der Grund, warum man bei einer Anschwellung des Schleimbeutels eine oben und unten vorragende Geschwulst wahrnimmt (Zwerchsackhygrom). Die Daumensehne hat gewöhnlich ihre eigene Synovialscheide. (Vgl. S. 186.)

Auf der Rückseite der Handwurzelgegend sind alle Sehnen sehr fest durch besondere Scheiden, welche das Lig. carpi dorsale bildet, und welche bis zur Basis der Mittelhandknochen reichen, in ihrer Lage befestigt. Auf der Rückseite des Radius trifft man vier Sehnenscheiden: die des Abductor pollicis, nebst der parallel verlaufenden Sehne des Ext. pollicis brevis, liegt außen; weiter nach der Mitte liegen die Sehnen des Ext. carpi radialis longus und brevis, und noch mehr ulnarwärts liegt die Sehne des Ext. pollicis longus, welche sich schief herüber von der Mitte des Vorderarms zum Ursprung des Daumens begiebt. Mitten zwischen Radius und Ulna hat die Sehne des Ext. digitorum communis ihre Scheide, an der Ulna die des Ext. carpi ulnaris.

Der Endast der A. radialis kommt hinter den langen Daumenflechsen herum zum Handrücken, um sich sogleich wieder, zwischen der Wurzel des Daumens und Zeigefingers, durch den M. interosseus durch zur Volarseite der Mittelhand hinabzuwenden. In dem Zwischenraum zwischen der Sehne des Ext. pollicis longus einerseits und denjenigen des Ext. pollicis brevis und Abductor poilicis longus andererseits, in der sogenannten

Fig. 97.

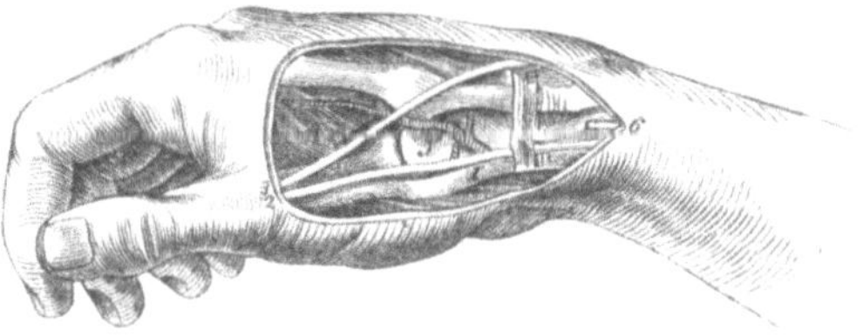

1. Abductor pollicis longus. 2. Extensor poll. brevis. 3. Ext. poll. longus. 4. Interosseus. 5. Os multangulum majus. Das Gelenk mit dem Daumen aufgeschnitten 6. N. radialis abgeschnitten.

Tabatière, kann man die hinter diesen Sehnen herziehende Arterie mit Leichtigkeit bloßlegen und unterbinden (Fig. 97). Sie giebt einen kleinen Ast für den Handrücken ab, der mit dem kleinen Dorsalast der A. ulnaris das Rete dorsale bildet. Die Venen des Handrückens gehen größtenteils zur Vena cephalica.

Die Rückseite der Hand und der Finger wird von den dorsalen Zweigen der Nn. radialis und ulnaris mit sensiblen Nervenfasern versorgt (Fig. 96), und zwar liefert der Radialis die Nervenäste für die Rückseite der zwei ersten Finger und für die Radialseite des dritten. Der Ulnaris dagegen versorgt den fünften und vierten Finger und die Ulnarseite des dritten. (Genaueres in Fig. 98.) Man pflegt auf diese feinen Hautnerven bei Operationen keine Rücksicht zu nehmen; man muß aber doch den Ausbreitungsbezirk der einzelnen Nerven genau kennen, um bei Verletzung der Nervenstämme durch Sensibilitätsprüfungen die Diagnose zu sichern. Wenn bei einer Stichwunde an der Außenseite des Oberarmes der Verdacht auf Durchtrennung des

N. radialis entsteht, dann hat man außer der Motilität der Extensoren und Supinatoren auch die Sensibilität auf der radialen Seite des Handrückens (Fig. 98) zu prüfen. Die bei Selbstmordversuchen gar nicht seltene Durchschneidung des N. ulnaris auf der Beugeseite des Handgelenkes führt zu einer Lähmung der Mm. Interossei und Lumbricalis und zur Gefühllosigkeit des kleinen Fingers und der angrenzenden Hautteile; und wenn außerdem auch noch der N. medianus durchtrennt ist, dann kann infolge von Lähmung des M. opponens der Daumen nicht mehr dem kleinen Finger gegenüber gestellt werden, und zugleich ist die Sensibilität auf der radialen Hälfte der Vola manus verloren gegangen.

Fig. 98.

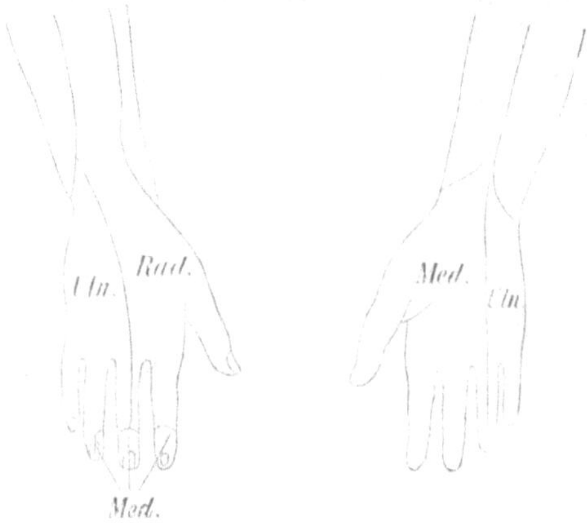

Gelenke der Handwurzelgegend.

Es liegen in der Handwurzelgegend viererlei wichtige Gelenke nahe bei einander: 1) das Radio-ulnargelenk, 2) das Gelenk zwischen dem Radius und der Handwurzel, 3) das mittlere Handwurzelgelenk, und endlich 4) die Gelenke zwischen Handwurzel und Mittelhand (Fig. 99). Minder wichtig ist das kleine Gelenk für das Os pisiforme auf dem Os triquetrum.

Das Gelenk zwischen Radius und Ulna dient der Pronation und Supination. Ein Zwischenknorpel (Cartilago triquetra), die Fortsetzung des Radius-Gelenkknorpels, trennt dieses Radio-ulnargelenk vom Radio-carpalgelenk. Ein sehr bewegliches Ligament heftet den Zwischenknorpel an den Proc.

styloideus der Ulna. Die Befestigung der Ulna an die Handwurzel ist ziemlich schlaff, sie beruht auf dem Lig. laterale internum und ist so eingerichtet, daß die Hand in ihren Drehungen bei der Pro- und Supination nicht gehindert wird. Die Luxation in diesem Gelenk ist sehr selten, sie erfolgt gewöhnlich nur bei gleichzeitigem Bruch des Radius oder auch bei Bruch des Processus styloideus ulnae nebst Zerreißung der Kapsel.

Das Radio-Carpalgelenk besteht aus dem Radius und dem dreieckigen Knorpel einerseits, und ferner aus der ersten Reihe der Handwurzelknochen, also dem Os naviculare, lunare und triquetrum andererseits. Ein Kapselband und seitliche Ligamente dienen zur Befestigung. Die vielen Sehnen, welche sämtlich durch sehr feste Scheiden teils am Radius (auf der Rückseite), teils an den Handwurzelknochen (Lig. volare) befestigt sind, tragen viel zur Sicherung dieses Gelenkes bei und bewirken, daß selbst bei der stärksten Gewalteinwirkung nicht leicht Luxation entsteht.

Fig. 99.

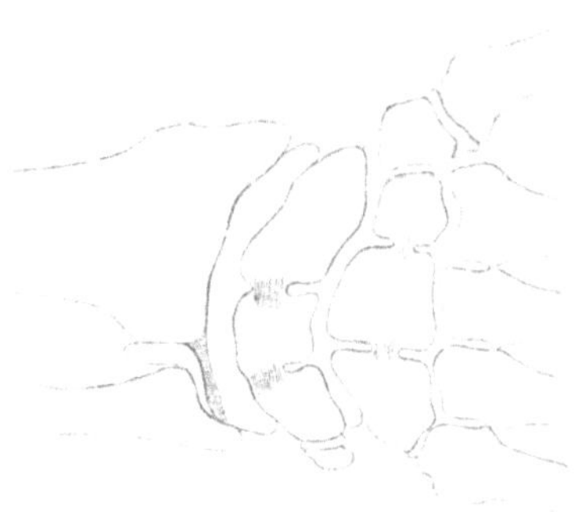

Durchschnitt der verschiedenen Gelenke an der Hand. Man erkennt die Kommunikation der mittleren Handwurzel- mit den Mittelhand-Gelenken.

Es kommt weit eher zum Bruch der Radiusepiphyse, eine Verletzung, welche übrigens einer Luxation sehr ähnlich sehen kann. Die gewöhnliche Ursache dieses Bruches ist ein Fall auf den Daumenballen bei vorgestreckter Hand.

An der Bildung des Intercarpalgelenks beteiligen sich sieben Knochen: das Os naviculare, lunare und triquetrum einerseits, das Os hamatum, capitatum, multangulum majus und minus andererseits. Dem Os naviculare stehen die beiden Multangula gegenüber, dem Triquetrum das Os hamatum; in der Mitte befindet sich das Os capitatum, welches dem Os lunare und zugleich seitlich dem Os naviculare entspricht (Fig. 99). Dieses mittlere Handgelenk erlaubt keine ausgedehnte

Bewegung; am meisten beteiligt es sich bei der Bewegung, welche ans Flexion und Abduktion nach der Ulnarseite zusammengesetzt ist.

Die Gelenke zwischen Handwurzel und Mittelhand sind nicht bei allen Fingern gleichmäßig gebaut. Das des Daumens ist ziemlich frei und seine Bewegung ziemlich vielseitig; es besitzt als Sattelgelenk nicht nur die Fähigkeit der Flexion und Extension, sondern auch die der Abduktion und Adduktion. Die Mittelhandgelenke für die übrigen Finger sind dagegen sehr straff; sie besitzen fast gar keine Bewegung. — Alle die aufgezählten, zur Handwurzelgegend gehörigen Gelenke können besonders zur Streckseite hin kleine Ausstülpungen bilden. Die sogenannten Überbeine pflegen aus solchen später abgeschnürten Divertikeln hervorzugehen.

Das Os multangulum majus sowohl, als auch das Os pisiforme besitzen eine isolierte Beweglichkeit. Der erstere Knochen hilft mit bei der Beugung und Streckung des Daumens; man hat ihn auch schon als den Mittelhandknochen des Daumens betrachtet. Das Os pisiforme muß als eine Art Sehnenknochen für den M. flexor carpi ulnaris angesehen werden.

Die Beschreibung der einzelnen kleinen Bandfaserpartien zwischen den Knochen der Handwurzel hat für die Chirurgie keinen Wert. Wenn man in der Handwurzel selbst resecieren oder amputieren muß, so wird man sich anstatt des mühsamen Exartikulierens lieber des Meisels oder des scharfen Löffels zum Wegnehmen der kranken Teile bedienen. Eine Ausnahme macht das Daumengelenk, welches mit Leichtigkeit exartikuliert werden kann. Doch hat man sich bei der letztern Operation in Acht zu nehmen, daß man nicht in das dem Daumengelenk benachbarte Gelenk zwischen Os multangulum majus und dem Zeigefingerknochen hineingerate (Fig. 99).

Mittelhand.

Man trifft in der Volarseite der Mittelhand folgende Schichten: zunächst unter den allgemeinen Bedeckungen die Palmaraponeurose, seitlich auf der Radialseite die kurzen Daumenmuskeln, auf der Ulnarseite die Muskeln für den kleinen Finger. Hinter der Fascia palmaris liegt der arterielle oberflächliche Gefäßbogen, der sich aus dem oberflächlichen Ast der

A. ulnaris und radialis zusammensetzt (Fig. 101). Aus dem Bogen des Arcus sublimis entspringen die Arterien für die Volarseite der Finger, je ein Stamm für die beiden aneinandergrenzenden Seiten zweier Finger. Zugleich mit den Arterien und auf ähnliche Art verteilen sich die Nerven (Fig. 98 u. 101) zur Volarseite der Finger: der Medianus versieht den Daumen, Zeigefinger, Mittelfinger und die Radialseite des Ringfingers, der Ulnaris versieht die andere Hälfte des Ringfingers und

Fig. 100.

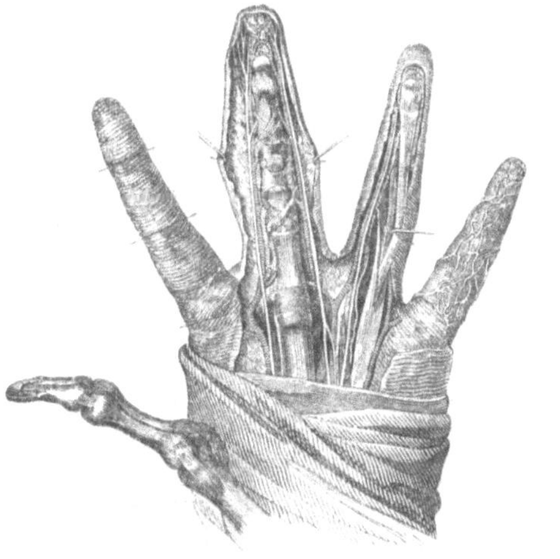

Die Palmarseite der Finger. Man sieht am Daumen die Form der Gelenke und ihre Seitenbänder; am Zeigefinger die Linie der Gelenke; am Mittelfinger die Lage der Arterien und Nerven und die Scheidenbänder der Fingersehnen; am Goldfinger die aus der aufgeschnittenen Scheide hervorgezogene Beugesehne (Flexor profundus); am kleinen Finger das subkutane Venennetz der Finger.

den kleinen Finger. (Vgl. S. 179 u. Fig. 98.) — Hinter diesen Teilen verlaufen sodann aufeinanderliegend die oberflächlichen und tiefen Beugesehnen für die Finger. Von den Gelenkköpfen der Mittelhandknochen an bis zur Basis des Fingerendgliedes liegen die beiden Beugesehnen jedes Fingers in einer besondern Scheide.

An den Flexorsehnen inserieren sich die parallel mit denselben ziehenden Lumbricalmuskeln, welche wie die Mm. interossei auf dem Rücken der Grundphalangen in die Streckseknen ausstrahlen. — Hinter den Beugesehnen sieht man den Arcus volaris profundus liegen, welcher einen kürzern Bogen beschreibt wie der Arcus sublimis und hauptsächlich von der A. radialis dorsalis gebildet wird. Er liefert die Aa. interosseae volares und perforantes. Die tiefste Schichte in der Volargegend bilden die von einer besondern Fascie bedeckten Mm. interossei volares.

Bei Arterienverletzung kann die Unterbindung in der Handfläche einige Schwierigkeit machen. Am leichtesten ist noch die Auffindung der A. ulnaris hinter der Palmarfascie am Rande des Erbsenbeines (Fig. 101). Der Nerv liegt noch mehr ulnarwärts. Weiter unten teilt sich die A. ulnaris und sendet ihren tiefen Ast ums Hackenbein herum zum Arcus profundus. Die Fortsetzung der A. radialis zum Arcus sublimis geht in der Regel hinter einem Teil der Daumenmaus durch, wie es Fig. 93 andeutet; seltener verläuft sie oberflächlich vor der kurzen Muskulatur (Fig. 101). Die Bloßlegung des Arcus sublimis erfordert einen Bogenschnitt durch Haut und Aponeurose, am einfachsten von der Ulnarseite her. Der Arcus profundus ist viel weniger zugänglich. Auch variieren diese Arterien sehr stark. Bei dem einen Menschen ist es die Radialis, bei dem andern die Ulnaris, welche den hauptsächlichsten Zufluß bringt. Hier und da kommt auch eine A. mediana, eine

Fig. 101.

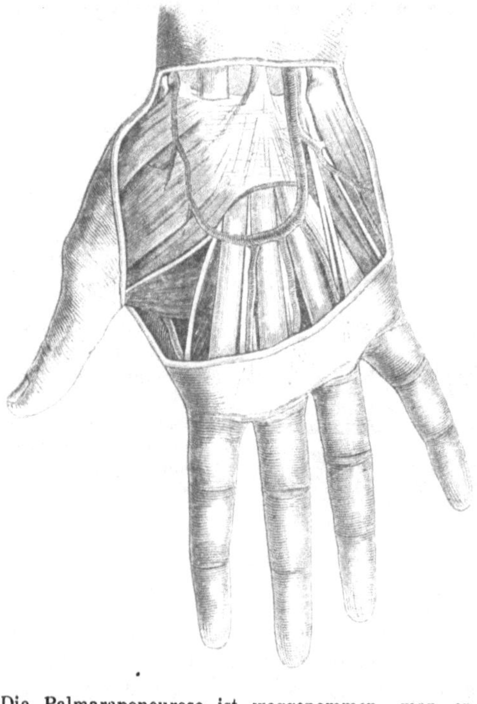

Die Palmaraponeurose ist weggenommen, man erkennt den oberflächlichen Palmarbogen, hinter ihm die Sehnen und Nerven für die Finger.

Fortsetzung der Interossea bis in die Hohlhandbogen herab. Trotz solcher Schwierigkeiten wird man nicht zu schnell verzweifeln, sondern lieber die Bloßlegung und Unterbindung des tiefen Palmarbogens unternehmen, als daß man, wie es früher geschah, zur Amputation der Hand (nach vergeblicher Unterbindung der zuführenden Stämme am Arm) um der Blutstillung willen sich entschlösse.

Der Mittelhandknochen des Daumens ist von einer eigenen starken Muskelmasse umgeben, nur auf der Dorsalseite liegt er etwas freier. Die vier kurzen Daumenmuskeln liegen in folgender Ordnung: außen an der Radialseite der Opponens, neben ihm der Abductor brevis, sodann der Flexor brevis, zwischen dessen beiden Köpfen die Sehne des Flexor longus durchläuft, endlich innen der Adduktor. Der Flexor brevis setzt sich an die Sehnenknochen an der Basis des ersten Daumengliedes, der Longus an das zweite Glied. Auf der Dorsalseite des Daumens inseriert sich gleich unten am Mittelhandknochen der Abductor longus (Fig. 98). Der Ext. longus und brevis gehen nebeneinander zur Dorsalseite der Basis des ersten, beziehungsweise zweiten Gliedes.

Auf der Dorsalseite der Mittelhand trifft man die Strecksehnen der Finger und die Interossei externi. Erstere sind durch Querstrahlungen miteinander verbunden; so ist namentlich die Sehne des Ringfingers (Fig. 96) an diejenigen der beiden Nachbarfinger gefesselt. Über den Phalangenknochen sieht man die Fingersehnen breiter werden, es verbinden sich nämlich mit ihnen von der Volarseite her die Interossei und Lumbricales, welche in den Fingerzwischenräumen zur Dorsalseite hinziehen. Die Arteria radialis durchbohrt den M. adductor indicis, um sich zur Hohlhand zu wenden (Fig. 97).

Finger.

Die beiden Fingersehnen der Beugeseite liegen übereinander in der rinnenartig ausgehöhlten Fläche der Phalanxknochen und sind durch Synovialfalten lose an einander und in der Knochenrinne befestigt. In der Gegend der Grundphalanx spaltet sich die oberflächliche Sehne und läßt die tiefe Sehne zwischendurch (Figg. 100, 102 u. 103). Die beiden Enden des Flexor sublimis inserieren dann seitlich an der Basis des zweiten Fingergliedes, während die Sehne des Flexor profundus sich zum dritten Fingerglied begiebt. Seitlich, ganz nahe den Flexorsehnen und ihrer Scheide, laufen die Nerven und neben

Fig. 102.

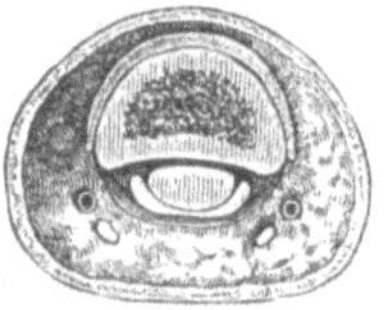

Fig. 103.

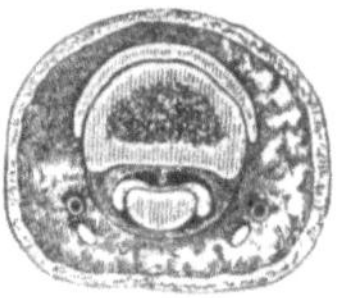

Fig. 102. Durchschnitt des ersten Fingergliedes in der Nähe der Mittelhand.

Fig. 103. Durchschnitt desselben weiter unten, in der Nähe des zweiten Gliedes. Man sieht bei Fig. 102 die in zwei Teile gespaltene Sehne des Flexor sublimis noch über der des Profundus, bei Fig. 103 ist die des Profundus oberflächlicher geworden. Beide Sehnen von ihrer gemeinschaftlichen Scheide umhüllt. Die Rückseite des Knochens fast ganz von der Strecksehne bedeckt.

ihnen die Arterien der Finger. Die Synovialscheide, welche diese Sehnen miteinander einhüllt, reicht bei den drei mittleren Fingern in der Hohlhand bis über die Köpfe der Mittelhandknochen hinaus; am kleinen Finger und Daumen pflegt sie dagegen sich bis zur Handwurzelgegend hin zu erstrecken und hinter dem Lig. volare mit der großen gemeinschaftlichen Sehnenscheide in Kommunikation zu treten. Die Sehnenscheide wird durch eine Reihe von quer herübergespannten Bändern, die Lig. vaginalia, annularia und cruciata, ver-

Fig. 104.

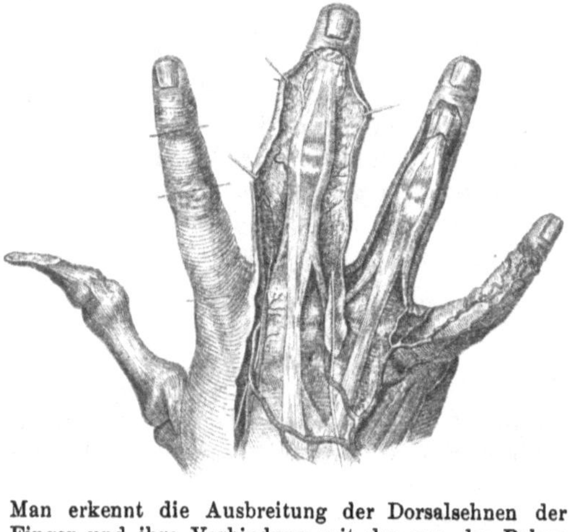

Man erkennt die Ausbreitung der Dorsalsehnen der Finger und ihre Verbindung mit der von der Palma herkommenden Sehne der Interossei und Lumbricales.

stärkt und befestigt. Im Innern der Scheide befinden sich feine, mesenteriumartige Falten oder Duplikaturen derselben, welche die Sehnen von hinten her einhüllen, zur Ernährung und Befestigung der letzteren bestimmt.

Auf der Dorsalseite jedes Fingers bildet sich eine breite Sehne, indem die Strecksehne mit den Sehnen der Interossei und Lumbricales, die seitlich von der Hohlhand herkommen, verschmilzt. Die Strecksehne spaltet sich in der Gegend der Grund-Phalanx in drei Schenkel, wovon der mittlere ans zweite, die beiden seitlichen ans dritte Fingerglied sich ansetzen.

Die Gelenke zwischen Mittelhand und Finger besitzen eine doppelte Bewegung, sie haben außer der Streckung und Beugung auch eine Adduktion und Abduktion. Die Seitenbänder, welche die Gelenkköpfe der Mittelhandknochen und Phalangen miteinander befestigen, sind nicht so straff, daß nicht einige Seitenbewegung erlaubt wäre. Die Gelenke der Phalangen unter sich dienen nur der Streckung und Beugung, jede Seitenbewegung ist durch die Ligamenta lateralia gehindert.

Einer Luxation ist unter den Fingergelenken besonders das des Daumens ausgesetzt. Es geht dann gewöhnlich folgendermaßen zu: durch Überstreckung wird die Gelenkkapsel auf der Volarseite gesprengt, das Köpfchen des centralen (proximalen) Knochens tritt durch den Kapselriß durch und die periphere (distale) Phalanx verschiebt sich auf die Streckseite des centralen Knochens; es kommt also zur Luxation nach hinten. Der Kopf des Mittelhandknochens bildet in solchen Fällen einen starken Vorsprung auf der Volarseite, und man muß sich daran erinnern, daß die Gelenkfläche der Phalanx konkav, pfannenartig, die des Mittelhandknochens aber konvex, kugelförmig ist, damit man nicht in den Irrtum verfalle, den auf der Volarseite vorspringenden Teil für den Phalanxknochen zu halten.

Die Reposition dieser Verrenkung kann große Schwierigkeiten darbieten. Der anatomische Versuch läßt erkennen, daß in solchen Fällen öfters ein Abriß der Kapsel am Hals des Mittelhandknochens eintritt, wobei eine Interposition von einem Teil der Kapsel, nebst den Sesamknochen, zwischen die dislocierten Gelenkflächen entstehen kann; diese interponierten Teile hindern die Reposition, solange nicht dem dislocierten Knochen bei dem Einrichtungsversuch genau dieselbe Richtung gegeben wird, welche er im Moment der Entstehung der Luxation angenommen hatte. Will man also die Interposition aufheben, so muß das Glied zuerst in die vollkommene Dorsalflexion zurückgeführt und von dieser aus die Basis des Phalanxknochens wieder in ihre normale Stellung hineingedrückt oder geschoben werden. Dies sind übrigens Verhältnisse, die Niemand so leicht sich richtig vorstellen wird, der nicht den Versuch an der Leiche gemacht oder wenigstens mit angesehen hat.

Die Exartikulation in den Fingergelenken ist selten notwendig. Namentlich an den Mittelhandgelenken der Finger wird ihr die Amputation hinter dem Gelenkkopf des Metokarpalknochens vorgezogen, weil die Hand alsdann eine gefälligere Form erhält und man keinen so großen Knochenkopf zu bedecken hat. Bei Exartikulation in den vordersten Fingergelenken muß man daran denken, daß die Hautfalten weiter hinten liegen als das Gelenk; man hat also die Gelenklinie vor denselben zu suchen. Bei Exartikulation der Endphalanx ist darauf zu sehen, daß die Sehnenscheide des Fingers uneröffnet bleibe; das Messer muß zu diesem Zweck von der Dorsalseite aus, nach Eröffnung des Gelenkes in der Beugestellung, hart am hintern Ende und an der volaren Seite der betreffenden Phalanx herumgeführt werden.

Will man einen Fingerknochen mit der Knochenzange trennen, so ist er von der Volar- und Dorsalseite her zu fassen, nicht von den beiden anderen Seiten her, weil in der erstern Richtung der Knochen dünner und platter ist als in der letztern. Da die Volarhaut der Finger besonders reichlich mit sensiblen Nerven und Tastkörperchen versehen ist, so wird man bei Amputation eines Fingers diesen Hautteil vorzugsweise zur Bedeckung des Stumpfes wählen müssen. (Über die Versorgung der Finger mit sensiblen Nerven vgl. S. 179, 183 u. Fig. 98.)

Fig. 105.

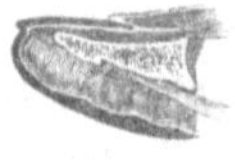

Auf der Rückseite der Fingerspitzen sind die Nägel eingefalzt. Die Nagelmutter zieht eine Strecke weit unter der obern Hautplatte hin. Die Tiefe, bis zu welcher die Nagelmutter geht, wechselt außerordentlich. Kurze Nägel haben eine lange Nagelmutter und lange Nägel eine kurze. Man sieht zuweilen Nägel, deren Nagelmutter fast doppelt so lang ist wie der freie sichtbare Teil des Nagels.

SIEBENTE ABTEILUNG.

Untere Extremität.

Hüftgelenksgegend. Mittlere Schenkelgegend. Knie. Unterschenkel. Fußgelenk. Mittelfuß und Zehen.

Hüftgelenksgegend.

In der vordern Hüftgelenksgegend trifft man zunächst die subkutanen Lymphdrüsen, die V. saphena und einige unbedeutende Hautnerven, worunter der Cutaneus femoris externus, der über dem Iliacus hervorkommt. Die Drüsen füllen die grubige Vertiefung etwas aus, welche man unterhalb der Plica falciformis in der Schenkelbeuge gebildet sieht. Man zählt 10—12 Lymphdrüsen, die teils mehr oben beim Poupartschen Band (Leistendrüsen), teils weiter herab um die Einmündung und den Stamm der V. saphena herum (Schenkeldrüsen) gelagert sind. Einen Teil dieser Drüsen kann man bei jedem nicht allzufetten Subjekt durch die Haut durchfühlen. Sie stehen mit den oberflächlichen Lymphgefäßen der Bauchwand, der Geschlechtsteile, der Aftergegend und der ganzen unteren Extremitäten in Verbindung. Von den tieferen neben und auf den Schenkelgefäßen gelagerten Lymphdrüsen sind sie durch die Schenkelfascie getrennt.

Die V. saphena, im tiefen subkutanen Fett liegend, sieht man äußerlich nicht, wenn sie nicht krankhaft ausgedehnt oder durch die größte Abmagerung erkennbar geworden ist. Sie nimmt meistens noch unmittelbar vor ihrer Einmündung in die V. cruralis einen innern, obern und äußern Ast von der Hüft- und Bauchgegend her in sich auf (V. epigastrica externa, pudenda externa). An ihrer Durchgangsstelle ist sie mit der Fascie genau verwachsen und hierdurch in ihrer Lage fixiert (Fig. 57).

Die Fascia lata sieht man von dem Darmbein und dem Poupartschen Band her über die oberflächlichen Schenkelmuskeln sich ausbreiten; sie wird durchbohrt von der Saphena und von einigen kleineren Venen und Lymphgefäßen. Man unterscheidet ein oberflächliches und ein tieferes Blatt der Fascia lata, das erstere bedeckt den Sartorius und die Schenkelgefäße, das zweite schließt sich der Fascia iliaca an. Indem beide Blätter nach innen sich miteinander verbinden und sich die Fascia lata ans Leistenband in Form eines sichelförmigen Randes, eines nach innen konkaven Bogens inseriert, bildet sie die Plica semilunaris (vgl. S. 107). Auf der Fascie hin verlaufen folgende Nerven: der Cutaneus externus, der Lumboinguinalis, der Hautast des obturatorius, der Cutaneus medius und der Cutaneus internus, die ersteren drei (vgl. S. 100) vom Lumbalplexus, die letzteren vom Cruralis stammend.

Nach Entfernung der Schenkelfascie erkennt man die Lage der Streckmuskeln und der Adduktoren; zwischen diesen beiden Muskelpartien liegen die großen Gefäße und der N. cruralis (Fig. 106). — Die Lage der Teile ist in der Richtung von außen nach innen folgende: An der Darmbeinspina entspringen der Rectus femoris und der Sartorius, weiter innen liegen, bedeckt von der Fascia iliaca, der Iliacus und Psoas; hinter der Fascie kommt zwischen beiden Muskeln der N. cruralis hervor, der sich hier, wo diese beiden Muskeln zum kleinen Trochanter in die Tiefe gehen, mehr nach der Oberfläche zu zieht. Noch weiter innen, so ziemlich in der Mitte zwischen der Spina ant. sup. ossis ilei und dem Tuberc. ossis pubis liegt die Arteria femoralis und neben ihr weiter innen die Vene, beide miteinander in eine gemeinsame Gefäßscheide eingeschlossen.

Die A. femoralis giebt die Pudenda externa nach innen, und die Epigastrica externa nach oben, häufig auch noch eine Circumflexa ilei externa nach außen ab. Die V. femoralis verbindet sich mit der V. saphena, die vorn und innen an der Schenkelseite heraufkommt. Ungefähr zwei bis drei Finger breit unter dem Poupartschen Band (ausnahmsweise auch schon höher oben) entspringt von der A. femoralis die A. profunda femoris, welche zuerst eine Strecke weit mit und unter der Cruralis hinläuft und sich dann in die Tiefe hinter die Muskel begiebt. Sie schickt zunächst die Aa. circumflexae femoris nach beiden Seiten in die Höhe des kleinen

Trochanters um den Knochen herum und löst sich dann in die starken Aa. perforantes auf.

Neben und hinter den beiden großen Schenkelgefäßen liegt innen der M. pectineus, noch weiter innen, etwas oberflächlicher, der Adductor longus und sodann der Gracilis. Das Lig. Poupartii begrenzt zusammen mit dem medialen Rand des Sartorius und mit dem lateralen Rand des Adductor longus einen dreieckigen Raum, den man Trigonum subinguinale genannt hat. Mitten in diesem Scarpa'schen Dreieck liegen die großen Gefäße; oben und innen kommen die Schenkelbrüche heraus. (Vgl. S. 104.)

Fig. 106.

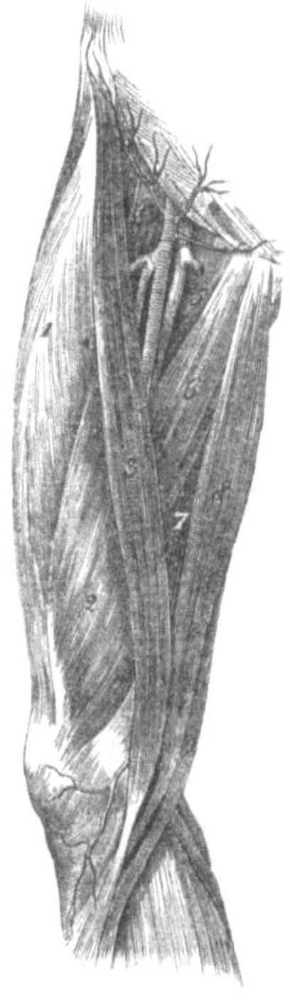

1. Rectus femoris. 2. Vastus internus. 3. Sartorius. 4. Iliopsoas. 5. Pectineus. 6. Adductor longus. 7. Adductor magnus. 8. Gracilis. 9. Semitendinosus.

Schiebt man den Adductor longus nach innen zur Seite, so kann man den Ort erkennen, wo hinter dem Pectineus die O. obturatoria und der N. obturatorius von außen nach innen über den Muskel gleichen Namens herlaufen; wenn man diese Partie deutlicher sehen will, so muß der M. pectineus quer durchschnitten werden. Derselbe Schnitt würde wohl nötig, wenn ein Bruch des eirunden Loches bloßgelegt und operiert werden sollte. An der Leiche zwar gelingt es meist ohne Mühe, zwischen Adductor longus und Pectineus auf das eiförmige Loch einzudringen (Fig. 65).

Auf der äußern Hälfte der Hüftgelenksgegend sieht man den Anfang des Vastus externus, bedeckt vom Tensor fasciae und vom Rectus. Die Sehne des letztern geht unmittelbar übers Gelenk her. Etwas weiter innen, unter dem Sartorius, liegt der Anfang des Vastus internus, und oberhalb desselben das Ende des Iliopsoas.

Die Hinterbackengegend wird nächst einer dicken subkutanen Fettschichte fast ganz vom Glutaeus maximus überzogen. Nur nach oben und außen hilft der Glutaeus medius und an der Grenze zwischen der vordern und hintern Schenkelgegend der Tensor fasciae latae die Teile bedecken. Der einzige Teil des Schenkelknochens, welcher unbedeckt von Muskeln unter der Haut liegt, ist der Trochanter major; die obere und hintere Hälfte des letztern ist aber ebenfalls vom Glutaeus bedeckt: ein Schleimbeutel befindet sich an der Stelle, wo beide sich aneinander verschieben. Die Grenze zwischen den Hinterbacken und dem Anfang des Schenkels wird durch die Gefäßfalte bezeichnet, welche mit dem Rand des Glutaeus parallel geht und die Lage dieses Muskelrandes andeutet. Der Glutaeus hat auf seiner äußern Oberfläche einen schwachen aponeurotischen Überzug, dagegen ist seine innere Fläche mit einer ziemlich starken Fascie versehen und durch diese Fascie von der tiefern Muskelschichte geschieden. Dieselbe setzt sich fort in die Schenkelfascie.

Fig. 107.

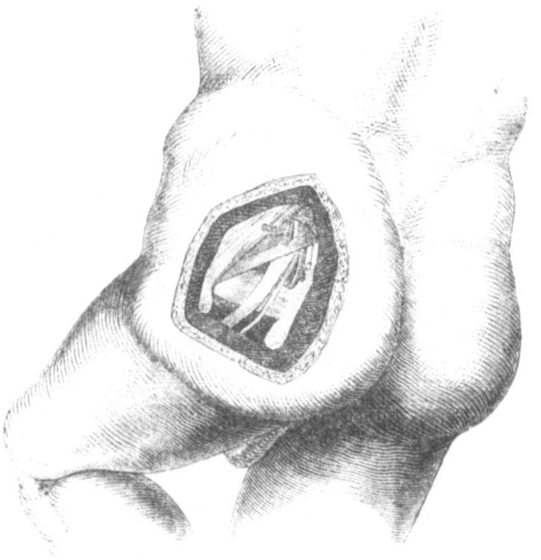

Wenn man den Glutaeus in der Quere seines Verlaufes durch einen senkrechten Schnitt trennt, so erkennt man die in der zweiten Schichte liegenden Teile, nämlich die Arteriae glutaeae und ischiadica, nebst dem N. ischiadicus, umgeben von den tieferen Muskeln der Hinterbackengegend, dem Glutaeus minor, Pyriformis, den Gemelli nebst der Sehne des Obturator internus, und dem Quadratus femoris. Hinter dieser Muskelschichte liegt sodann das Hüftgelenk.

Der M. pyriformis bedeckt die Incisura ischiadica major; über ihm kommt die A. glutaea superior und der N. glutaeus superior, unter ihm der N. ischiadicus und die Glutaea inferior nebst dem N. glutaeus inferior heraus. Beide Arterien liegen also im großen Sitzbeinausschnitt. Für ihre Unterbindung ist

Fig. 108.

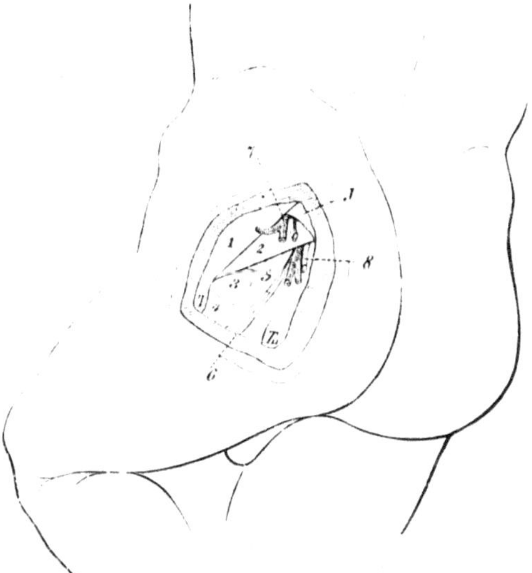

Fensterschnitt durch den großen Glutaeus, um die tieferliegenden Teile dieser Gegend sichtbar zu machen. 1. Glutaeus medius. 2. Pyriformis. 3. Obturator und Gemelli. 4. Quadratus. 5. N. ischiadicus. 6. N. cut. posterior. 7. A. glut. superior und N. glut. sup. 8. A. und N. glut inferior und A. ischiadica. J. Darmbein. T. Trochanter. Tu. Tuber.

der Umstand ungünstig, daß sie sich sogleich verästeln. Um die beiden Arterien freizulegen, müssen große Schnitte durch das Fleisch des Gesäßmuskels gemacht werden. Für die Glutaea superior, den größten Ast der A. hypogastrica, kann die Linie zwischen der Spina ilei posterior inferior und dem großen Trochanter (bei gestrecktem Schenkel) zur Orientierung dienen. Die Ader muß am innern Drittel dieser Linie gesucht werden. Der Hauptzweig der Glutaea inferior, die Ischiadica, ist leichter zu finden, weil man an der Spina ischii einen Wegweiser hat.

Der Plexus der Sakralnerven tritt noch innerhalb des kleinen Beckens mit dem fünften und einem Zweig des vierten Lumbalnerven zur Bildung des N. ischiadicus zusammen.

Dieser verläßt dann durch das For. ischiadicum majus das Becken und verläuft, ungefähr in der Mitte zwischen dem Tuber ischii und dem Trochanter sich haltend, auf den Gemelli und dem Quadratus hin zur hintern Schenkelseite, wo er sich mit dem Anfang des Biceps kreuzt und dann fast bis zur Kniegelenkgegend von diesem bedeckt bleibt. Am untern Rand des Glutaeus kann man ihn, zumal bei gebeugtem Schenkel, eine Strecke weit bloßlegen, ohne etwas anderes als die Haut und die Fascie zu trennen (Fig. 114). Der N. cutaneus posterior femoris kommt ebenfalls unterhalb des M. pyriformis zugleich mit dem N. ischiadicus hervor, er wendet sich dann aber gleich zur Oberfläche hin, tritt hinter dem Rand des Glutaeus hervor und schickt seine Zweige zum untern Drittel der Hinterbackenhaut und zur Hinterseite des Oberschenkels bis zur Kniekehle hinab.

Am tiefsten und verborgensten von allen der Hinterbackengegend angehörigen Weichteilen liegt die Umbiegungsstelle der A. pudenda communis um die Spina ischii herum. Diese Arterie tritt in Begleitung des gleichnamigen Nerven oberhalb des Lig. spinoso-sacrum durch die Incisura ischiadica major, gleichsam nur für einen Moment, aus dem Becken heraus, um sich sogleich unterhalb des Ligaments durch die Incisura minor wieder in die Beckenhöhle hinein zu begeben. (Vgl. S. 138.)

Das Hüftgelenk besteht aus der Pfanne und dem Schenkelkopf nebst der Kapsel und dem Lig. teres. Es ist von einer dicken Muskelmasse auf allen Seiten umgeben und bedeckt, so daß es schwer ist, die Umrisse der Knochen und die Lage des Gelenks selbst von außen deutlich zu erkennen. Von vornen betrachtet, entspricht seine Lage nahezu der Mitte der obersten Schenkelgegend; hier kann man auch bei mageren Subjekten den Schenkelkopf neben und hinter der Schenkelarterie durchfühlen.

Da der große Trochanter der einzige oberflächlich gelegene Knochenteil des Schenkelgelenks ist, so muß neben der Stellung des ganzen Beines hauptsächlich die Entfernung des Trochanters im Verhältnis zur Pfanne oder auch zur Spina ilii und zum Tuber ischii benutzt werden, um über die Verschiebung der Gelenkteile bei Frakturen und Luxationen u. dgl. ins Klare zu kommen. In der gewöhnlichen aufrechten Stellung liegt der

Schenkelkopf etwas höher als der obere Rand des Trochanters, und von vornen betrachtet sieht man den Trochanter deutlich etwas weiter nach außen vorragen als die Spina ilii. Diese Verhältnisse ändern sich natürlich mannigfach bei der Adduktion und Abduktion, Flexion und Extension, Rotation nach innen und Rotation nach außen. Außerdem modifizieren sich auch die Verhältnisse etwas je nach dem Geschlecht oder Alter. Beim kindlichen Körper z. B. ragt der Trochanter weniger vor, und der Schenkelkopf ist noch nicht so deutlich durch den Schenkelhals von dem Hauptstück des Knochens abgesetzt. Bei Männern bildet der Trochanter einen stärkern Vorsprung als beim weiblichen Geschlecht.

Es ist hier der Ort, die Messung der Länge des Schenkels in bezug auf die Hüftgelenksaffektionen zu besprechen. Zweierlei Momente können hier zum Irrtum führen und haben schon unzählige Male dazu geführt: 1) die scheinbare Verlängerung oder Verkürzung des Beines, welche durch die Schiefstellung des Beckens, d. h. durch Adduktion des einen und durch Abduktion des andern Beines, hervorgebracht wird; 2) die noch stärker auffallende scheinbare Verkürzung, welche bei gleichzeitiger Flexion und Adduktion des einen Beines sich darbietet, wobei dann das Becken ganz verdreht erscheint. Ersteres wird willkürlich herbeigeführt, wenn man stehend oder liegend, bei gestrecktem Hüftgelenk das eine Bein zu verlängern strebt, letzteres, wenn man bei gebeugtem Hüftgelenk (z. B. beim Sitzen) das eine Bein willkürlich verlängert. Beiderlei Momente sind bei der Frage, ob ein Hüftgelenk verrenkt sei, sorgfältig in Erwägung zu ziehen. Übrigens genügt in den meisten Fällen zur Diagnose die Beachtung der Lage des Trochanters im Verhältnis zu der Linie, die man sich von der oberen Spina ilei zum Tuber ischii gezogen denkt (Sitz-Darmbein-Linie). Ist der Schenkelkopf im Acetabulum, so fällt bei rechtwinkeliger Beugung des Schenkels der obere Rand des Trochanters ziemlich in diese Linie; ist er nach hinten ausgewichen, so steht der obere Rand des Trochanters beträchtlich über die Linie hervor.

Die Pfanne des Hüftgelenks besitzt einen knorpelig-fibrösen Rand, welcher sich eng um den kugelförmigen Gelenkkopf anlegt und zur Befestigung des letztern beiträgt. In der Tiefe der Pfanne, ungefähr in der Mitte ihrer medialen Hälfte, inseriert sich das runde Band, welches von dort nach außen einen kleinen Kreisbogen um den innern Teil des Schenkelkopfes beschreibt und sich mitten auf dem Gelenkkopf inseriert. In der Umgebung der Pfannen-Insertion des Lig. teres ist viel lockeres Fettgewebe angehäuft. Dieses Gewebe wird sich bei jeder Verschiebung des runden Bandes so anschmiegen, daß nirgends ein leerer Raum entstehen kann.

Beim Schenkelgelenk ist das luftdichte Aufeinanderpassen des Gelenkkopfes und der Pfanne von Wichtigkeit; der Gelenkkopf wird schon durch den bloßen Luftdruck am Heraussinken aus der Pfanne gehindert, und es ist eine gewisse Kraft erforderlich, um ihn herauszuziehen. Will man bei einer Exartikulation den Gelenkkopf luxieren, so kann dies durch einfaches Anziehen auch nach Trennung der Kapsel nicht so leicht bewerkstelligt werden, während man durch Rotation, wobei die Luft allmählich von der Seite her Zutritt erhält, ohne Anstrengung den Schenkelkopf aus der Pfanne herausbringt.

Fig. 109.

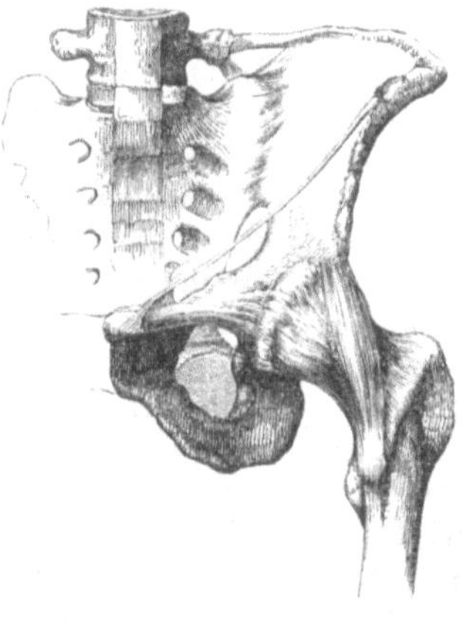

Das Hüftgelenk von der Gelenkkapsel überzogen. Man erkennt als stärksten Teil der Kapsel das Lig. ileofemorale, welches von der Spina anterior inferior zum kleinen Trochanter zieht.

Die Kapsel inseriert rings am Pfannenrand; von der Spina anterior inferior her erhält sie in dem Lig. ileofemorale (Lig. Bertini) eine ansehnliche Verstärkung. Die untere Insertion der Kapsel geht bis an die Grenze zwischen dem Schenkelhals und dem Trochanter, hinten erstreckt sie sich etwas weniger weit als vornen. Es ergiebt sich hieraus, daß auch der Hals des Schenkelkopfes großenteils mit von der Gelenkkapsel umhüllt ist, und daß es folglich Frakturen des Schenkelhalses geben kann, die vollständig innerhalb der Kapsel gelegen sind (intrakapsuläre Frakturen). Nicht selten kommen indes Frakturen vor, die teils innerhalb, teils außerhalb der Kapsel verlaufen.

Bei der traumatischen Luxation des Schenkels zerreißt ein Teil der Kapsel nebst dem runden Band, und es wird dadurch dem Gelenkkopf möglich, über den Pfannenrand hinauszugleiten. Der Teil der Kapsel, welcher unzerrissen bleibt, bestimmt dann die Lage des Gliedes oder hat wenigstens den größten Einfluß auf dieselbe. Bei der Luxation nach hinten und außen z. B. ist die starke Rotation des Gliedes nach innen und die Hemmung

Fig. 110.

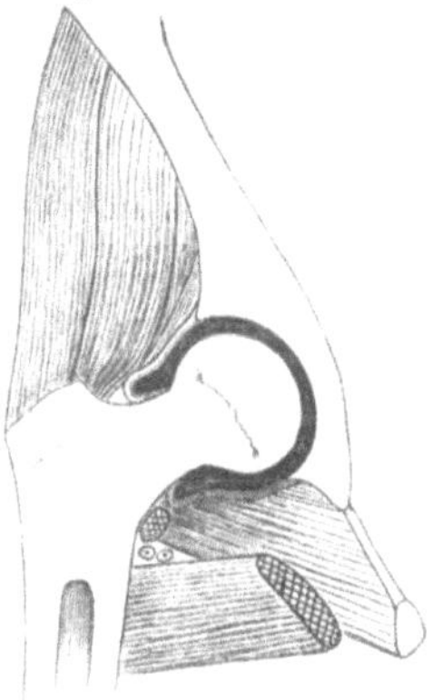

Die Insertion der Hüftgelenkskapsel und die Epiphysenlinien am Kopf und am großen Trochanter sind hier dargestellt. Von der Darmbeinschaufel zum Trochanter ziehen der Glutaeus medius und minimus. Von unten her begiebt sich der Obturator externus zur Linea intertrochanterica. Die Sehne des Ileopsoas ist dicht vor dem Trochanter minor durchschnitten. Noch weiter unten ist die A. u. V. circumflexa femoris und der M. pectineus angedeutet.

einer Rotation nach außen von der Spannung des innern Kapselteiles, namentlich des oben erwähnten Lig. ileofemorale, abzuleiten. Die seltenen Fälle, wo bei der Luxation nach außen das Bein nach außen gedreht ist, scheinen daraus erklärt werden zu müssen, daß hier die Einreißung der Kapsel eine sehr beträchtliche war.

Die akute Osteomyelitis führt zuweilen zu einer Epiphysenlösung im Schenkelkopf. Auch beim großen Trochanter, welcher gleichfalls einen eigenen Epiphysenkern enthält, sind solche Spontanfrakturen beobachtet worden.

Die Muskeln, welche das Hüftgelenk zunächst umgeben, sind folgende: vornen der Rectus femoris und der Ileopsoas, der den Gelenkkopf vornen und innen bedeckt und sich vermittelst eines Schleimbeutels, Bursa iliaca, über ihm verschiebt. Nach außen und hinten stehen der Glutaeus medius und minimus dem Schenkelkopf am nächsten, und noch weiter hinten der Pyriformis, Obturator und die Gemelli. Bei einer Verrenkung nach vornen wird der Ileopsoas und bei Verrenkung nach außen und hinten der Glutaeus minimus und pyriformis den Gelenkkopf zunächst zudecken. Bei der Luxatio ischiadica legt sich die Sehne des Obturator internus (wenn sie nicht abgerissen ist) fest und straff von oben her gegen den dislocierten Schenkelkopf an. Bei der Verrenkung aufs eiförmige Loch ist es der untere Rand des Obturator externus, nebst den Ursprüngen der Adduktoren, gegen welche der Schenkelkopf andrängt.

Fig. 111.

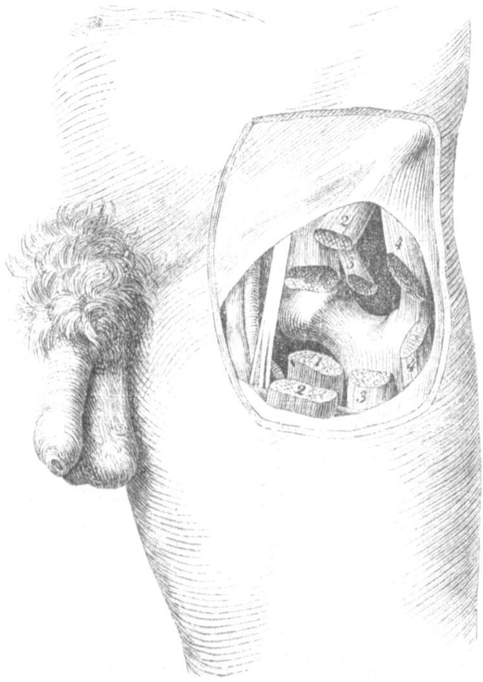

Das Hüftgelenk, nach querer Durchschneidung der vier vorderen Muskeln, bloßgelegt und eröffnet, die Kapsel weggenommen und der Gelenkkopf ein wenig aus der Pfanne gehoben. 1. Ileopsoas. 2. Sartorius. 3. Rectus femoris. 4. Tensor fasciae. Nach innen vom Gelenk der N. cruralis, nebst A. und V. femoralis.

Wenn man den Schenkel zu exartikulieren hat, so muß auf möglichste Beschränkung des Blutverlustes gesehen werden. Die Bildung eines vordern und hintern Lappens hat bisher meist den Vorzug erhalten, weil sie ein rasches Operieren und ein wirksames Komprimieren der Schenkelarterie noch vor ihrer Durchschneidung (durch Hineingreifen hinter dem Messer) gestattet. Die Vorteile dieser Schnittführung sind aber, wie es scheint, mehr aus Versuchen an der Leiche als aus klinischen Erfahrungen abgeleitet worden. Wer sicher gehen will, wird erst die Schenkelarterie samt der Vene unter dem Poupartschen Bande unterbinden; von hier aus kann alsdann ein Lappenschnitt oder Ovalschnitt gemacht und, nach Eröffnung des Gelenks, die Ablösung hart um die Knochen herum mit Leichtigkeit ausgeführt werden.

Fig. 112.

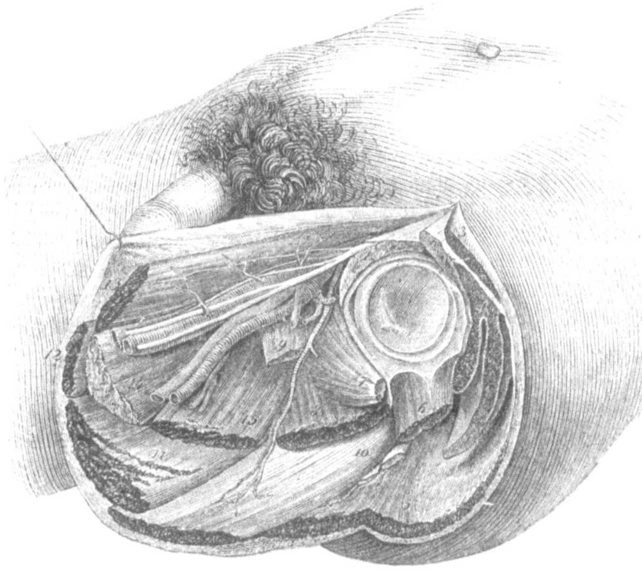

Die Wunde nach der Exartikulation des Schenkels durch einen vordern innern Lappenschnitt. 1. Psoas und Iliacus. 2. Rectus femoris. 3. Tensor fasciae. 4. Glutaeus medius und minimus. 5. Glutaeus maximus. 6. Pyriformis und die anderen kleinen Rotatoren. 7. Obturator externus. 8. Quadratus. 9. Pectineus. 10. Biceps nebst Semimembranosus und Semitendinosus. 11. Adductor maximus. 12. Gracilis. 13. Sartorius. 14. Adductor longus. 15. Adductor parvus.

Die Resektion des Schenkelkopfes wird gewöhnlich durch einen in der Richtung des großen Trochanters geführten Längsschnitt eingeleitet. Soll eine Resektion des Schenkelkopfes von vornen her gemacht werden, so wird man den Knochen am zweckmäßigsten von der Linie her angreifen, welche Fig. 111 zeigt. Will man hier nur den Kopf wegnehmen, so muß der Schenkelhals quer durchsägt oder durchmeißelt werden; sollte der große Trochanter mit weg, so wäre der Hautschnitt nach hinten zu verlängern und die Durchsägung des Knochens oberhalb des kleinen Trochanters vorzunehmen. Die Insertion des Psoas am kleinen Trochanter wird man zu erhalten suchen, da sie für die Brauchbarkeit des Gliedes sehr wichtig ist.

Die wichtigsten Schleimbeutel, welche der Hüftgelenkgegend angehören, sind die am Trochanter, am Tuber ischii, in der Fossa ileopectinea, und in der Incisura ischiadica minor. Die Bursa iliaca, der Schleimbeutel, welcher sich unter dem Iliopsoas vom Rand des Darmbeines bis auf die Hüftgelenkskapsel herab erstreckt, besitzt zuweilen mit dem Gelenk selbst Kommunikation. Ebenso der an der Umbeugungsstelle des Obturator internus auf der Incisura ischiadica minor liegende Schleimbeutel. Der Beutel am Sitzhöcker liegt nahe unter der Haut. Zuweilen findet sich auch ein subkutaner Schleimbeutel auf der Spina ilei. Der Glutaeus maximus hat fast immer einen großen Schleimbeutel, Bursa trochanterica, an der Stelle, wo er sich am Trochanter major reibt. Auch zwischen dem Trochanter und der Haut trifft man öfters einen Schleimbeutel.

Mittlere Schenkelgegend.

Im subkutanen Bindegewebe verlaufen vornen die Vena saphena und einige Hautnerven (vgl. S. 100). Hinter diesen kommt die Schenkelfascie. (Fig. 57.) Der oberflächlichste von den Schenkelmuskeln ist der Sartorius, der sich von außen nach innen, von der Spina ilei anterior superior zur innern Seite des Knies, schief über die Mitte der vordern Oberschenkelgegend herabzieht. (Fig. 51 u. 106.) Er liegt nicht ganz geradlinig, sondern beschreibt einen flachen Bogen mit Konvexität nach innen. Hinter dem Sartorius liegen: nach außen der Quadriceps, nach innen der Pectineus, Adductor longus, Gracilis, und etwas tiefer hinten der Adductor magnus und parvus.

An der hintern Schenkelseite sieht man die drei Beugemuskeln, die vom Tuber ischii entspringen, den Biceps, Semitendinosus und Semimembranosus. Der N. ischiadicus kreuzt sich mit dem Biceps, indem er hinter diesem Muskel nach innen und zur Mitte der Kniekehle hinläuft. Unterhalb der

Mitte des Schenkels weichen die Beugemuskeln in zwei Partien auseinander: der Biceps geht, verstärkt durch seinen kurzen Kopf, zur äußern, der Semimembranosus und Semitendinosus begeben sich zur innern Seite der Kniekehle (Fig. 118). Der N. ischiadicus tritt unten zwischen beiden Muskelpartien hervor, so daß er in der die Kniekehle nur noch von Haut und Fascie bedeckt ist.

Gegen das untere Drittel des Schenkels hin befindet sich der Adduktoren-Schlitz, d. h. die Stelle, wo die Arteria femoralis die Sehne des Adductor magnus durchbohrt und so von der vordern Seite des Schenkels zur hintern tritt (Figg. 115 u. 117).

Fig. 113.

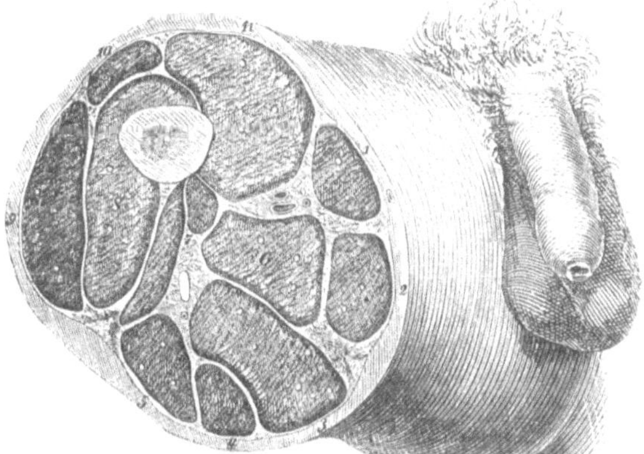

1. Sartorius. 2. Gracilis. 3. Semimembranosus. 4. Semitendinosus. 5. Biceps (langer Kopf), zwischen ihm und dem Knochen sieht man den kurzen Kopf. 6. Adductor magnus. 7. Adductor longus. 8. Cruralis. 9. Vastus externus. 10. Rectus. 11. Vastus internus.

Die Muskelpartien der mittlern Schenkelgegend erhalten ihre Arterien von der Profunda femoris (vgl. S. 191); zu den hinten gelegenen Muskeln begeben sich die Rami perforantes.

Der genauere Verlauf der Schenkelarterie, welcher für die Unterbindung so wichtig ist, verhält sich folgendermaßen: In der obern Schenkelgegend liegt, wie in Figg. 111 u. 112 zu sehen ist, die Arterie nur von Haut und Fascie bedeckt, nach innen von ihr die Vene, nach außen der N. cruralis, letzterer anfangs durch die Fascia iliaca von der Arterie getrennt. Unterhalb des Hüftgelenks entfernt sich der N. cruralis vom Iliopsoas, tritt nach vorn und, indem er alsbald in viele Fäden ausstrahlt, schickt er einen Ast, den N. saphenus, schief nach innen über die Arterie hin. Diese Kreuzungsstelle variiert übrigens, sie ist bald höher, bald tiefer gelegen. Gegen den Anfang des mittlern Drittteils vom Oberschenkels zieht sich der M. sartorius über das Gefäßbündel her; man muß also hier auf den Rand des Sartorius einschneiden und diesen Muskel nach außen ziehen lassen, um die Arterie bloßzulegen. Um sicher zu sein, daß man dabei den Sartorius nicht mit einem andern Muskel verwechsle, hat man sich daran zu erinnern, daß die Faserung des Sartorius schief nach innen und unten geht, während die des Vastus internus (und ebenso die der Adduktoren) schief nach unten und außen gerichtet ist.

Fig. 114.

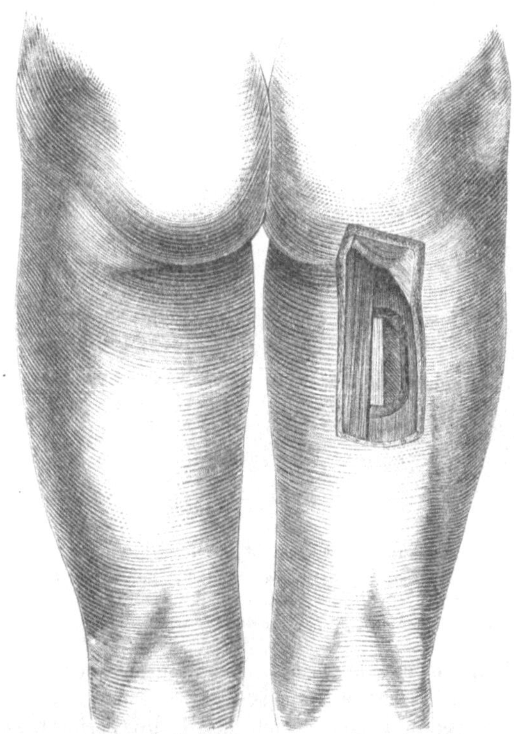

Der N. ischiadicus durch einen Fensterschnitt in den Biceps bloßgelegt. Nach innen der Semimembranosus, nach oben der Glutaeus, hinter dem Nerv der Adductor parvus und magnus.

Beim Bloßlegen und Isolieren der Schenkelarterie wird man sich in Acht nehmen, daß nicht die Vene, welche hier ziemlich genau mit der Arterie verbunden ist, dabei verletzt werde. Je mehr man sich dem untern Drittel des Schenkels nähert, desto mehr findet man die Vene hinter der Arterie gelegen; beide Gefäße kreuzen sich allmählich so miteinander, daß unten die Arterie über die Vene herläuft. Ausnahmen, wobei die Vene vor der Arterie liegt und demnach die Arterie zudeckt, sind freilich nicht ausgeschlossen. Unter allen Umständen hat man hier, wie überhaupt bei den großen Gefäßen, die Vene stumpf von der Arterie abzulösen und dann den Unterbindungshaken von der Venenseite her um die Arterie herumzuführen.

Fig. 115.

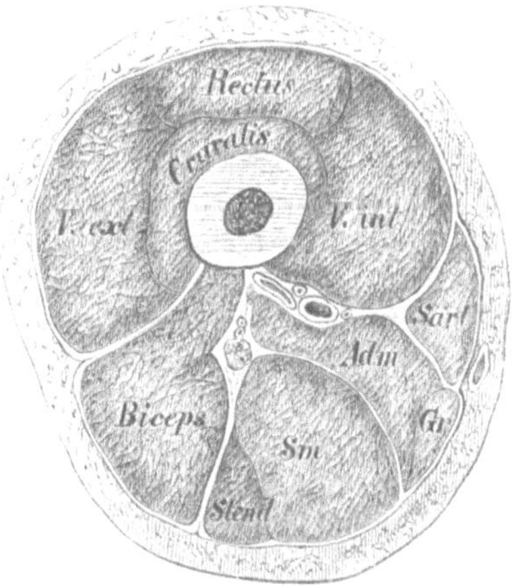

Durchschnitt des rechten Schenkels am Ende des mittlern Drittels, wo die Art. femoralis zwischen Adductor magnus und Vastus internus nach der Kniekehle hinläuft.

Ehe sich die Schenkelarterie nach hinten zur Kniekehlengegend begiebt, läuft sie eine Zeit lang in einer festen fibrösen Scheide, welche der Vastus internus und der Adductor magnus miteinander für sie bilden. An der Stelle, wo die Scheide zwischen Adduktor und Vastus beginnt, sendet die Arterie einen für die Ernährung der vorderen Weichteile der Kniegegend wichtigen Ast, die Anastomotica magna, auch A. articularis genu suprema genannt, zur innern und vordern Seite des Gelenkes hinab, und auch der N. saphenus verläßt hier die Schenkelarterie und zieht sich durch die Fascie durch zur Oberfläche (Fig. 117). Der letzterwähnte Nerv muß bei den in dieser Gegend vorzunehmenden Operationen möglichst geschont werden, denn seine Durchschneidung würde die mediale Seite des Unterschenkels und den innern Rand des Fußes (Fig. 126) gefühllos machen.

Man kann gar wohl, wenn es nötig ist, die Unterbindung der Schenkelarterie in ihrer Scheide am Adductor magnus vornehmen; lateralwärts von und vor dem Sartorius wird eingeschnitten, die Fascia lata wird gespalten und nun, mit Vermeidung der Anastomotica und des N. saphenus, in die Scheide eingedrungen. Die Arterie und Vene sind aber hier so eng miteinander verwachsen, daß sie schwer voneinander zu trennen sind. Bei Verletzung der Ader an dieser Stelle wird man immer darauf gefaßt sein müssen, auch die Vene hinter der Arterie verletzt zu treffen; man wird dann beide Gefäße isoliert unterbinden müssen.

Fig. 116.

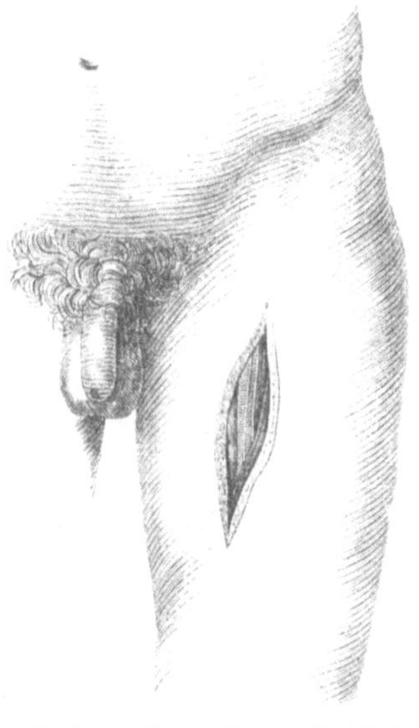

Die Arteria femoralis am innern Rand des Sartorius bloßgelegt. Ein Zweig des N. cruralis läuft über ihr hin.

Kniegegend.

Man trifft unter der Haut in der vordern Kniegegend mehrere Schleimbeutel; ganz regelmäßig ist ein solcher zwischen Haut und Kniescheibe geschoben, und er kann dann entweder direkt unter der Haut, oder hinter der oberflächlichen Fascie oder endlich ganz dicht auf den Knochen gelagert sein. Auch auf der Tuberositas tibiae kann sich ein Schleimbeutel ausbilden. Unter den subkutanen Weichteilen der vordern Kniegegend ist auch der N. saphenus und die V. saphena major aufzuzählen, beide auf dem Weg zu oder von der Innenseite des Unterschenkels und Fußes begriffen.

Trennt man sodann die Fascia lata von den vorderen Muskelpartien ab, so erkennt man die Sehne des Quadriceps, wie sie ihrem größten Teil nach sich an die Kniescheibe ansetzt, mit ihren seitlichen Fasern aber zu beiden Seiten der

Patella herabsteigt und sich an die Tibia inseriert. Unterhalb der Kniescheibe zeigt sich gerade in der Mittellinie das Lig. patellae, die eigentliche Fortsetzung der Sehne des Quadriceps, welche sich an der Tuberositas tibiae ansetzt. Hinter dem Quadriceps liegt der Subcruralis, ein kleiner Muskel, welcher der obern Ausstülpung der Gelenkkapsel als Spanner dient. Oberhalb der Patella setzt sich die Gelenkhöhle noch eine ziemliche Strecke weit zwischen dem Quadriceps und dem Schenkelknochen nach oben fort, und zwischen dieser Fortsetzung der Synovialhöhle und dem Quadriceps ist zuweilen noch ein be-

Fig. 117.

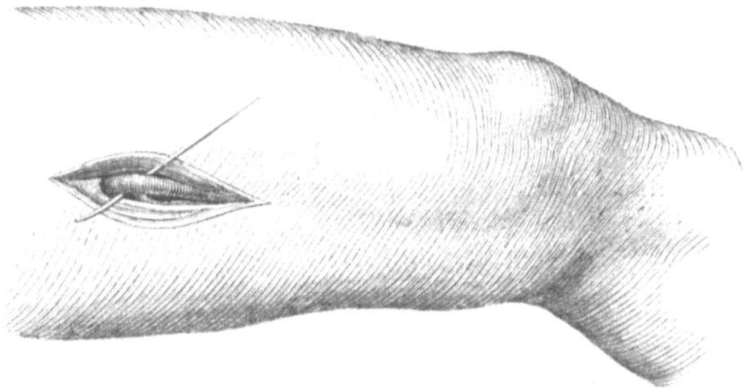

Die Schenkelarterie an ihrem Eingang in die Scheide zwischen Adductor magnus und Vastus bloßgelegt. Man erkennt den N. saphenus und die A. anastomotica magna.

sonderer Schleimbeutel befindlich, der übrigens häufig auch mit dem Gelenk kommuniziert. Man findet nicht selten, daß bei Exsudationsprozessen im Gelenk vorzugsweise diese Partie sich ausdehnt und eine Geschwulst oberhalb des Kniees bildet.

Hinter dem Lig. patellae befindet sich noch ein Schleimbeutel, nämlich zwischen dem Band und dem obern Rand des Tibiakopfs; oberhalb von diesem Schleimbeutel ist die Sehne des Quadriceps durch eine dicke Fettlage von der Gelenkhöhle getrennt (Fig. 122). Wenn man das Kniescheibenband und die seitlichen Fortsetzungen des Quadriceps rings wegnimmt, so kommt man zur Gelenkkapsel, die durch mehrere, zum Teil unregelmäßige Faserbündel verstärkt ist. — Die halbmondförmigen Knorpel stehen so mit der fibrösen Kapsel in Verbindung, daß beide Teile sich gegenseitig in ihrer Lage befestigen. — Auf der innern Seite trifft man vor der Kapsel und deutlich unterschieden von derselben das innere Seitenband; das äußere, das tiefer und mehr nach hinten gelegen ist, verbindet sich mehr unmittelbar mit der Gelenkkapsel.

Unterhalb des Kniees, an der medialen Seite des Tibiakopfes, setzen sich die Sehnen des Sartorius, Gracilis, Semimembranosus und Semitendinosus (Pes anserinus) bis zur Mittellinie des Beins hin ausstrahlend miteinander an; ein breiter Schleimbeutel befindet sich zwischen ihnen und der innern Seite des Tibiakopfs.

In der Kniekehle liegen am oberflächlichsten die Vena saphena minor, welche hier mit der Vena poplitea durch die Fascie durch kommuniziert, und die Nervi cutanei posteriores. Ebenso eine Lymphdrüse oder auch deren zwei. Nimmt man die Fascie weg, die sich als Fortsetzung der Fascia lata seitlich vom Biceps zum Semimembranosus herüberspannt, so trifft man die großen Nerven und Gefäße der Kniekehlengegend. Sie liegen in der Grube zwischen den beiden Schenkelkondylen und in dem rautenförmigen Raum, welchen von oben her der Biceps und Semimembranosus, von unten her die beiden Gastrocnemii divergierend umschreiben und begrenzen. Der starke Strang des N. ischiadicus liegt so nahe unter der Haut, daß er in der Mitte der Kniekehle durch die Haut durch zu fühlen ist. Ebenso kann man am Rand der Sehne des Biceps den N. peroneus fühlen.

Der N. ischiadicus läuft ein wenig schief von außen nach innen, so daß er sich mit der Arterie unter einem sehr spitzen Winkel kreuzt; er begiebt sich sodann hinter die quer herübergespannte Fascie, welche in der untern Kniekehlengegend von der Tibia und Fibula entspringt und zwischen dem Soleus und den tiefen Wadenmuskeln sich ausbreitet. Schon in der obern Kniekehlengegend trennt sich der N. peroneus vom Hauptstamm des Ischiadicus und zieht dann neben dem Biceps zur Gegend des Fibula-Gelenks.

Die Vena poplitea liegt oberflächlicher als die Arterie, so daß sie die Arterie fast zudeckt. Da sie aber etwas weiter lateralwärts liegt, so sieht doch der innere Rand der Arterie etwas hinter ihr hervor. Man muß die Vene und den noch oberflächlicher und noch mehr lateralwärts liegenden N. ischiadicus beiseite ziehen, um die Arterie deutlich zu machen. Die beiden Gefäße liegen eng beisammen in ihrer Scheide; hinter den Gefäßen liegt der Schenkelknochen, ferner, und zwar ganz nahe, die Gelenkkapsel und der vom Condylus externus schief nach innen und unten laufende M. popliteus.

An dem obern Rand der tiefen Wadenfascie angekommen, spaltet sich die Arteria poplitea in eine Tibialis antica, Tibialis postica und Peronea, welches die drei Hauptarterien des Unterschenkels sind. In ihrem Verlauf durch die Kniekehle giebt die A. poplitea fünf Zweige zur Gelenkgegend ab, nämlich, zwei obere, zwei untere und einen mittlern. Von innen und oben kommt die Anastomotica magna zum Kniegelenk herab, und von außen und vornen steigt die Recurrens von der Tibialis antica herauf, so daß man im ganzen sieben kleinere fürs Kniegelenk bestimmte Arterien aufzählen kann.

Die Unterbindung der A. poplitea, von einem in der Kniekehle längs geführten Schnitt aus, wurde bisher wenig unternommen; man zog meistenteils wegen der Schwierigkeit derselben und wegen der Größe des Schnittes, der nötig wäre, die Unterbindung der Femoralis vor. Auch die Unterbindungsmethode von Jobert, nach welcher man von innen her bei

Fig. 118.

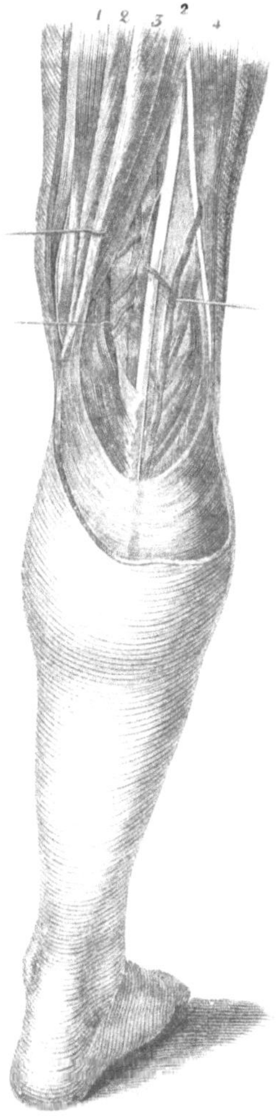

Die Kniekehlengegend des rechten Beines freipräpariert und die oberflächlichen Teile auseinandergezogen. 1. Gracilis. 2. 2. Semimembranosus. 3. Semitendinosus. 4. Biceps. Neben der V. saphena minor ist der N. suralis (N. communicans tibialis) angedeutet.

gebogenem Knie durch einen Schnitt zwischen Adductor magnus und Semimembranosus (Fig. 119) auf die Poplitea eindringen soll, hat man gewiß mit Unrecht für zu schwierig erklärt; sie ist ohne alle Nebenverletzung leicht und sicher auszuführen.

Fig. 119.

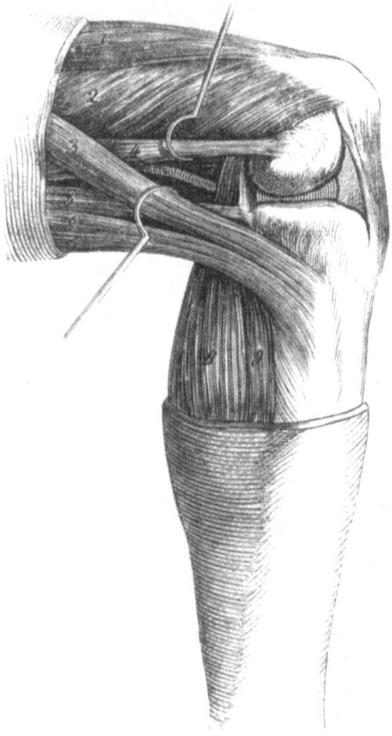

Kniegelenkgegend von der innern Seite her, in der Beugestellung betrachtet. 1. Rectus. 2. Vastus internus. 3. Sartorius. 4. Adductor magnus. 5. Semimembranosus. 6. Semitendinosus. 7. Gracilis. 8. Gastrocnemius internus. 9. Soleus. Man erkennt im Kniekehlenraum die A. poplitea.

Zu beiden Seiten der Kniekehle liegen zunächst die Sehnen des Gastrocnemius: neben dem Gastrocnemius externus entspringt der Plantaris, der sich zwischen letzterem und dem Soleus durch schief nach innen und unten zieht. Seitwärts an den beiden Köpfen des Gastrocnemius laufen die Sehnen des Semimembranosus und Biceps herab; beide, besonders aber die erstere, mit Schleimbeutel versehen. Außerdem liegt zwischen der Gelenkkapsel und dem M. popliteus, welch letzterer vom äußern Schenkelkondylus zur Gelenkkapsel und zur hintern Tibiafläche zieht, ein ganz regelmäßig mit dem Gelenk kommunizierender Schleimbeutel. Nach oben und außen von der Insertion des Biceps liegt das Lig. laterale externum, nach unten und innen der Nervus peroneus.

Das Kniegelenk besitzt von allen Gelenken die größten Knochen- und Knorpelflächen und die größte Synovialhöhle. Es enthält auch mehr Synovialflüssigkeit als die anderen Gelenke und zeichnet sich durch Reichtum an subserösem Fettgewebe aus. Die Synovialhöhle setzt sich nach oben und vornen eine Strecke weit über die Kniescheibengegend hinauf fort (Fig. 122); sie überzieht auch die äußere Seite der Schenkelkondylen zu einem ziemlichen Teil, und sie steht öfters in Kommunikation mit dem Schleimbeutel des Quadriceps, des Semimembranosus, des Popliteus. Vermöge der Kommunikationen dieser Art kann sich ein Exsudat des Kniegelenks in diese Ausbuchtungen hinein versenken oder auch von dort aus sich einen Weg zur Oberfläche bahnen. (Vgl. S. 204.) Bei allen Verletzungen und Operationen der Kniegegend hat man an diese verschiedenen Schleimbeutel und an ihre eventuelle Gelenkkommunikation zu denken.

Fig. 120.

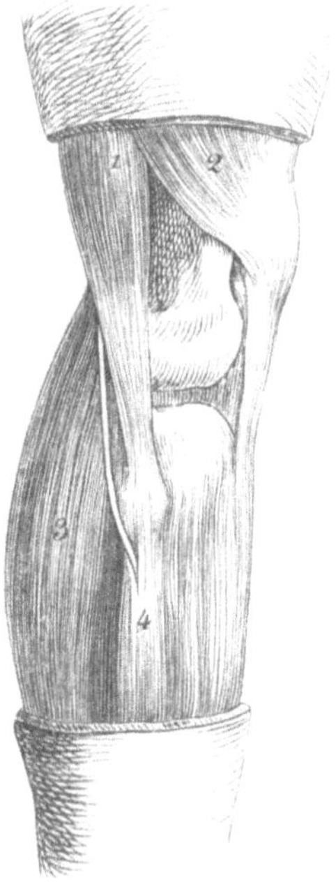

Kniegelenkgegend auf der Außenseite freipräpariert. 1. Biceps. 2. Vastus externus. 3. Gastrocnemius. 4. Peroneus longus. Man erkennt die Stelle, wo der N. peroneus den Wadenbeinmuskel durchbohrt.

Das Knie bildet ein zusammengesetztes Gelenk; vornen artikuliert die Patella, unten und hinten die Tibia mit dem Schenkelknochen. Die Kniescheibe sitzt als Sehnenknochen in der Sehne des Quadriceps; auf ihrer Oberfläche hin setzen sich noch einige sehnigte Fasern zum Lig. patellae fort, seitlich legen sich die äußeren und inneren Fasern des Quadriceps an sie an. Eine Menge fibröser Fasern geht strahlig nach außen und unten von der Kniescheibe zu den Schenkelkondylen und dem Rand der Tibia-Gelenkfläche. Durch diese Teile wird die Patella in ihrer Lage befestigt; sind dieselben erschlafft oder gerissen, so ist eine Dislokation der Patella zu erwarten. Bei seitlichen Rupturen wird eine Luxation der Patella nach außen oder innen entstehen können; reißt das Kniescheibenband entzwei, so wird die Kniescheibe nach oben verschoben werden. Bei einem Querbruch der Patella kommt es auf die Integrität der seitlichen fibrösen Partien an, ob ein starkes oder nur ein mäßiges Auseinanderweichen der Bruchstücke eintritt.

Auf ihrer hintern Seite ist die Patella großenteils überknorpelt; nur ihr unteres Ende ist hinten mit Fettgewebe und Synovialhaut bedeckt. (Fig. 122.) Seitlich und hinten schließen sich zwei mit vielem subserösen Fett versehene Synovialfalten, die Lig. alaria und mitten das Lig. mucosum, dem untern Rand der Kniescheibe an. Mittels der erstern wird die Höhle des Kniegelenkes gleichsam in zwei Kammern abgeteilt, in die für die Kniescheibe und in die für die Tibia. Die Gelenkhöhle für die Tibia wird sodann durch das Lig. mucosum, eine von vornen nach hinten, unterhalb der Kniescheibe sich hinziehende Falte, in zwei seitliche Hälften geschieden.

Fig. 121.

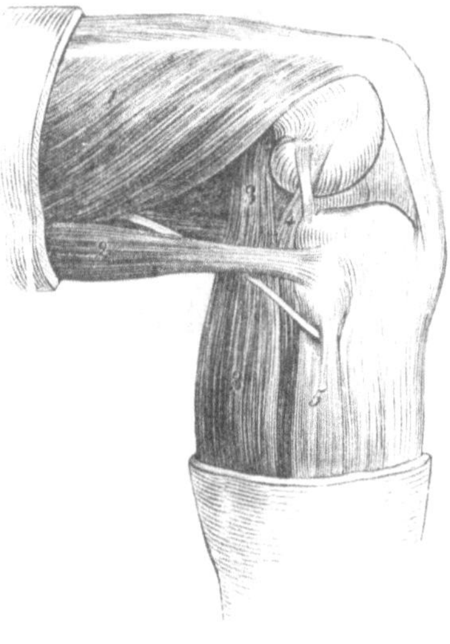

1. Vastus externus. 2. Biceps. 3. Gastrocnemius externus. 4. Popliteus. 5. Peroneus longus.

Die Kniescheibe steht mit ihrer größern Hälfte dem äußern Schenkelcondylus gegenüber. Dieser ist auch einige Linien höher hinauf überknorpelt als der andere. Bei straff gestrecktem Bein liegt die Kniescheibe so auf dem Schenkelknochen, daß ihr oberer Teil nicht mehr ganz dem Knorpel der Schenkelknorren entspricht, sondern dem mit Synovialhaut überzogenen Teil des Knochens gegenübersteht.

Der Schenkel ist auf der Tibia außer durch die starken Beuge- und Streckmuskeln durch die Ligg. lateralia und cruciata befestigt. Erstere dienen besonders bei gestrecktem Bein zur Verhütung jeder seitlichen Abweichung und Verdrehung; die gekreuzten Bänder dagegen hindern vorzüglich das Rück- oder Vorwärtsgleiten der beiden Knochen aufeinander. Beim gebogenen Zustand ist eine Rotation nach außen im Kniegelenk möglich: der innere Condylus der Tibia bleibt aber dabei so ziemlich auf seiner Stelle, während der äußere etwas nach hinten oder vornen tritt.

Die traumatische Verrenkung des Knies nach hinten oder vornen ist nur bei ganz besonderen und heftigen Gewalteinwirkungen möglich; es müssen Zerreißungen der gekreuzten und seitlichen Bänder vorausgesetzt werden, wenn eine so bedeutende Dislokation entstehen soll. Die Verrenkung des Unterschenkels nach vornen wird infolge einer Überstreckung (Dorsalflexion), die nach hinten wird nur durch eine direkte, nach hinten treibende Gewalt entstehen können. Anders verhält es sich bei der spontanen Luxation nach hinten: man sieht diese nicht selten im Gefolge von Kniegelenksentzündungen, und sie scheint besonders davon abgeleitet werden zu müssen, daß der Tibiakopf, wenn er wegen Verwachsung der Kniescheibe nicht nach vornen gleiten kann, durch jeden Beugungsversuch abgehebelt und nach hinten getrieben wird. Bei vereitertem Kniegelenk wirkt schon die Schwere des Unterschenkels während des Bettliegens auf Luxation nach hinten hin.

Fig. 122.

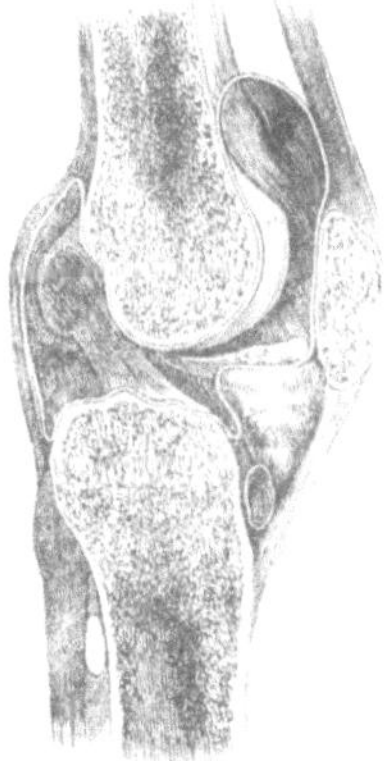

Durchschnitt des linken Kniegelenks von innen her betrachtet. Man erkennt die Ausdehnung der Gelenkhöhle, die Stellung der Patella, des Kniescheibenbandes und seines Schleimbeutels, ferner die des Lig. mucosum und des Lig. cruciatum externum.

Die Sicherheit der Bewegungen des Kniegelenks beruht auf der Aufnahme der Schenkelkondylen in den Ausschnitt der halbmondförmigen Zwischenknorpel; durch diese Zwischenknorpel, die vornen und hinten mit der Tibia und außen herum mit der Gelenkkapsel verwachsen sind, wird für die Schenkelkondylen eine Pfanne auf der Tibia gebildet. Bei ruckartiger Verdrehung des Gelenkes kann der Zwischenknorpel zwischen den Knochen (oder auch der Schenkelcondylus über die Knorpel) hinausgleiten und dadurch die Bewegung ein schmerzhaftes Hindernis erfahren. Beim starken Beugen des Knies richtet sich diese Art von Dislokation gewöhnlich wieder ein.

Die Exartikulation im Kniegelenk hat das Ungünstige, daß dabei zur Bedeckung der großen Kondylen ein sehr langer Hautlappen nötig ist. In Fällen, wo es an gesunder Haut auf der Vorderseite des Knies fehlt, wird man deshalb der transkondylären Amputation den Vorzug geben und dann etwa noch zur bessern Abrundung des Stumpfs die auf ihrer Rückseite angefrischte Patella auf die Sägefläche des Oberschenkels festnageln.

Fig. 123.

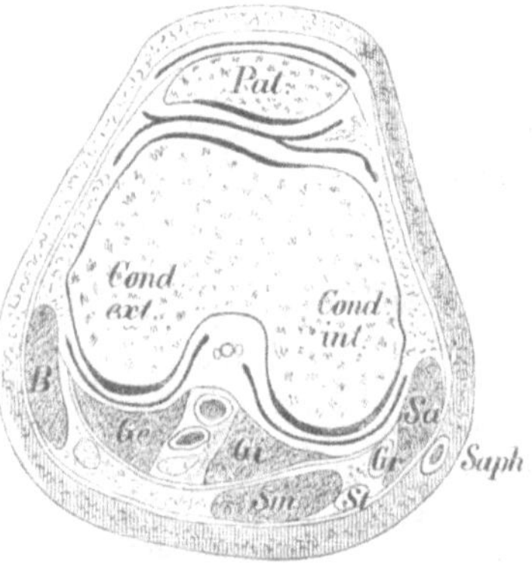

Querschnitt über dem rechten Kniegelenk. Man sieht die Durchschnitte vom Biceps, Gastrocnemius externus und internus, Semimembranosus, Sartorius. Vom Semitendinosus und Gracilis erkennt man die Sehnendurchschnitte; zwischen dem Gastrocnemius externus und internus den N. tibialis, die Vena und Art. poplitea; tiefer noch die durchschnittene A. und V. articularis media. In dem Winkel zwischen Biceps und Gastrocnemius ext. ist der N. peroneus angedeutet.

Die Resektion im Knie kann ohne Verletzung von wichtigeren Nerven und Gefäßen, zur Not sogar (wenn man seitliche Einschnitte macht) ohne Quertrennung eines Muskels gemacht werden. Gewöhnlich wird aber der Quadriceps abgetrennt und die Kniescheibe dabei weggenommen. Will man über die Schenkelkondylen hinaufgehen, so müssen die Insertionen des Gastrocnemius abgetrennt werden; soll die Spannung des Biceps und Semimembranosus (bei spitzwinkligen Kontrakturen) überwunden werden, so wird man diesen Zweck am besten durch etwas tiefere Excision des Tibia- und Fibulakopfes erreichen können. Im allgemeinen gilt es aber als Regel, daß man gerade dieses Gelenk, wenn es sich um ein noch im Wachsen begriffenes Individuum handelt, nicht bis über die Epiphysenlinien hin resecieren soll, weil sonst eine beträchtliche Wachstumsstörung zurückbleibt. Bei einem zehnjährigen Kind z. B. würde man schon in die Epiphysenknorpel hineinsägen, wenn man von den Femurcondylen eine 2 cm, und von der Tibia eine 1 cm dicke Knochenscheibe abtragen wollte. Ferner muß man bei der Kniegelenkresektion immer daran denken, daß die A. poplitea ganz dicht hinter der Gelenkkapsel herunterläuft. (Fig. 123.) Sie ist bei der Kapselexstirpation der Verletzung durch das Messer und beim Verband dem Druck durch die nach hinten vorspringende Kante der abgesägten Kondylen ausgesetzt; die letzteren sind deshalb sorgfältig abzurunden.

Zur Kniegegend gehört auch das obere Fibulagelenk. Es besteht in einer straffen Verbindung zwischen dem hintern Teil des äußern Tibiacondylus und dem Köpfchen der Fibula. Das oberste Ende des Wadenbeins ragt über das Gelenk hinaus, um dem M. biceps und dem Lig. laterale externum zum Ansatz zu dienen. Das Fibulagelenk ist umgeben: oben vom Biceps, seitlich vom Soleus und Peroneus longus, nach vornen vom Tibialis anticus und von den obersten Fasern des Extensor communis.

Der N. peroneus läuft um den Hals des Fibulaköpfchens herum, zwischen den Fasern des Peroneus longus durch, zur vordern und äußern Seite des Unterschenkels; bei einer Operation am Fibulagelenk müßte man diesen Verlauf des Nerven in Betracht ziehen (Fig. 121). Seine Durchschneidung lähmt die Mm. peronei und die Streckmuskeln des Fußes und der Zehen: der Verletzte stolpert über seine eigenen Zehen. Außerdem ist dann auch das Gefühl auf dem Fußrücken erloschen (vgl. S. 217 u. Fig. 126.)

Unterschenkel.

Unter der Haut am Unterschenkel trifft man die Vv. saphena major und minor, die Nn. saphenus, suralis und peroneus superficialis. Die V. saphena major entspringt am innern Rand des Fußes und läuft an der Innenseite des Unterschenkels seitlich an der Wade zur Kniegegend hinauf. Sie wird begleitet vom N. saphenus. (Über des letztern Ausbreitungsbezirk vgl. Fig. 126.) Die Saphena minor wendet sich vom äußern Fußrand her um den äußern Knöchel nach hinten und geht, von einem oberflächlichen Blatt der Fascie bedeckt, zur mittlern Wade und Kniekehle. Mit ihr verläuft der N. suralis communicans (Fig. 118). Der N. peroneus superficialis zieht anfangs hinter und dann über der Peronealfascie an der vordern äußern Seite des Unterschenkels hin, um sich zum Fußrücken zu begeben.

Die **Muskeln** liegen in folgender Ordnung von innen nach außen und hinten um die Unterschenkelknochen herum: Tibialis anticus, Extensor hallucis, Extensor communis, Peroneus tertius, Peroneus longus, Peroneus brevis, Flexor hallucis, Tibialis posticus, Flexor communis. Die drei letzteren sind von den beiden Köpfen des Gastrocnemius und vom Soleus bedeckt. Die schmale Sehne des Plantaris zieht sich zwischen

Fig. 124.

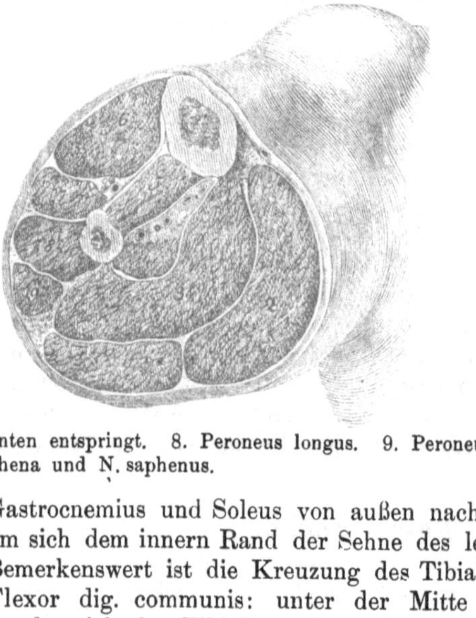

1. und 2. Gastrocnemius. 3. Soleus. 4. Flexor hallucis, hinter ihm die A. peronea. 5. Tibialis posticus nebst dem Flexor communis, zwischen ihm und dem Soleus die A. tibialis postica nebst zwei Venen und der N. tib. 6. Tibialis anticus. 7. Extensor communis; zwischen beiden letzteren die A. tibialis antica nebst Venen, und der N. peroneus prof. Den Extensor hallucis sieht man in diesem Durchschnitt nicht, da er erst weiter unten entspringt. 8. Peroneus longus. 9. Peroneus brevis. 10. Vena saphena und N. saphenus.

Gastrocnemius und Soleus von außen nach innen schief durch, um sich dem innern Rand der Sehne des letztern anzuschließen. Bemerkenswert ist die Kreuzung des Tibialis posticus mit dem Flexor dig. communis: unter der Mitte des Unterschenkels wendet sich der Tibialis mehr nach vornen, und seine Sehne kommt somit innen an der Tibia zum Vorschein.

Ein großer Teil der Tibia, nämlich die ganze nach innen und vornen gekehrte Fläche derselben, liegt ohne Muskelbedeckung hinter der Haut. Nirgends komplizieren sich daher die Frakturen so häufig mit Hautverletzung wie hier. Auch die schwierige Heilung mancher Beingeschwüre erklärt sich mit daraus, daß diese eiternden Substanzverluste der Haut meist den vordern Teil der Tibia zum Boden haben: die callösen Ränder sitzen fest auf dem Knochen auf, und deshalb ist die Narbenschrumpfung, die an anderen Körperstellen so viel zur Vernarbung größerer Substanzverluste der Haut beiträgt, hier gar nicht oder nur in geringem Grade möglich.

Die Weichteile des Unterschenkels sind durch starke Fascien in vier Abteilungen gebracht: 1) eine vordere, die den M. tibialis anticus, Extensor hallucis, Extensor communis und Peroneus tertius nebst der Arteria tibialis antica und dem N. tibialis anticus enthält; 2) eine äußere Abteilung mit den Mm. Peroneus longus und brevis und N. peroneus externus; 3) eine oberflächliche hintere, mit dem Gastrocnemius und Soleus nebst der Sehne des Plantaris; 4) eine tiefe hintere Abteilung, zu welcher der Flexor communis, Tibialis posticus und Extensor hallucis nebst der Arteria peronea und Tibialis postica und dem Nerven gleichen Namens gehört.

Fig. 125.

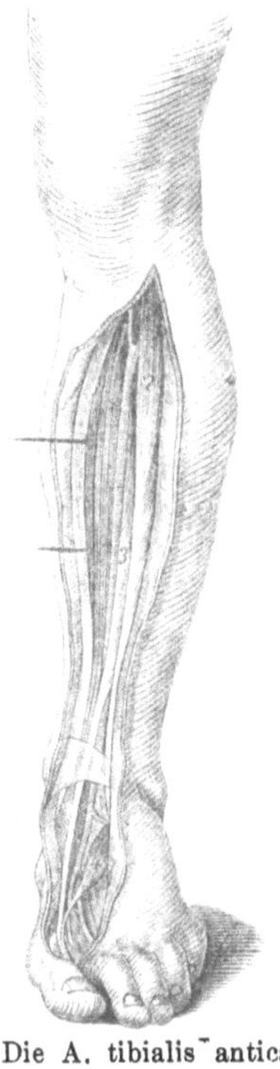

Die A. tibialis antica in ihrem Verlauf bis zum Mittelfuß bloßgelegt, der N. per. prof. weggeschnitten. Man erkennt die beiden mit ihr sich kreuzenden Strecksehnen der großen Zehe. 1. M. tibialis anticus. 2. Extensor communis. 3. Extensor hallucis longus. 4. Extensor hallucis brevis.

Die A. tibialis antica muß, um zur vordern Seite des Beines zu gelangen, das Lig. interosseum durchbohren. Sie thut dies nicht bei allen Individuen in gleicher Höhe; bei dem einen geht sie im obersten Winkel des Zwischenknochenraumes durch, bei anderen tiefer unten, z. B. einen Zoll unterhalb des Winkels. Vornen angekommen schickt sie die Recurrens articularis zur vordern Kniegelenkseite hinauf (Fig. 125). Sie verläuft hierauf zuerst auf dem Lig. interosseum und später auf dem Extensor hallucis nach unten hin. Wenn man sie in ihrem obern Verlauf unterbinden will, muß man sich zwischen dem Tibialis anticus und dem Extensor stumpf einen Weg bahnen; man hat also von der äußern Tibiakante ab den ersten Muskelzwischenraum aufzusuchen. Unterhalb der Mitte des Unterschenkels findet man sie in dem Zwischenraum zwischen Tibialis anticus und Extensor hallucis; und noch weiter unten am Fußgelenk geht die Sehne des letztern Muskels über sie weg und kreuzt sich schief mit ihr, so daß die Ader von dort an zwischen Extensor hallucis und Extensor communis zu suchen ist. Bei der Unterbindung in der Mitte des Unterschenkels hat man sich in Acht zu nehmen, daß man nicht anstatt in den Muskelzwischenraum zwischen Tibialis und Extensor hallucis in den weiter nach außen gelegenen Muskelzwischenraum hineinkommt. Der N. per prof. kreuzt sich mit der Arterie; er liegt anfangs außen, da er, ums Wadenbein herumlaufend und den M. peroneus longus und Extensor communis durchbohrend, sich erst zwei Zoll unter dem Knie zur Arterie gesellt; er geht dann so vor der Arterie weg, daß er am untern Teil des Unterschenkels auf ihrer innern Seite verläuft.

Fig. 126.

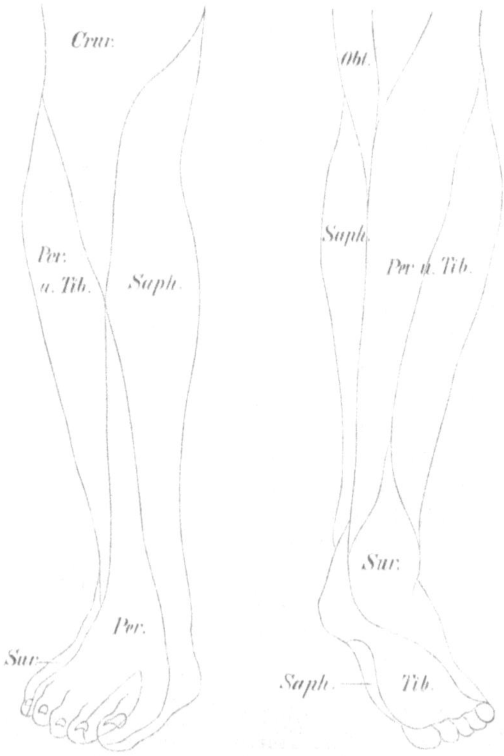

Die A. peronea liegt sehr tief im Winkel zwischen der hintern Seite des Wadenbeines und dem M. flexor hallucis (Fig. 127). Man müßte, um sie bloßzulegen, den äußern Rand des Soleus nebst dem Flexor hallucis vom Wadenbein trennen und eventuell eine Strecke weit recesieren.

Die Tibialis postica kann am obern Teil des Unterschenkels nur durch einen sehr tiefen und großen Schnitt bloßgelegt werden, wobei man den innern Rand des Soleus und die an ihrem Glanz leicht kenntliche hintere Fascie desselben parallel mit dem Rand des Schienbeins trennt. Man trifft hier die Arterie umgeben von zwei Venen; noch weiter hinten liegt der Nerv. In der Höhe des Fußgelenks findet man die A. tibialis mit Leichtigkeit durch einen Schnitt, welcher mitten zwischen der Tibia und der Achilles-Sehne durch Haut und Fascie durchgeht. Vom innern Knöchel aus wird die Fascie, welche die Arterie bedeckt, durch die quergehenden Fasern des Lig. laciniatum verstärkt. Der Nerv liegt hier hinter der Arterie und etwas mehr nach der Mittellinie. Es ist ein großer Fehler, wenn man, beim Aufsuchen der Arterie sich dem Knöchel zu sehr nähernd, die Sehnenscheide des M. tibialis posticus eröffnet.

Fig. 127.

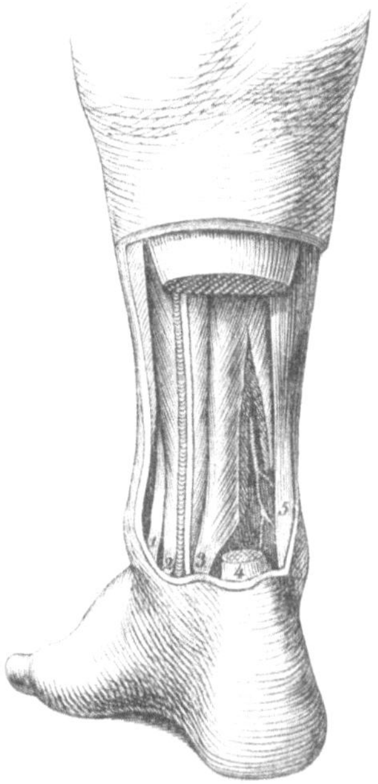

Die Achilles-Sehne weggenommen und in den M. flexor hallucis ein Schnitt gemacht, um die Lage der A. peronea zu sehen. 1. Tibialis anticus. 2. Flexor communis. 3. Flexor hallucis. 4. Achilles-Sehne, abgeschnitten. 5. Peroneus longus. Zwischen 2 und 3 die A. tibialis postica nebst dem N. tibialis.

Die beiden hauptsächlichsten Nerven am Unterschenkel begleiten die Arterien, mit der Ausnahme, daß der vordere für die Streckmuskeln bestimmte Nerv nicht aus dem Knochenzwischenraum herauskommt, sondern als N. peroneus um das Wadenbein herumläuft, den Kopf des M. peroneus longus und Extensor communis durchbohrt und dann erst zur Arterie hinzutritt. Der andere Hauptast des N. peroneus, der P. superficialis läuft von dem Kopf des M. peroneus longus an gerade nach unten hinter der Fascie, die er im untern Drittel des Unterschenkels durchbohrt, um von da an subkutan zu verlaufen.

Der Schienbeinknochen ist ausgezeichnet durch die sehr scharfe, nach vorn gerichtete Kante, welche man besonders an seinem mittlern Drittel wahrnimmt. Am untern Drittel ist dieselbe mehr abgerundet und verschwindet allmälig. Diese Kante begünstigt die Bildung scharfer Frakturenden und Amputationsecken, die Erzeugung scharfrandiger Wunden durch stumpfe Gewalt, die leichte Entstehung von Druckbrand bei Verbänden, so daß sie in chirurgischer Beziehung ihre nicht geringe Wichtigkeit hat. — Die Weite des Knochenzwischenraumes zeigt sich bei verschiedenen Individuen ziemlich variabel. Im allgemeinen ist er im untern Drittel bedeutend kleiner als oben, wo eine Kugel kleinen Kalibers wohl durchdringen kann, ohne die Knochen zu verletzen.

Fig. 128.

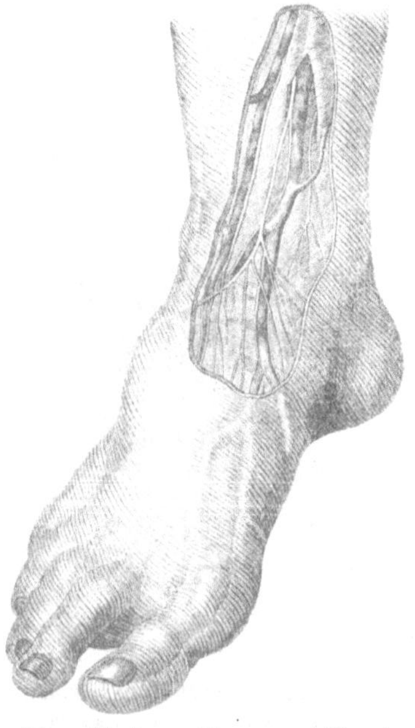

Die subkutanen Venen und Nerven der innern Knöchelgegend.

Fußgelenk.

In der subkutanen Schichte liegt am Fußgelenk die Vena saphena, die man einstens zum Aderlassen am Fuß benützte, und ferner die Hautnerven (Fig. 126.)

Die Weichteile um das Fußgelenk bilden, ebenso wie am Unterschenkel, vier durch Fascien umgebene Partien. Auf der Vorderseite liegen von innen nach außen die Sehnen des M. tibialis anticus, des Extensor hallucis (etwas tiefer die A. tibialis antica und der N. per. prof.), weiter außen die Sehnen des Extensor communis und des Peroneus tertius. Zu beiden Seiten der Strecksehnen ist das Gelenk nur von Haut und Fascie bedeckt; da pflegen deshalb auch die Gelenkergüsse die Kapsel vorzubauchen. Am äußern Teile des Fußgelenkes verlaufen die Sehnen des Peroneus longus und brevis, welche miteinander

Fig. 129.

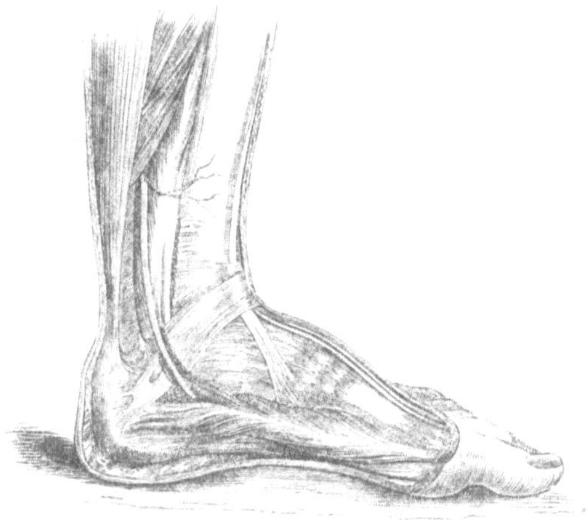

Die Tibialis postica in der Fußgelenksgegend. Hinter ihr sieht man die Sehnen des Flexor hallucis, Flexor communis und Tibialis posticus. An der innern Seite des Fußrückens erkennt man die Sehne des Tibialis anticus.

hinter dem äußern Knöchel vorbeipassieren und dort durch eine sehr feste Scheide befestigt sind.

Hinter dem Fußgelenk trifft man in der oberflächlichen Schichte die Achilles-Sehne, eingehüllt in ihre Scheide, welche sie als Fortsetzung der Unterschenkelfascie besitzt. Oberhalb ihrer Insertion an dem Calcaneus befindet sich zwischen dem Knochen und der Sehne ein Schleimbeutel, welcher zuweilen bei Druck von schlecht passenden Schuhen oder bei überanstrengendem Gehen anschwillt. Zwischen der Achilles-Sehne und dem innern Knöchel, an der innern und hintern Seite des Fußgelenkes laufen, wie Fig. 127 zeigt, die Sehne des

Flexor hallucis, die des Flexor communis, der N. tibialis und die A. tibialis postica; am Rand des Knöchels zieht sich nach vornen hin die Sehne des Tibialis posticus herab. Die letztere Sehne kreuzt sich, etwas über dem Knöchel, mit der des Flexor communis. Anfänglich liegt nämlich der M. tibialis posticus weiter hinten, am Fußgelenk tritt aber seine Sehne hinter der des Flexor communis nach vornen und legt sich unmittelbar an den hintern Rand des Tibiaknöchels an. Die beiden anderen Sehnen haben an der hintern Seite der Tibia und des Talus eine feste Sehnenscheide. Über diese Partien her erstreckt sich vom innern Knöchel zum Fersenbein das Lig. laciniatum, das zur Befestigung der Sehnen in ihrer Lage dient. Auf analoge Art zieht sich über den Fußrücken hin ein schleuderförmiges Band, das dort die Sehnen in ihrer Lage beisammenhält (Figg. 125 und 129; bei Fig. 130 ist es weggenommen).

Das Gelenk zwischen den beiden Unterschenkelknochen und dem Talus bildet ein festes Scharnier mit starken seitlichen Bändern, welche keine andere Bewegung als Beugung und Streckung zulassen. Die Tibia und Fibula sind oberhalb ihrer Gelenkfläche durch derbe Bandfasern sehr fest miteinander vereinigt; die beiden Knochen können nur leicht federnd auseinander weichen, wenn bei der Dorsalflexion des Fusses der vordere breitere Teil der Talus-Rolle sich zwischen sie drängt. In die Tiefe zwischen dem äußern und innern Knöchel ist der Talus aufgenommen, in der Art, daß er auf der innern Seite eine kleinere, auf der äußern Seite aber eine bedeutend größere seitliche Knorpelfläche gegen die Knöchel hinkehrt. Der äußere Knöchel geht auch weiter herab als der innere. Die ganze Festigkeit des Fußgelenkes beruht auf der Integrität der beiden Knöchel und der seitlichen Gelenkbänder, nämlich des Lig. deltoideum (zwischen Tibia und Talus) und des Lig. fibulare tale anticum, fibulare calcanei und fibulare tali posticum (diese auf der äußern Seite). Mit der Ruptur dieser Bändermassen, noch mehr und häufiger mit dem Bruch eines oder beider Knöchel wird die Verrenkung im Fußgelenk erleichtert.

Die meisten Dislokationen im Talocruralgelenk sind Verrenkungsbrüche; ganz reine Luxationen findet man nur selten. Das gewöhnlichste ist, daß durch forcierte Adduktion des Fußes (durch Umkippen des Fußes nach innen) der äußere Knöchel durch die starken Bänder abgerissen wird, dann drängt der Talus gegen den Tibiaknöchel, dieser giebt nach, und es entsteht eine leichte Verschiebung des Talus, und mit ihm des ganzen Fußes, nach innen. Aber auch nach außen kann der

Fig. 130.

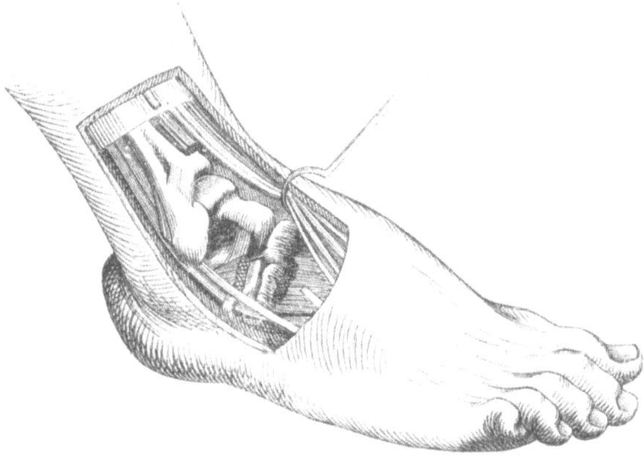

Fig. 131.

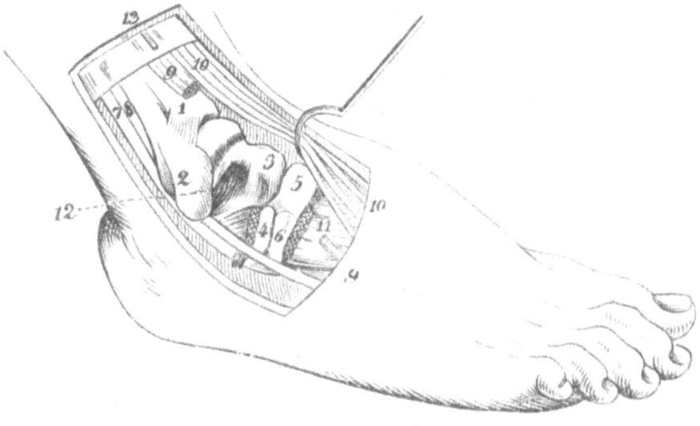

1. Tibia. 2. Fibula. 3. Sprungbein (Kopf). 4. Fersenbein. 5. Schiffbein. 6. Würfelbein. 7. Peroneus longus. 8. Per. brevis. 9. Per. tertius (ausgeschnitten). 10. Extensor communis longus. 11. Extensor communis brevis (quer durchschnitten). 12. Sinus tarsi. 13. N. peroneus externus.

Talus ausweichen, wenn infolge übermäßiger Abduktion des Fußes die Bänder am Tibiaknöchel gerissen und der Fibulaknöchel durch den Druck des Talus oberhalb der Gelenkfläche abgestemmt worden ist. Nach den Experimenten von W. Henke, die sich durch unsere klinischen Erfahrungen bestätigt haben, erfolgt die traumatische Verrenkung des Fußes nach hinten durch eine gewaltsame Überbeugung (Plantarflexion) des Fußgelenks. Die hintere Kante der Tibia gleitet dabei, nach Sprengung des vordern und seitlichen Bandapparates, besonders auch nach Fraktur des äußern Knöchels, auf der Rolle des Talus nach vornen. Ein umgekehrter Mechanismus findet statt

Fig. 132.

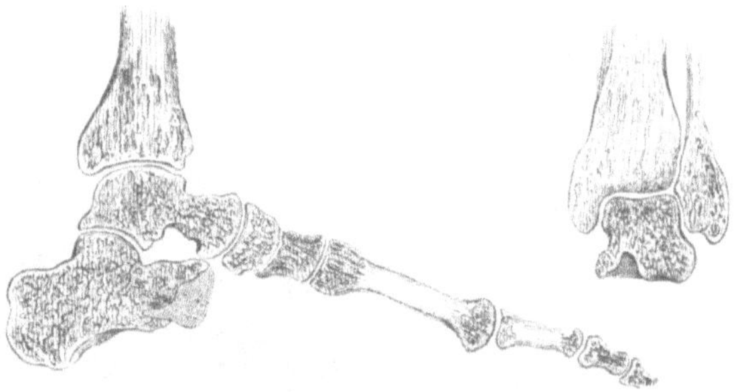

Durchschnitt des Fußgelenks. Man erkennt im Längendurchschnitt die Tibia, das Sprungbein, Fersenbein, zwischen beiden den Sinus tarsi, das Schiffbein, das zweite Keilbein, den zweiten Mittelfußknochen u. s. w. Der Querdurchschnitt zeigt die Lage des Sprungbeins zwischen beiden Knöcheln.

bei der Verrenkung des Fußes nach vornen. Diese entsteht bei gewaltsamer Dorsalflexion, wobei gleichzeitig ein starker Impuls den Fuß nach der Rückseite und die Tibia nach der Plantarseite hintreibt. Die Stellung des verrenkten Fußes ist dann eine dem Hackenfuß ähnliche; in der Regel scheint noch Verdrehung nach innen hinzuzukommen. Bei der Einrichtung muß der Talus auf demselben Wege wieder zwischen die Knöchel hinein, auf welchem er herausgekommen ist; er muß also in der Stellung der Dorsalflexion gegen das Gelenk geschoben werden.

Zu einfacher Exartikulation eignet sich das Fußgelenk vermöge seiner Form nicht gut; man wäre mindestens zum Absägen der beiden Knöchel noch genötigt, um den Stumpf mit Haut gut bedecken zu können. Viel passender erscheint die Amputationsmethode von Syme, wo der Unterschenkel unmittelbar über der Gelenklinie durchsägt und mit einem aus der Fersenhaut gebildeten Lappen, der sich zur Bedeckung sehr gut eignet, überzogen wird. Ist der Fortsatz des Fersenbeines gesund, so wird derselbe, nach Pirogoffs äußerst nützlicher und empfehlenswerter Modifikation des Verfahrens, samt der Fersenhaut zur Bedeckung und Verlängerung des Stumpfes verwendet.

Die Resektion des Fußgelenks kann mit Hilfe von seitlichen Hautschnitten unternommen werden, ohne daß irgend ein wichtigerer Teil dabei verletzt wird.

Fig. 133.

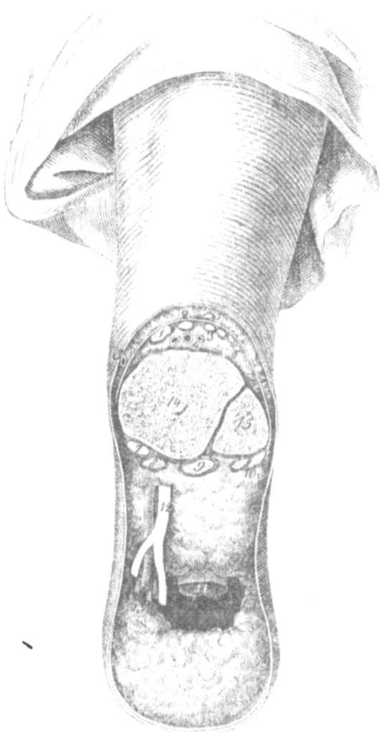

Ansicht der Teile nach dem Syme'schen Amputationsschnitt. 1. Tibialis anticus. 2. Extensor halluc. 3. 3. Extensor communis und Peroneus tertius. 4. A. tibialis antica, begleitet von zwei Venen und dem N. per. prof. 5. N. peroneus superficialis. 6. Vena saphena. 7. Tibialis posticus. 8. Flexor communis. 9. Flexor hallucis. 10. Peronei. 11. Tendo Achillis. 12. N. tibialis, sich in den Plantaris externus und internus spaltend. 13. A. tibialis postica mit ihrer Teilung in eine Plantaris externa und interna; daneben die begleitenden Venen. 14. Tibia. 15. Fibula.

Fußwurzel-Gelenk.

Die Gelenkverbindungen zwischen dem Sprungbein und dem Fuß, aus dem hintern Sprung-Fersenbein-Gelenk und zweitens aus dem vordern Sprung-Fersenbein- und dem Sprung-Schiffbein-Gelenk bestehend, sind sehr wichtig in physiologischer wie in chirurgischer Beziehung. Diese beiden am besten unter der Bezeichnung Talotarsalgelenk zummengefaßten Gelenke vermitteln nämlich die seitlichen Bewegungen des Fußes. Sie sind der wesentliche Sitz der Klumpfuß- und Plattfußstellung des

Fußes, indem durch krankhafte Adduktion der Klumpfuß und durch krankhafte Abduktion des Plattfuß gebildet wird. Die übrigens sehr seltene Luxation dieser Gelenke erzeugt ebenfalls eine solche Difformität; durch eine übermäßige Adduktion des Fußes kommt das Schiffbein über den Kopf des Sprungbeines hinaus nach innen zu liegen, und der Fuß erhält eine Klumpfußstellung; durch gewaltsame Abduktion des Fußes schiebt sich das Schiffbein nach außen hin, und es entsteht ein traumatischer Plattfluß.

Bei den gewöhnlich vorkommenden Formen von Klumpfuß oder Plattfuß hat man neben der schiefen Stellung auch eine Anomalie des Wachstums der betreffenden Knochen anzunehmen, und zwar bleiben die Knochen, da wo sie übermäßig belastet sind, also beim Plattfuß an der Außenseite und beim Klumpfuß an der Innenseite, im Wachstum zurück. Sind die Knochen in hohem Grade verändert, so reicht beim Erwachsenen die einfache Stellungsverbesserung zur Heilung der Difformität nicht hin, es sind Keil-Excisionen der Gegend des Chopartschen Gelenkes oder die Exstirpation des Talus nötig, wenn man den Zweck erreichen will.

Das Sprungbein kann bei großer Gewalteinwirkung, auch gänzlich aus der Fußwurzel herausgleiten. Eine solche Luxation des Talus setzt natürlich die Ruptur aller seiner Verbindungen voraus. Da er aber keine Muskelinsertionen besitzt und sogar die Bänder des Fußgelenkes ihn zum Teil überspringen, so ist damit das isolierte Hinausgleiten dieses Knochen erleichtert. Bei forcierten Adduktions- oder Abduktionsbewegungen muß wohl zuerst die Verbindung zwischen Sprungbein und Fersenbein entzweireißen; ist diese starke Verbindung, die besonders durch ein Lig. interosseum vermittelt wird, getrennt, so brauchen nur noch die verhältnisweise schwachen Kapselbänder des Fußgelenkes und der Sprung-Kahnbeinverbindung überwunden zu werden, um den Talus, der wie ein Keil ins Fußgewölbe eingefügt ist, durch eine Krümmung des Fußrückens aus dem Fußgewölbe hinauszutreiben. Die Wiedereinrichtung der Luxatio tali ist noch selten gelungen. Freilich fehlte es meist schon an der Diagnose oder an der Einsicht in den Mechanismus. Die Einrichtung mag vorzüglich darin ihr Hindernis haben, daß der hintere Fortsatz des Talus sich in die Vertiefung zwischen den beiden oberen Gelenkflächen des

Calcaneus anstemmen kann. Übrigens läßt sich auch wohl begreifen, daß die Strecksehnen, welche beim Herausweichen des Knochens zur Seite gedrängt werden, nachher hinter ihn zu liegen kommen und sich einer Reduktion in den Weg stellen könnten.

Zwischen dem Kopf des Sprungbeines und dem vordersten Teil des Fersenbeines bemerkt man den Sinus tarsi (Fig. 132), eine durch das Lig. talo-calcaneum interosseum und etwas Fett ausgefüllte höhlenartige Vertiefung, die man kennen muß, um beim Aufsuchen von Kugeln oder beim Sondieren wegen Caries oder beim Eröffnen des Cuboid-Gelenkes keinen diagnostischen Fehler zu machen.

Das Gelenk zwischen Talus und Calcaneus einerseits und Os naviculare und cuboideum andererseits hat seine besondere Wichtigkeit für die Chopart'sche Amputation. Die Artikulationslinie, in welcher dieser Schnitt gemacht wird, befindet sich beim Erwachsenen nicht ganz einen Zoll von beiden Knöcheln nach vornen; auf der innern Seite fühlt man den Vorsprung des Kahnbeines, auf der äußern orientiert man sich vermittelst des Vorsprunges am fünften Mittelfußknochen; in der Mitte zwischen letzterem und dem Knöchel liegt das Calcaneo-Cuboidalgelenk. Die Fehler, welche leicht beim Aufsuchen dieser Gelenklinie gemacht werden, sind besonders die folgenden: 1) An der innern Seite kann man sehr leicht in das Gelenk zwischen Os naviculare und den drei keilförmigen Beinen kommen, ein Fehler, der freilich an den drei Facetten der Gelenkfläche sofort erkannt wird, und dann alsbald zu verbessern ist. 2) An der äußern Seite kann es passieren, daß man in die

Fig. 134.

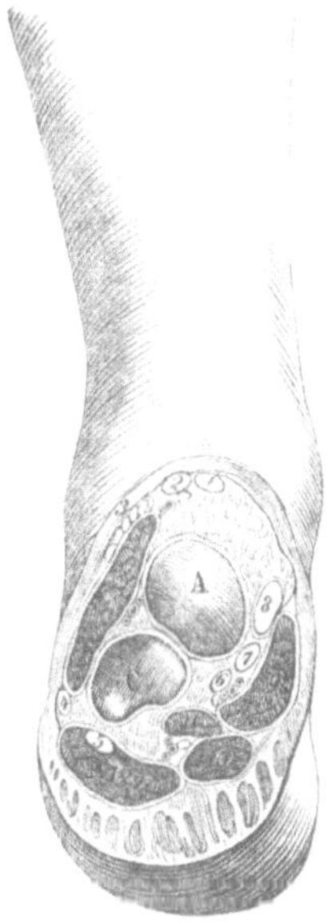

Durchschnitt in der Linie des Chopartschen Gelenkes. A. Astragalus. C. Calcaneus. 1. Tibialis anticus (Sehne). 2. Extensor hallucis. 3. Extensor communis et Peroneus III. 4. Peroneus brevis. 5. Per. longus. 6. Flexor communis. 7. Flexor hallucis. 8. Tibialis posticus. 9. Abductor hallucis brevis. 10. Flexor communis brevis. 11. Caro quadrata. 12. Abductor digiti V.

Aushöhlung zwischen dem Sprungbein und Fersenbein (Sinus tarsi) hineingerät, in der Meinung, man sei in der Linie des Gelenks. 3) Wenn man am Kopf des Talus nur einen halben Centimeter zu weit nach oben käme, so könnte das Talo-cruralgelenk eröffnet werden.

Fig. 135.

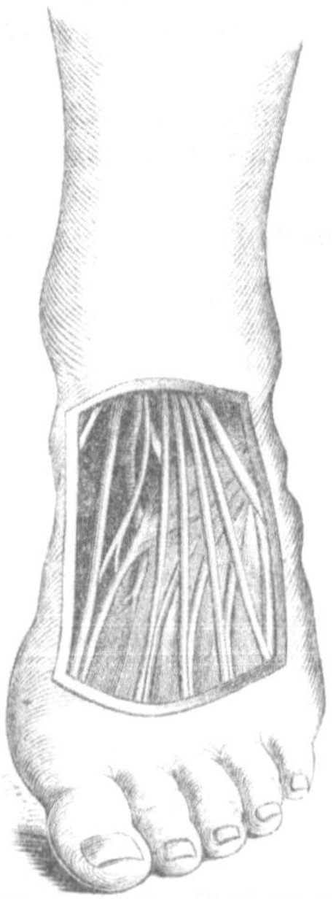

Haut und Fascie des Fußrückens weggenommen. Man erkennt die langen und kurzen Strecksehnen, die Arteria dorsalis pedis und den N. peroneus profundus.

Die Fußwurzelknochen sind so zusammengefügt, daß sie nebst dem Mittelfuß eine Art von Gewölbe bilden, als dessen Schlußstein der Talus angesehen werden kann. Außer den Gelenkbändern, die besonders auf der Plantarseite sehr derb gebaut sind, dient auch die starke Plantaraponeurose und die Muskulatur, besonders die Sehnen des Tibialis posticus und Peroneus longus, die sich unter dem Fußgewölbe miteinander kreuzen, ferner die kurze Muskulatur der Fußsohle zur Erhaltung der gewölbten Form. So kommt es, daß bei Übermüdung, namentlich des Tibialis posticus, der Fuß in Abduktion gedrängt und das Fußgewölbe abgeflacht wird.

Mittelfuß und Zehen.

Auf dem Fußrücken liegt am weitesten nach innen die Sehne des Tibialis anticus, die sich zum Os cuneiforme primum und dem ersten Metatarsusknochen begiebt. Weiter außen liegt die Sehne des Extensor hallucis, noch weiter die des Extensor digitorum communis und die dem letztern sich anschließende des Peroneus tertius. Alle diese Teile sind auf der Höhe des Fußrückens durch das quer herübergespannte Schleuderband und durch fibröse Zwischenscheiden überzogen und befestigt. In einer zweiten Schichte hinter diesen Sehnen befinden sich die kurzen Streckmuskeln, welche vom äußern Teil des Fußrückens entspringen und sich von außen her unter die langen Streckmuskeln hinunterbegeben. Der beträchtlichste unter diesen kurzen Streckmuskeln, der Extensor brevis hallucis, kreuzt sich mit der hinter ihm liegenden A. dorsalis pedis. Man findet die letztere Arterie in der Mitte zwischen dem ersten und zweiten Mittelfußknochen, lateralwärts von der Sehne des Extensor hallucis brevis (Fig. 135). Am Ende der Mittelfußgegend tritt die Arterie zwischen den Knochen zur Plantarseite durch, um dort mit dem Arcus plantaris zu anastomisieren. Eine Abweichung, die sehr häufig vorkommt, besteht darin, daß diese Arterie schon am Anfang des Mittelfußes in den Interossealraum tritt; sie muß in diesem Fall, wenn man sie unterbinden will, weiter oben, oberhalb der kurzen Strecksehne der großen Zehe, gesucht werden. — Hinter den Extensor-Sehnen liegen die Fußwurzelknochen; vornen erblickt man zwischen den Mittelfußknochen die Mm. interossei. An der äußern Seite des Fußrückens sieht man die Sehne des Peroneus brevis vom äußern Knöchel zur Basis des fünften Mittelfußknochens sich hinziehen (Fig. 130). Von **Nerven** des Fußrückens sind zu nennen der Peroneus profundus, der die Arteria dorsalis pedis begleitet und die laterale Seite der großen Zehe nebst der medialen Hälfte der zweiten Zehe mit sensiblen Fasern versieht (Fig. 126), ferner der Peroneus superficialis, dessen Zweige die übrige Haut des Fußrückens versorgen, und der ebenfalls subkutan verlaufende N. suralis (s. communicans tibialis), der unter dem Fibulaknöchel weg zur Rückseite der vierten und fünften Zehe hingeht.

Fig. 136.

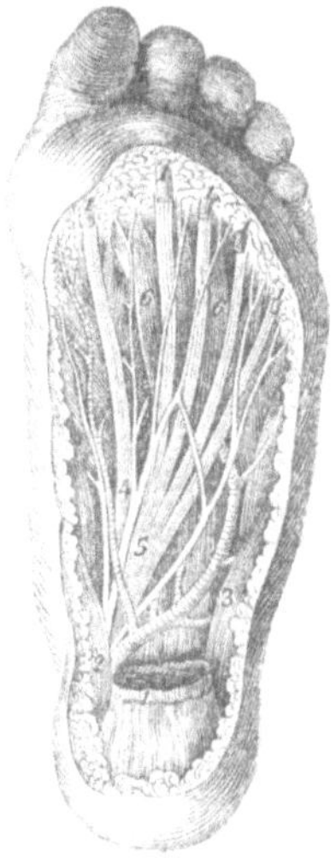

Die kurzen Beugemuskeln der Fußsohle sind weggenommen, um die Lage der A. plantaris und des N. plantaris zu zeigen. 1. Flexor digitorum brevis, abgeschnitten. 2. Abductor hallucis. 3. Abductor digit. V. 4. Flexor hallucis longus. 5. Flexor communis. 6. Mm. lumbricales.

In der **Fußsohle** trifft man eine derbe, mit fibrösen Fasern durchflochtene Fettschichte, welche dem Fuß zur Aufpolsterung dient. An den Stellen, wo die Knochen sich gegen den Boden andrücken, am untersten Teil des Fersenbeins, sowie an dem Metatarsusgelenk der großen und kleinen Zehe, finden sich zuweilen auch Schleimbeutel. Nach Entfernung der derben Fettschichte kommt man auf die Aponeurosis plan-

Fig. 137.

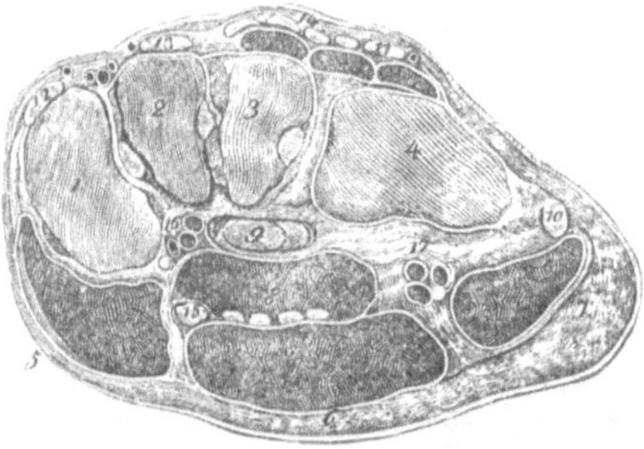

Durchschnitt im Gelenk der Fußwurzel mit dem Mittelfuß. 1. 2. 3. Ossa cuneiformia. 4. Os cuboideum. 5. Kurze Muskeln der großen Zehe. 6. Flexor communis brevis. 7. Kurze Muskeln der kleinen Zehe. 8. Caro quadrata nebst den vier Sehnen des Flexor longus. 9. Sehne des Peroneus longus. 10. Sehne des Peroneus brevis. 11. Peroneus tertius. 12. Extensor hall. longus. 13. 14. Extensor communis, unter ihm die kurzen Streckmuskeln. 15. Flexor hall. longus. 16. A. plantaris interna nebst Venen und Nerv. 17. Plantaris externa.

taris, welche besonders in der Mitte der Fußsohle sehr stark und fest gebaut ist; zu beiden Seiten, wo die kurzen Muskeln der großen und kleinen Zehe gelegen sind, trifft man einen viel dünnern aponeurotischen Überzug. Man erkennt innen den Flexor brevis und Abductor hallucis, außen den Abductor digiti minimi. Trägt man die Aponeurosis plantaris ab, so liegen die kurzen Beugesehnen, der Flexor communis brevis und die Caro quadrata zu Tage; hinter diesen sieht man die Arterien und Nerven und noch tiefer die langen Beugesehnen für die Zehen verlaufen. Die Beugesehne für die große Zehe kreuzt sich mit der etwas oberflächlicher verlaufenden Sehne

Fig. 138.

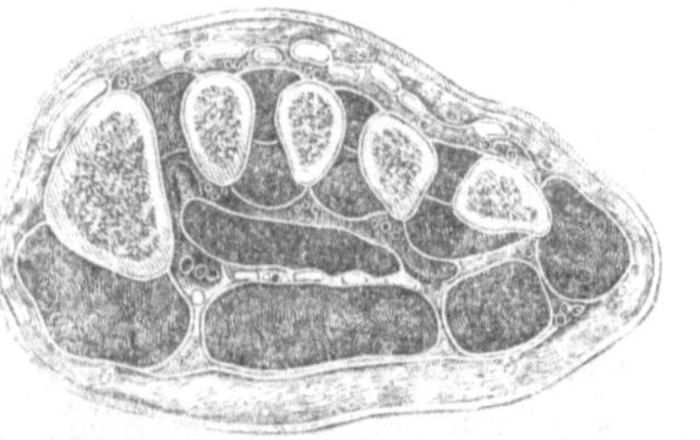

Durchschnitt des Mittelfußes. Man erkennt die Abteilungen der kurzen Beugemuskeln der Interossei.

für die vier anderen Zehen. Unmittelbar auf dem Würfelknochen zieht sich schief zum Os metatarsi primum die Sehne des Peroneus longus. Vornen, den Mittelfußknochen entsprechend, liegen am tiefsten die Adduktoren der großen Zehe und die Mm. interossei.

Die A. tibialis postica, teilt sich, nachdem sie hinter dem Lig. laciniatum zur Fußsohle herabgekommen ist, in eine Plantaris externa und interna; ebenso der N. tibialis. Der N. plantaris internus versieht die Beugeseite der drei ersten, der externus die der vierten und fünften Zehe. Die A. plantaris externa läuft hinter der kurzen Muskulatur der kleinen Zehe, die interna hinter dem Abduktor der großen Zehe. Nach vornen bildet die A. plantaris externa mit der zwischen dem ersten und zweiten Mittelfußknochen durchtretenden A. plantaris profunda den Arcus plantaris profundus, aus dem die Zehenarterien ihren Ursprung nehmen.

Fig. 139.

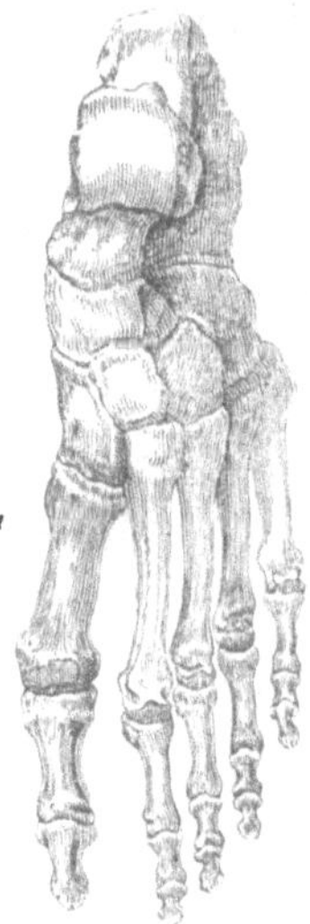

Man erkennt hier die zackige Linie des Tarsometatarsal-Gelenks.

Das Tarsometatarsal-Gelenk, gebildet von den drei keilförmigen Knochen und dem Os cuboideum einerseits und den fünf Metatarsalknochen andererseits, bietet der Exartikulation (nach Lisfranc) einige Schwierigkeiten dar, welche teils von der Straffheit und Kürze der Bänder, teils von dem Eingreifen der Knochen ineinander abzuleiten sind. Das Zurückstehen des zweiten Mittelfußknochens, wodurch die ganze Gelenklinie eine Zickzackform erhält, und die an derselben Stelle sich findenden festen Lig. interossea, welche zwischen den keilförmigen Beinen entspringen und zur Basis des Metatarsus gehen, bilden das Haupthindernis.

Das Tarso-metatarsalgelenk ist auf der innern Seite nicht leicht zu fühlen, weil dort kein besonderer Knochenvorsprung sich findet. Auf der äußern Seite, wo der fünfte Metatarsusknochen an seinem Fortsatz leicht zu erkennen ist, zeigt sich die Distanz vom Knöchel bis zum Mittelfußgelenk nur halb so groß wie auf der innern. Der Mittelfußknochen der großen

Zehe hinwiederum ist merklich kürzer als die Mittelfußknochen der vier anderen Zehen.

Bei Exartikulation oder Resektion einzelner Mittelfußknochen wird man den Knochen am besten von der Dorsalseite aus angreifen; derselbe ist dort weniger tief gelegen, es werden weniger Weichteile verletzt, die Narbe geniert weniger, und die Plantarhaut ist zur Deckung des Stumpfes besser geeignet.

Die Köpfe der Mittelfußknochen sind durch Zwischenbänder fest miteinander vereinigt; sie liegen aber nicht alle in Einer Linie, indem das Gelenk für die erste und fünfte Zehe gegen die drei anderen merklich zurücksteht.

Im Ganzen ist die anatomische Gliederung der Zehen dieselbe wie bei den Fingern. Die Sehnen spalten und inserieren sich auf dieselbe Art; die Arterien und Nerven verlaufen neben den Flexorsehnen wie bei den Fingern.

Die Zehengelenke sind viel unwichtiger als die der Finger; schon die Kleinheit und Kürze der zwei äußeren Phalanxknochen bringt es mit sich, daß die Affektionen derselben geringere Bedeutung haben.

Verzeichnis der Muskeln, ihrer Nerven und Insertionen.

1. Muskeln am Kopf.

Muskeln und ihre Nerven.	**Ursprung.**	**Ansatz.**
Frontalis N. falialis.	Oberer Augenhöhlenrand	Galea aponeurotica.
Occipitalis N. facialis.	Linea semicircularis ossis occipitis	Galea aponeurotica.
Orbicularis palpebrarum N. facialis.	Processus nasalis des Oberkiefers, Thränensack	äußeres Augenlidband, Rand der Augenlider.
Corrugator N. facialis.	Arcus superciliaris	Augenbrauenhaut.
Procerus N. frontalis.	M. frontalis	Fascie des Nasenrücken.
Levator palpebrae N. oculomotorius.	am Rand des Foramen opticum	oberer Augenlidknorpel.
Mm. recti N. oculomotorius, abducens.	ums Foramen opticum herum	Sclera, 3mm vom Hornhautrand.
Obliquus superior N. trochlearis.	am Foramen opticum	hintere, obere, äußere Partie der Sclera.
Obliquus inferior N. oculomotorius.	Superficies orbitalis des Oberkiefers	hintere, untere, äußere Partie der Sclera.
Compressor nasi N. facialis.	Oberkiefer	Nasenrücken.
Orbicularis oris N. facialis.	Ober- und Unterkiefer	Lippenhaut.
Levator alae nasi N. facialis.	Processus nasalis des Oberkiefers	Nasenflügel.
Levator labii sup. N. facialis.	unterer Augenhöhlenrand	Haut der Oberlippe.
Zygomaticus N. facialis.	Jochbein	Mundwinkel.
Levator anguli oris N. facialis.	Fovea maxillaris	Mundwinkel.

Muskeln und ihre Nerven.	Ursprung.	Ansatz.
Depressor anguli oris N. facialis.	Rand des Unterkiefers	Mundwinkel.
Depressor labii inf. N. facialis.	Unterkieferrand	Unterlippe.
Buccinator N. buccinatorius, N. facialis.	Ober- u. Unterkiefer, Proc. pterygoideus, M. constrictor pharyngis	äußerer Teil der Lippe
Masseter N. massetericus.	Jochbogenrand	Kieferwinkel.
Temporalis N. temporalis.	Fossa temporalis	Processus coronoideus des Unterkiefers.
Pterygoideus int. N. buccinatorius.	Fossa pterygoidea	innere Seite des Kieferwinkels.
Pterygoideus ext. N. buccinatorius.	Process. pterygoideus, Gegend des Proc. spin. d. Keilbeines	Hals des Kiefergelenkkopfes.
Levator palati N. accessorius (?)	Os petrosum, Tuba	Velum palatinum.
Circumflexus palati N. accessorius (?)	Os petrosum, Tuba, Proc. pterygoideus	Velum palatinum.
Azygos uvulae N. accessorius (?)	Spina nasalis posterior	Zäpfchen.
Palatoglossus Plexus pharyngeus.	Velum palatinum	Zungenwurzel.
Palatopharyngeus Plexus pharyngeus.	Velum palatinum	seitl. hint. Schlundkopfwand.

2. Muskeln am Hals.

Platysmamyoides N. facialis. N. mylohyoideus.	Fascie unterhalb des Schlüsselbeines	Fascia parotitis, Gesichtshaut.
Sternocleidomastoideus N. accessorius.	Manubr. sterni, Pars sternalis claviculae	Proc. mastoideus.
Sternohyoideus N. hypoglossus.	Manubrium sterni	Corpus ossis hyoid.
Sternothyreoideus N. hypoglossus	Manubr. sterni, Cartil. cost. I.	Cart. thyreoidea.
Omohyoideus N. hypoglossus.	Oberer Schulterblattrand	Zungenbeinkörper.
Hyothyreoideus N. hypoglossus.	Os hyoides	Schildknorpel und M. sterno-thyreoid.
Digastricus N. facialis. N. mylohyoideus.	Incisura mastoidea	Unterer Rand des Kiefers.

Muskeln und ihre Nerven.	Ursprung.	Ansatz.
Mylohyoideus N. mylohyoideus.	Linea obliqua des Unterkiefers	Zungenbein.
Geniohyoideus N. hypoglossus.	Spina mentalis interna	Zungenbein.
Styloyoideus N. facialis.	Proc. styloideus	Zungenbein, äußere Seite.
Hyoglossus N. hypoglossus.	Basis und Hörner des Zungenbeines	Zungenwurzel.
Genioglossus. N. hypoglossus.	Spina mentalis interna	Mittellinie der Zunge.
Styloglossus N. hypoglossus.	Proc. styloideus	hinterer äußerer Teil der Zunge.
Transversus N. hypoglossus.	zwischen Genioglossus und	Hyoglossus.
Constrictor pharyngis Plexus pharyngeus.	Pars basilaris occipitis. Zungenbein, Schildknorpel, Ringknorpel	Oesophagus.
Stylopharyngeus N. glossopharyngeus.	Processus styloideus	mittl. Pharynxteil.
Longus colli Nn. cervicales ant.	Obere Brust- und untere Halswirbel	obere Halswirbel.
Rect. capitis anticus major N. cervicalis I.	Querfortsätze d. mittlern Halswirbel	Pars basilaris occipitis.
Rect. capitis anticus minor N. cervicalis I.	Proc. transversus atlantis	Pars basilaris.
Rect. capitis lateralis N. cervicalis I.	Processus transversus atlantis	Proc. jugularis occipitis.
Scalenus anttcus Nn. cervic. ant.	Querfortsätze d. mittlern Halswirbel	erste Rippe vorn.
Scalenus medius Nn. cervic. ant.	Querfortsätze der sieben Halswirbel	erste Rippe außen.
Scalenus posticus Nn. cervic. ant.	Querfortsätze der unteren Halswirbel	zweite Rippe außen und hinten.

3. Muskeln an der Brust.

Muskeln und ihre Nerven.	Ursprung.	Ansatz.
Pectoralis major Nn. intercostales.	Clavicula, Sternum, 2. bis 7. Rippenknorpel	Spina tuberculi majoris.
Pectoralis minor Nn. intercostales.	dritte bis fünfte Rippe	Spitze des Proc. coracoideus.
Subclavius Nn. intercostales.	erste Rippe	hintere Fläche des Schlüsselbeines.
Serratus anticus N. thorac. longus.	erste bis achte Rippe	hinterer Schulterblattrand.

Muskeln und ihre Nerven.	Ursprung.	Ansatz.
Intercostales Nn. intercostales.	von einer Rippe	zur andern.
Triangularis sterni N. intercostales.	Rippenknorpel 3—6	Brustbein.

4. Muskeln der Rückengegend.

Muskeln und ihre Nerven.	Ursprung.	Ansatz.
Cucullaris N. accessorius. N. cervicalis III.	Linea semicirc. occipit., Spina occ., Lig. nuchae, Proc. spinosi d. Brustwirbel	Extremitas acrom. claviculae, Acromion, Spina scapulae.
Latissimus dorsi N. thoracicodorsalis.	Dornforts. d. Kreuz-, Lenden- und unteren Rückenwirbel, 9. bis 12. Rippe	Spina tuberculi minoris.
Splenius capitis N. occipit. major.	Dornfortsätze d. unteren Halswirbel	Os occipitis.
Levat. anguli scap. Nn. cervic. II. III. IV.	Querfortsätze der 4 oberen Halswirbel	Schulterblattwinkel.
Rhomboideus sup. N. dorsalis scap.	Dornfortsätze der 2 unteren Halswirbel	Basis scapulae.
Rhomboideus inf. N. dorsalis scap.	Dornfortsätze d. oberen Brustwirbel	Basis scapulae.
Serratus post. sup. Nn. intercostal.	Dornfortsätze d. oberen Brustwirbel	2.—5. Rippe.
Serratus post. inf. Nn. intercostal.	Dornfortsätze d. unteren Brust- und oberen Lendenwirbel	2.—12. Rippe.
Complexus-Biventer N. cervicalis I. N. occipit. major.	Untere Halswirbel u. Querfortsätze der oberen Brustwirbel	Linea semicirc. sup.
Trachelomastoideus N. occipit. major.	Desgleichen	Process. mastoideus.
Transversalis cerv. N. cervicales.	Desgleichen	Querfortsätze des 2. bis 6. Halswirbels.
Sacrolumbalis Nn. lumbales.	Kreuzbein, Lendenwirbel, hinterer Teil des Darmbeines	unt. Halswirbel, Rippen, Querfortsätze d. Brustwirbel.
Spinalis cervicis Nn. cervicales.	Dornfortsätze d. oberen Brustwirbel	Dornfortsätze d. oberen Halswirbel.
Seminispinalis cerv. Nn. cervicales.	Querfortsätze d. oberen Brustwirbel	Dornfortsätze d. oberen Halswirbel.
Spinalis dorsi Nn. intercostales.	Dornfortsätze der unteren Brustwirbel	Dornfortsätze d. oberen Brustwirbel.
Semispinalis dorsi Nn. intercostales.	Querfortsätze der unteren Brustwirbel	Dornfortsätze d. oberen Brustwirbel.

Muskeln und ihre Nerven.	Ursprung.	Ansatz.
Rect. cap. posticus major N. cervicalis I.	Dornfortsatz d. Epistropheus	Hinterhauptbein.
Rect. cap. posticus minor N. cervicalis I.	Dornfortsatz d. Atlas	Hinterhauptbein.
Obliquus cap. sup. N. cervicalis I.	Querfortsatz d. Atlas	Hinterhauptbein.
Obliquus cap. inf. N. cervicalis I.	Dornfortsatz d. Epistropheus	Querfortsatz d. Atlas.
Multifidus spinae N. occipit. major. Nn. intercostales.	Querforts. d. Rückenwirbel	Dornforts. d. Rückenwirbel.
Levatores costarum Nn. intercostales.	Querforts. d. Rückenwirbel	Gegend der Rippenwinkel.

5. Bauchmuskeln.

Obliquus externus Nn. intercostales.	acht untere Rippen	Linea alba, Lig. Poupartii.
Obliquus internus Nn. intercostales.	Christa ilei, Lendenwirbel (Scheide d. Quadratus lumbor.)	Ränder der unteren Rippen, Scheide d. Rectus.
Transversus Nn. intercostales.	6. bis 8. Rippe. Querforts. des Lendenwirbel. Crista ilii.	hintere Scheide des Rectus.
Rectus Nn. intercostales.	Brustbein. 5. bis 7. Rippenknorpel	Symphysis ossium pubis.
Pyramidalis Nn. intercostales.	Symphysis ossium pubis	Fascia recti.
Quadratus lumborum Nn. lumbales I.	Crista ilei, Processus transv. lumb.	zwölfte Rippe.

6. Muskeln der Dammgegend.

Sphincter ani N. haemorrhoidalis; anococcygeus.	Os coccygis	M. bulbocavernosus (Constrict. cunni).
Levator ani Plexus coccygeus.	innere Wand des Beckens	Sphinct. ani extern. Fasc. perinealis.
Constrictor urethrae Plexus coccygeus.	Lig. arcuatum, Ramus descendens ossis pubis	Lig. ischioprostatica.
Coccygeus Plexus coccygeus.	Spina ischii	Os coccygis.

Muskeln und ihre Nerven.	Ursprung.	Ansatz.
Bulbocavernosus N. pudendus com.	Sphincter ani, Fascia perinäi, Corpora cavernosa penis	Fascia penis.
Ischiocavernosus N. pudendus com.	Ramus ascend. ischii	Corpus cavernosum, Fascia penis.
Transvers. perinäi Plexus coccygeus.	Tuber ischii	Perinäum.

7. Muskeln der Schulter und des Armes.

Muskeln und ihre Nerven.	Ursprung.	Ansatz.
Deltoideus N. axillaris.	Clavicula, Acromion, Spina scapulae	Os humeri bis zur Mitte.
Supraspinatus N. suprascapularis.	Fossa suprasp. scapulae	Tub. majus, oben.
Infraspinatus N. suprascapularis.	Fossa infrasp. scapulae	Tub. majus, mitten.
Teres minor N. suprascapularis.	Rand des Schulterblattes	Tub. majus, unten.
Teres major N. thorac. dorsalis.	Angulus scapulae	Spina tub. minor.
Subscapularis N. subscapularis.	Fossa subscapularis	Tub. minus.
Coracobrachialis N. musculocutan.	Proc. coracoideus	Spina tub. min.
Biceps N. musculocutan.	oberer Rand der Gelenkgrube, Proc. coracoideus	Tuberositas radii, Fascia cubiti.
Brachialis internus N. musculocutan.	Os humeri, innere Seite	Processus coronoid. ulnae.
Triceps N. radialis.	Schulterblattrand, unterhalb d. Gelenkgrube, Oberarm hintere Seite	Olecranon.

8. Muskeln des Vorderarmes.

Muskeln und ihre Nerven.	Ursprung.	Ansatz.
Anconeus quartus N. radialis.	Condyl. ext. humeri	Ulna, außen u. oben.
Pronator teres N. medianus.	Condyl. int. humeri	Radius, vornen u. außen bis zur Mitte.
Palmaris longus N. medianus.	Condyl. int. humeri	Lig. carpi vol., Apon. palmaris.
Flexor carpi radialis N. medianus.	Condyl. int. humeri	Os metacarpi II.
Flexor carpi ulnaris N. ulnaris.	Cond. int., Olecranon	Os pisiforme, Os metacarpi V.

Muskeln und ihre Nerven.	Ursprung.	Ansatz.
Flexor dig. sublimis N. medianus.	Cond. int., Ulna, Radius	2. Glied d. 4 Finger.
Flexor dig. prof. N. med. et ulnaris.	Ulna, Lig. interosseum	3. Glied d. 4 Finger.
Flexor pollicis long. N. medianus.	Radius, Ulna, Lig. interosseum	2. Glied des Daumens.
Pronator quadratus N. medianus.	Ulna, vornen u. unten	Radius, vornen und unten.
Supinator longus N. radialis.	Humerus, Cond. ext. humeri	Radius, Proc. styl.
Supinator brevis N. radialis.	Condyl. ext. humeri	Radius, vornen und innen.
Ext. rad. long. N. radialis.	Condyl. ext. humeri	Mittelhandknochen d. Zeigefingers.
Ext. rad. brevis N. radialis.	Condyl. ext. humeri	Mittelhandknochen d. Mittelfingers.
Ext. carpi ulnaris N. radialis.	Condyl. ext. humeri, Olecranon	Mittelhandknochen d. kleinen Fingers.
Ext. dig. communis N. radialis.	Condyl. ext. humeri	2. und 3. Glied der 4 Finger.
Ext. dig. min. propr. N. radialis.	Cond. ext. hum., Ulna	fünfter Finger.
Ext. indicis proprius N. radialis.	Ulna, Lig. interosseum	Zeigefinger.
Ext. poll. longus N. radialis.	Ulna	2. Glied des Daumens.
Ext. poll. brevis N. radialis.	Ulna, Lig. interosseum	1. Glied des Daumens.
Abductor poll. long. N. radialis.	Ulna, Lig int., Radius	Os metac. pollicis.

9. Muskeln an der Hand.

Abductor poll. brevis N. medianus.	Lig. vol., Os mult. min. u. majus	1. Glied des Daumens.
Flexor brevis poll. N. medianus.	Lig. vol., Os mult.	Sehnenknochen und 1. Glied.
Opponens pollicis N. medianus.	Lig. volare	Capitulum oss. met. I.
Adductor pollicis N. ulnaris.	Os capit., Os metac. III.	Sehnenknochen und 1. Glied.
Flexor dig. min. N. ulnaris.	Lig. vol., Os hamatum	1. Glied d. 5. Fingers.
Abductor dig. min. N. ulnaris.	Lig. volare	1. Glied d. 5. Fingers.
Adductor dig. min. N. ulnaris.	Lig. vol., Os hamatum	Cap. os met. dig. m.

Muskeln und ihre Nerven.	Ursprung.	Ansatz.
Interossei (7) N. ulnaris.	Metacarpalknochen	Rückseite d. 1. Gliedes.
Lumbricales (4) Nn. medianus et ulnaris.	Beugesehne des Profundus	verschmolzen mit den Sehnen der Interossei u. d. Ext. comm.

10. Muskeln des Schenkels.

Sartorius N. cruralis.	Spina ilii ant. sup.	innen und vornen am Kopf der Tibia.
Psoas N. cruralis.	Körper und Querfortsätze des letzten Brustwirbels u. d. ober. Lendenwirbel	Trochanter min. (gemeinschaftlich mit dem Iliacus).
Iliacus N. cruralis.	innere Seite d. Hüftblattes	Trochanter minor.
Psoas minor N. cruralis.	wie der vorige	Fascia iliaca.
Pectineus N. cruralis, obturatorius.	Crista ossis pubis	unterhalb der Troch. minor.
Glutaeus maximus Nn. glut. inf.	hintere Seite d. Hüftbeines, Os sacrum u. Os coccygis	Linea aspera unterhalb d. Trochanter major, Fascia lata.
Glutaeus medius Nn. glut. sup.	äuß. Seite d. Darmbeines	äußere u. vord. Seite des Troch. major.
Glutaeus minimus Nn. glut. sup.	äuß. Seite d. Darmbeines, unter d. vorigen	oberer Rand d. Troch. major.
Pyriformis N. glut. sup.	vordere und seitliche Fläche d. Os sacrum	innere Fläche des Troch. major.
Gemellus superior et inferior N. ischiadicus.	Spina ischii, tuber ischii	Fossa trochanterica.
Obturator internus N. ischiadicus.	innerer Rand d. For. obt. Membr. obturat.	Linea intertrochanterica.
Quadratus femoris N. ischiadicus.	Tuber ossis ischii	Linea intertrochanterica.
Obturator externus N. obturatorius.	Rand des eiförmigen Loches	Fossa trochanterica.
Tensor fasciae latae N. glut. sup.	Spina ilii ant. superior	Fascia lata d. Oberschenkels.
Rectus femoris N. cruralis.	Spina ilii ant. inferior	Patella.
Cruralis N. cruralis.	vord. Seite d. Schenkelknochens	Patella.
Vastus externus N. cruralis.	äußere Seite des Os femoris	Patella.

Muskeln und ihre Nerven.	Ursprung.	Ansatz.
Vastus internus N. cruralis.	innere Seite des Os femoris	Patella.
Adductor longus N. obturatorius.	Ramus descendens ossis pubis	Linea aspera mitten.
Adductor brevis N. obturatorius.	Ram. desc. ossis pubis	Linea aspera.
Adductor magnus N. obturatorius.	Ram. ascendens ischii	Linea asp. bis z. Condyl. femoris herab.
Gracilis N. obturatorius.	Ramus desc. pubis et ascend. ischii	Oberes Ende d. Tibia.
Biceps N. ischiadicus.	der lange Kopf vom Tub. ischii, d. kurze von d. Linea aspera	Capitulum fibulae.
Semitendinosus N. ischiadicus.	Tuber ischii	Tibia, oben u. innen.
Semimembranosus N. ischiadicus.	Tuber ischii	Condylus int. tibiae.

11. Muskeln des Unterschenkels.

Muskeln und ihre Nerven.	Ursprung.	Ansatz.
Gastrocnemius N. tibialis (ischiadicus).	Cond. fem. ext. et int.	Tuberositas calcanei.
Soleus N. tibialis.	Rand der Tibia, Capitulum fibulae	mit dem vorigen zur Tub. calcanei.
Popliteus N. tibialis.	Cond. ext. femoris.	Tibia, innen u. oben.
Plantaris N. tibialis.	Cond. ext. femoris.	Lig. capsul. Calcaneus.
Tibialis posticus N. tibialis.	Fibula, Lig. inteross. Tibia	Os naviculare, Os cuneif. I et II.
Flexor hall. longus N. tibialis.	Fibula	zweites Glied d. großen Zehe.
Flexor digit. long. N. tibialis.	Tibia	drittes Glied der vier äußeren Zehen.
Tibialis anticus N. peroneus prof.	Tib., Lig. inteross.	Os cuneiforme I u. Os metat. dig. I.
Ext. hallucis longus N. peron. prof.	Lig. interosseum, Fibula	zweites Glied der großen Zehe.
Ext. digit. longus N. per. prof.	Fibula, Lig. inteross. Tibia	drittes Glied der vier äußeren Zehen.
Peroneus tertius N. per. prof.	Fibula vornen u. außen	Os metatarsi V.
Peroneus longus N. per. superfic.	Fibula oben u. außen	Os cuneif. I und Os metatarsi I.
Peroneus brevis N. per. superfic.	Fibula außen	Os metatarsi V.

12. Muskeln des Fufses.

Muskeln und ihre Nerven.	Ursprung.	Ansatz.
Extensor dig. brevis N. per. prof.	Proc. ant. calcanei	2. bis 4. Zehe.
Ext. hallucis brevis N. per. prof.	Proc. ant. cal. weiter oben	1. Glied der großen Zehe.
Flex. digit. brevis N. plant. internus.	Tub. calcanei	2. Glied der 4 äußeren Zehen.
Flex. hall. brevis N. plant. internus.	Proc. ant. calc. Os cuneif. II. III.	1. Glied der großen Zehe.
Abductor hallucis. N. plant. internus.	Tub. calcanei, Os cuneif. I, Os metat. I.	1. Glied der großen Zehe.
Caro quadrata N. plant. externus.	Calcaneus	Sehne d. Flexor communis longus.
Abductor hallucis N. plant. externus.	Lig. calcaneo-cuboid. Os cuneiform. III. Os metat. IV. et V.	1. Glied der großen Zehe.
Abductor digiti V. N. plant. externus.	Calcaneus	Os metat. V. et Phalanx I. dig. V.
Flexor brev. dig. V. N. plant. externus.	Lig. calcaneo-cuboid.	Os metat. V. et Phalanx I. dig. V.
Interossei (7) N. plant. externus.	Metatarsus	Rückenfläche des 1. Gliedes der Zehen.
M. lumbricales (4) Nn. plant. int. et externus.	Sehnen des Flexor communis	1. Glied d. 4 äußeren Zehen.

FSC
www.fsc.org
MIX
Papier | Fördert
gute Waldnutzung
FSC® C083411

Zeitfracht Medien GmbH
Ferdinand-Jühlke-Straße 7
99095 Erfurt, Deutschland
produktsicherheit@kolibri360.de